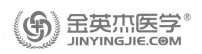

口腔执业医师资格考试
命题规律之
专项夺分题典

口腔组织病理学　口腔解剖生理学

赵庆乐　◎　主编
金英杰医学教育研究院　◎　组织编写

全国百佳图书出版单位
化学工业出版社
·北京·

图书在版编目（CIP）数据

口腔执业医师资格考试命题规律之专项夺分题典 / 赵庆乐主编；金英杰医学教育研究院组织编写． —北京：化学工业出版社，2022.12（2025.4重印）
ISBN 978-7-122-42277-4

Ⅰ.①口… Ⅱ.①赵…②金… Ⅲ.①口腔科学-资格考试-习题集 Ⅳ.① R78-44

中国版本图书馆CIP数据核字（2022）第181400号

责任编辑：杨燕玲　邱飞婵　满孝涵　　　文字编辑：翟　珂　李　平　张晓锦　陈小滔
责任校对：王　静　　　　　　　　　　　　装帧设计：关　飞

出版发行：化学工业出版社（北京市东城区青年湖南街13号　邮政编码100011）
印　　装：天津千鹤文化传播有限公司
889mm×1194mm　1/16　印张81　字数3060千字　2025年4月北京第1版第5次印刷

购书咨询：010-64518888　　　　　　　　　售后服务：010-64518899
网　　址：http://www.cip.com.cn
凡购买本书，如有缺损质量问题，本社销售中心负责调换。

定　　价：319.00元（全6册）　　　　　　　　　　　　　　　　　　　　　　版权所有　违者必究

编写人员名单

主　　编　赵庆乐

副 主 编　温　桐　　苏　静　　郭晓华　　赵　鑫　　乔　颖
　　　　　　郝立辉　　杨凯丽　　赵　哲　　袁　媛　　张　健
　　　　　　邓　斌　　郭晓娇　　吴泽秀　　郭　楠　　刘宇飞
　　　　　　夏阳丹　　李　宁　　马文妮　　翟丹妮

编　　者　赵庆乐　　温　桐　　苏　静　　郭晓华　　赵　鑫
　　　　　　乔　颖　　郝立辉　　杨凯丽　　赵　哲　　袁　媛
　　　　　　张　健　　邓　斌　　郭晓娇　　吴泽秀　　郭　楠
　　　　　　刘宇飞　　夏阳丹　　李　宁　　马文妮　　翟丹妮
　　　　　　赵博儿　　薛佳昕　　闫艺文　　詹　星　　郭　婧
　　　　　　曲潇雪　　韩凤首　　汪　洋　　朱　海　　康怀潮
　　　　　　王一茗　　王　恺　　陈凤金　　赵书怡　　陈杨阳
　　　　　　黄晓丹　　张国良　　武梦洁　　元子路　　安　欣
　　　　　　王继昆　　王　媛　　刘　洋　　王林未　　李　智
　　　　　　王文君　　要帅帅　　刘冰华　　马洪超　　张　双
　　　　　　张　翠　　刘一锦　　许　丽　　闫琳翘　　崔　彤
　　　　　　王金珠　　李　梅　　马海荣　　刘洋洋　　王海燕
　　　　　　王　睿　　杨超男　　李倩倩　　白晓磊　　李归平
　　　　　　孟繁强　　林子豪　　孙　平　　姚　丽　　邢　丽
　　　　　　依　琳　　刘金华　　韩志凯　　殷潮江　　张　乾
　　　　　　王怀升　　徐　维　　宋　毅　　杨丽艳　　成美恩
　　　　　　胡静杰　　陆艳芳

组织编写　金英杰医学教育研究院

编写说明

从 2017 年开始，国家执业（含助理）医师资格考试合格分数线固定不变，而出题难度逐年增加。与此同时，报考人数呈现逐年上升趋势。且近年来，考生学历和专业水平越发提升，考生之间的竞争也越发激烈。所以考生开始纷纷寻求高效的备考方法和配套的学习资料。但是面对着厚厚的教材，很多考生不知从何入手，不知方向、不知考点。对此，金英杰医学教育研究院根据《医师资格考试大纲》的要求和特点，研发了一套"医考四重奏"系列教辅图书，致力于打造助力医考通关、减负的图书。

"医考四重奏"系列图书中的《口腔执业医师资格考试 命题规律之专项夺分题典》共六册，结合老师多年的培训授课经验，精心研究，是一套考点全面、重点突出、三级解析、高效应试的参考习题。

一、聚焦考试大纲，精编高频考点

本书汇总了大量习题，覆盖全面考点，满足考生考前刷题需求，并且通过对最新考试大纲、相关教材和口腔执业医师资格考试历年真题进行分析，研究命题规律，让考生清楚了解考试方向。

二、直击真题详情，总结命题规律

透过真题研究考试方向，并总结每年命题规律，突出重点、考点，让考生精准把握，达到减负式学习。

三、体例重点突出，三级解析

金英杰医学教育研究院团队在体例设计时，打破了医学教辅类图书的单一性，设计出了更符合考生学习习惯、学习方法的体例，首创三级解析，让考生可以清楚了解每一道考题正确、错误原因，在学习过程中举一反三，融会贯通。

四、分册设计，使用高效

考虑到考生使用的方便性，金英杰医学教育研究院团队按照相关学科的关联性，将题典分为了六册，打造更为精薄的习题册，方便考生随身携带、高效使用。

金英杰医学教育研究院本着为考生认真负责的态度，在编写过程中力求精益求精，即便如此也难免有疏漏。广大考生在使用本书过程中，如发现不足之处，欢迎及时指正。

金英杰医学教育研究院

目录

口腔组织病理学 / 001

- 第一单元　口腔颌面部发育 …………………… 003
- 第二单元　牙的发育 …………………………… 011
- 第三单元　牙体组织 …………………………… 018
- 第四单元　牙周组织 …………………………… 036
- 第五单元　口腔黏膜 …………………………… 044
- 第六单元　唾液腺 ……………………………… 051
- 第七单元　牙发育异常 ………………………… 054
- 第八单元　龋病 ………………………………… 057
- 第九单元　牙髓病 ……………………………… 061
- 第十单元　根尖周炎 …………………………… 067
- 第十一单元　牙周组织疾病 …………………… 070
- 第十二单元　口腔黏膜病 ……………………… 073
- 第十三单元　颌骨疾病 ………………………… 087
- 第十四单元　唾液腺疾病 ……………………… 090
- 第十五单元　口腔颌面部囊肿 ………………… 103
- 第十六单元　牙源性肿瘤 ……………………… 110
- 第十七单元　其他肿瘤及瘤样病变 …………… 119

口腔解剖生理学 / 125

- 第一单元　牙体解剖生理 ……………………… 127
- 第二单元　𬌗与颌位 …………………………… 159
- 第三单元　口腔颌面颈部解剖 ………………… 173
- 第四单元　口腔生理功能 ……………………… 218

口腔组织病理学

第一单元　口腔颌面部发育

1.因致畸因子影响，面部突起联合失败而导致面部畸形的时间是胚胎
A.第6周和第7周
B.第8周和第9周
C.第10周和第11周
D.第12周和第13周
E.第14周和第15周

【答案】A
【解析】在本题中面部突起联合失败而导致面部畸形的时间是：第6周和第7周。

> 【破题思路】面部发育起于胚胎第3周，终于胚胎第8周。在胚胎的第6周，面部的突起一面继续生长，一面与相邻或对侧的突起联合，故致畸因子影响面部突起生长与联合，导致面部发育异常的时间是胚胎第6周和第7周。

2.舌弓指
A.第一鳃弓
B.第二鳃弓
C.第三鳃弓
D.第四鳃弓
E.第五鳃弓

【答案】B
【解析】在本题中舌弓是：第二鳃弓。
A选项——第一鳃弓最大，称为下颌弓。
B选项——第二鳃弓称舌弓。
C选项——第三对鳃弓称舌咽弓。
D选项——第四对鳃弓与E选项——第五鳃弓均无特别的名称。

> 【破题思路】第一对鳃弓最大，称为下颌弓；第二对鳃弓称为舌弓；第三对鳃弓称为舌咽弓，其余两对无特别的名称。

3.与面部发育相关的突起不包括
A.球状突
B.前腭突
C.侧鼻突
D.上颌突
E.下颌突

【答案】B
【解析】在本题中与面部发育不相关的是：前腭突，故答案是B。
A选项——球状突，胚胎第5周，中鼻突生长迅速，其末端出现两个球状突。
B选项——前腭突不参与面部的发育。
C选项——侧鼻突，胚胎第4周，额鼻突分为三个突起即中鼻突和两侧的侧鼻突。
D选项——上颌突，胚胎约第24天时，在下颌突两端的上缘，又长出两个圆形隆起，此即上颌突。
E选项——下颌突，胚胎第3周时，在前脑的下端出现额鼻突。额鼻突的下方是第一鳃弓，即下颌突。

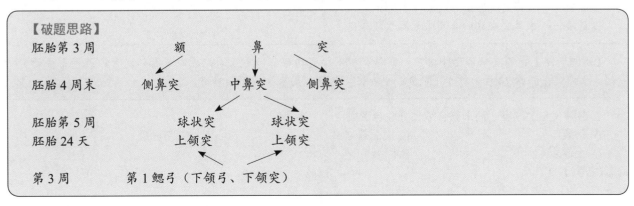

4. 不参与舌发育的鳃弓是
   A. 第一鳃弓　　　　　　　B. 第二鳃弓　　　　　　　C. 第三鳃弓
   D. 第四鳃弓　　　　　　　E. 第五鳃弓

【答案】E

【解析】在本题中不参与舌的发育的是：第五鳃弓。
A 选项——第一鳃弓称下颌弓，形成侧舌隆突和奇结节。
B 选项——第二鳃弓称舌弓，形成联合突。
C 选项——第三鳃弓称舌咽弓，与 D 选项——第四鳃弓形成鳃下隆起。
E 选项——第五鳃弓无特别的名称，不参与舌的发育。

【破题思路】舌体发育自第一、二、三、四鳃弓，其中第一鳃弓形成两侧对称的侧舌隆突和侧舌隆突稍下方中线处的奇结节，形成舌体（被覆外胚层上皮）。第二鳃弓的联合突和第三、四鳃弓形成的鳃下隆起形成舌根（被覆内胚层上皮）。舌体与舌根联合形成舌，联合线处形成的浅沟称界沟。第五鳃弓形成即很快消失，不参与舌的发育。

5. 上颌突与下颌突联合过多将形成
   A. 小口畸形　　　　　　　B. 大口畸形　　　　　　　C. 横面裂
   D. 斜面裂　　　　　　　　E. 侧鼻裂

【答案】A

【解析】在本题中上颌突与下颌突联合过多是：小口畸形。
A 选项——小口畸形——上颌突与下颌突联合过多导致。
B 选项——大口畸形——上颌突与下颌突联合过少导致。
C 选项——横面裂——上颌突与下颌突未联合或部分联合导致（口角至耳屏前）。
D 选项——斜面裂——上颌突与侧鼻突未联合或部分联合导致（上唇沿鼻翼基部至眼睑下缘）。
E 选项——侧鼻裂——侧鼻突与中鼻突之间发育不全，在鼻部形成纵行的侧鼻裂。

【破题思路】

面裂	成因
横面裂	上、下颌突未联合或部分联合
斜面裂	上颌突及外侧鼻突未联合

6. 前腭突起源于
   A. 额鼻突　　　　　　　　B. 上颌突　　　　　　　　C. 中鼻突
   D. 侧鼻突　　　　　　　　E. 下颌突

【答案】C

【解析】在本题中前腭突起源是：中鼻突。
A 选项——额鼻突和 E 选项——下颌突均在胚胎第 3 周形成，是面部发育中最早形成的突起。
B 选项——上颌突在胚胎 24 天来源于下颌突。
C 选项——前腭突胚胎第 6 周来源于中鼻突。
D 选项——中鼻突在胚胎 4 周末来源于额鼻突。

【破题思路】前腭突来源于中鼻突；额鼻突和下颌突均在胚胎第 3 周形成，是面部发育中最早形成的突起；上颌突在胚胎 24 天来源于下颌突；中鼻突在胚胎 4 周末来源于额鼻突。

7. 前腭突与上颌突之间未联合或部分联合形成
   A. 唇裂　　　　　　　　　B. 横面裂　　　　　　　　C. 斜面裂
   D. 上颌裂　　　　　　　　E. 腭裂

【答案】D

【解析】在本题中前腭突与上颌突之间未联合或部分联合形成的是：上颌裂。
A 选项——唇裂——球状突和上颌突未联合或部分联合形成唇裂（多见于上唇）。
B 选项——横面裂——上颌突和下颌突未联合或部分联合将发生横面裂（口角至耳屏前）。
联合过多——小口畸形；联合过少——大口畸形。
C 选项——斜面裂——上颌突和侧鼻突未联合或部分联合形成斜面裂（上唇沿鼻翼至眼睑下缘）。
D 选项——上颌裂——前腭突与上颌突之间未联合或部分联合。
E 选项——腭裂——两侧侧腭突与鼻中隔未融合或部分融合。

【破题思路】

唇裂	成因
单侧唇裂	单侧球状突与同侧上颌突未联合或部分联合所致
双侧唇裂	双侧球状突与同侧上颌突未联合或部分联合所致
正中唇裂	两侧球状突之间未联合或部分联合 两侧下颌突在中缝处未联合

面裂	成因
横面裂	上、下颌突未联合或部分联合
斜面裂	上颌突及外侧鼻突未联合

8. 颈窦的形成是由于以下哪个鳃弓生长速度快并与颈部组织融合形成的
A. 第一鳃弓   B. 第二鳃弓   C. 第三鳃弓
D. 第四鳃弓   E. 第五鳃弓
【答案】B
【解析】在本题中颈窦的形成是：第二鳃弓发育异常。

【破题思路】第二鳃弓生长速度快，覆盖了第二、三、四鳃沟和第三、四、五鳃弓并与颈部组织融合，形成由外胚层覆盖的腔称颈窦。颈窦在以后的发育中消失。如果未消失会形成颈部囊肿，如果囊肿与外部相通，即形成鳃瘘，开口可以在胸锁乳突肌前缘任何部位。
（第一鳃弓、第二鳃弓＝下颌弓、舌弓＝第一鳃沟）发育异常时，可在耳屏前方形成皮肤的狭窄盲管或点状凹陷，称先天性耳前窦道。如果此盲管继续向深部延长，与鼓室相通，即为耳前瘘管。

9. 唇裂发生的原因是
A. 上颌突和下颌突未联合或部分联合   B. 中鼻突和侧鼻突未联合或部分联合
C. 上颌突和侧鼻突未联合或部分联合   D. 球状突和上颌突未联合或部分联合
E. 两侧侧腭突未融合或部分融合
【答案】D
【解析】在本题中唇裂形成的原因是：球状突和上颌突未联合或部分联合。
A 选项——上颌突和下颌突未联合或部分联合将发生横面裂（口角至耳屏前），联合过多——小口畸形；联合过少——大口畸形。
B 选项——中鼻突和侧鼻突之间未联合或部分联合，在鼻部形成纵行的侧鼻裂。
C 选项——上颌突和侧鼻突未联合或部分联合形成斜面裂（上唇沿鼻翼至眼睑下缘）。
D 选项——球状突和上颌突未联合或部分联合形成唇裂（多见上唇）。
E 选项——两侧侧腭突与鼻中隔未融合或部分融合形成腭裂。

【破题思路】

腭裂	成因
腭裂	两个侧腭突之间及其与鼻中隔之间未融合或部分融合
上颌裂	前腭突与上颌突之间未联合或部分联合所致

续表

唇裂	成因
单侧唇裂	单侧球状突与同侧上颌突未联合或部分联合所致
双侧唇裂	双侧球状突与同侧上颌突未联合或部分联合所致
正中唇裂	两侧球状突之间未联合或部分联合 两侧下颌突在中缝处未联合

面裂	成因
横面裂	上、下颌突未联合或部分联合
斜面裂	上颌突及外侧鼻突未联合

10. 上颌切牙由哪个突起发育完成

A. 上颌突　　　　　　B. 下颌突　　　　　　C. 球状突
D. 额鼻突　　　　　　E. 侧鼻突

【答案】C

【解析】在本题中上颌切牙来源是：球状突。

A 选项——上颌突——形成大部分上颌软组织、上颌骨及其上颌尖牙和磨牙。

B 选项——下颌突——形成下颌的软、硬组织。

C 选项——球状突（又称内侧鼻突）——上颌切牙。

E 选项——侧鼻突——形成鼻侧面、鼻翼、部分面颊、上颌骨额突和泪骨。

【破题思路】

起源	突起	软组织形成物	硬组织形成物
额鼻突	中鼻突（球状突）	鼻梁、鼻尖、鼻中隔各软组织上颌切牙、牙龈、腭乳头、上唇中部	筛骨、犁骨、前颌骨、上颌切牙、鼻骨
	侧鼻突	鼻侧面、鼻翼、部分面颊	上颌骨额突、泪骨
第一鳃弓	上颌突	上唇、上颌后牙牙龈、部分面颊	上颌骨、颧骨、腭骨、上颌磨牙及尖牙
	下颌突	下唇、下颌牙龈、面颊下部	下颌骨、下颌牙

11. 神经嵴可衍化为下列细胞，除了

A. 成釉细胞　　　　　B. 成牙本质细胞　　　C. 成牙骨质细胞
D. 牙髓细胞　　　　　E. 牙周膜成纤维细胞

【答案】A

【解析】在本题中神经嵴不可衍化的细胞是：成釉细胞。

神经嵴的结缔组织称外胚间充质组织，它可分化形成成牙本质细胞、成牙骨质细胞、牙髓（成纤维细胞）和牙周膜（成纤维细胞）。

【破题思路】神经嵴来源于外胚层，经转化为间充质即所谓的外胚-间充质转化成外胚间充质，并将来形成牙本质、牙髓、牙骨质、牙周膜等组织器官。

12. 口咽膜破裂的时间是胚胎发育的

A. 第 2 周初　　　　　B. 第 2 周末　　　　　C. 第 3 周初
D. 第 4 周　　　　　　E. 第 5 周

【答案】D

【解析】在本题中口咽膜破裂时间是：胚胎第 4 周。

【破题思路】大约在胚胎第 24 天时，在第一鳃弓两端的上缘，又长出两个圆形隆起，此即上颌突。这时上以额鼻突、下以下颌突、两侧以上颌突为界，围成一个凹陷，称为口凹，就是未来的口腔。口凹底部与前肠之间有口咽膜相隔，第 4 周口咽膜破裂，口腔与前肠相通。

13. 两个球状突未联合将形成
   A. 单侧唇裂　　　　　　　B. 双侧唇裂　　　　　　　C. 正中唇裂
   D. 斜面裂　　　　　　　　E. 颌裂

【答案】C

【解析】在本题中两个球状突未联合形成是：正中裂。
　A 选项——唇裂——球状突与上颌突未联合或部分联合（多见于上唇，单、双侧均可发生，单侧者较多见）。
　C 选项——正中唇裂——两个球状突未联合或部分联合。
　D 选项——斜面裂——侧鼻突与上颌突未联合（上唇沿鼻翼至眼睑下缘）。
　E 选项颌裂——上颌裂较常见。上颌裂为前颌突与上颌突未联合或部分联合所致；下颌裂为两侧下颌突未联合或部分联合所致。

14. 腭裂发生于胚胎
   A. 第 3 周　　　　　　　　B. 第 6 周　　　　　　　　C. 第 7 周
   D. 第 8 周　　　　　　　　E. 第 9 周以后

【答案】E

【解析】在本题中腭裂形成的时间是：胚胎 9～12 周。

【破题思路】胚胎第 8 周，前腭突和侧腭突发生反转，胚胎 9～12 周逐渐发生融合和联合，此过程持续数周，如果在此期间发育受到影响，会形成腭裂。

15. 患者男，3 个月，自出生后发现上腭未闭合，吸母乳时从鼻孔溢出，检查见软腭完全裂开并伴有部分硬腭裂开，口鼻腔相通，该患儿的畸形是由于
   A. 前腭突和侧腭突融合不全
   B. 一侧侧腭突和对侧侧腭突及鼻中隔融合不全或部分融合的结果
   C. 一侧上颌突和球状突融合不全
   D. 前腭突与上颌突融合不全
   E. 一侧侧腭突和对侧侧腭突融合不全

【答案】B

【解析】在本题中软腭完全裂开并伴有部分硬腭裂开，腭裂形成是：一侧侧腭突和对侧侧腭突及鼻中隔融合不全或部分融合。
　A 选项——前腭突和侧腭突融合不全导致腭裂（不会伴有软腭的完全裂开）。
　B 选项——一侧侧腭突和对侧侧腭突及鼻中隔融合不全或部分融合腭裂（伴软腭完全裂开）。
　C 选项——一侧上颌突和球状突联合不全导致唇裂。
　D 选项——前腭突与上颌突联合不全导致上颌裂。
　E 选项——一侧侧腭突和对侧侧腭突融合不全导致腭裂（不伴有口鼻腔完全相通）。

16. 斜面裂形成的原因是
   A. 中鼻突与侧鼻突未联合或联合不全　　　　B. 侧鼻突与上颌突未联合或联合不全
   C. 中鼻突与上颌突未联合或联合不全　　　　D. 上颌突与下颌突未联合或联合不全
   E. 上颌突与球状突未联合或联合不全

【答案】B

【解析】在本题中斜面裂形成是：侧鼻突与上颌突未联合或联合不全。
　A 选项——中鼻突与侧鼻突未联合或联合不全，在鼻部形成纵行的侧鼻裂。
　B 选项——侧鼻突与上颌突未联合或部分联合将发生斜面裂（上唇沿鼻翼至眼睑下缘）。
　D 选项——上颌突与下颌突未联合或部分联合导致横面裂（口角至耳屏前）。
　E 选项——上颌突与球状突未联合或联合不全导致上唇唇裂。

17. 上颌尖牙来源于哪个突起
    A. 上颌突　　　　　　　　B. 下颌突　　　　　　　　C. 球状突
    D. 鼻突　　　　　　　　　E. 侧鼻突
    【答案】A
    【解析】在本题中上颌尖牙的来源是：上颌突。

18. 原始口腔在第4周时是由以下哪组突起形成的
    A. 上颌突、下颌突和额鼻突　　　B. 中鼻突、侧鼻突和上颌突
    C. 中鼻突、侧鼻突和下颌突　　　D. 球状突、侧鼻突和上颌突
    E. 球状突、上颌突和下颌突
    【答案】A
    【解析】在本题中胚胎第4周原口形成是：上颌突、下颌突和额鼻突。

【破题思路】在胚胎第4周，下颌突两侧的上方区域的间充质细胞增殖活跃，长出两个分支状突起，称上颌突，此时在额鼻突、上颌突和下颌突的中央，形成一个凹陷，称为原始口腔。

19. 侧腭突来源于
    A. 上颌突　　　　　　　　B. 下颌突　　　　　　　　C. 侧鼻突
    D. 球状突　　　　　　　　E. 中鼻突
    【答案】A
    【解析】在本题中侧腭突来源于是：上颌突。

【破题思路】腭主要由两个前腭突和两个侧腭突发育而来。前腭突（又称原发腭突）来自中鼻突，侧腭突（又称继发腭突）来自上颌突。

20. 面部的发育来自
    A. 第一鳃弓和额鼻突衍化出的面突　　　B. 第二鳃弓和额鼻突衍化出的面突
    C. 第三鳃弓和额鼻突衍化出的面突　　　D. 第四鳃弓和额鼻突衍化出的面突
    E. 第五鳃弓和额鼻突衍化出的面突
    【答案】A
    【解析】在本题中面部发育来自于是：第一鳃弓和额鼻突衍化出的面突。

【破题思路】口腔颌面部发育起于胚胎第3周，在胚胎第3周，在前脑下端出现的一个突起称额鼻突，在额鼻突两侧的下方出现第一鳃弓（下颌弓）。

21. 耳屏前形成的皮肤盲管可能是由于
    A. 第一鳃沟发育异常　　　　B. 第三鳃弓发育异常
    C. 第三鳃沟发育异常　　　　D. 第四鳃沟发育异常
    E. 面突发育异常
    【答案】A
    【解析】在本题中耳屏前盲管形成是：第一鳃沟发育异常。

【破题思路】（第一鳃弓、第二鳃弓＝下颌弓、舌弓＝第一鳃沟）发育异常时，可在耳屏前方形成皮肤的狭窄盲管或点状凹陷，称先天性耳前窦道。如果此盲管继续向深部延长，与鼓室相通，即为耳前瘘管。

22. 口腔颌面部发育基本上在哪期发育完成
    A. 受孕后1周　　　　　　　B. 受孕后2周　　　　　　　C. 受孕后10周
    D. 受孕后3～8周　　　　　E. 受孕后9周
    【答案】D
    【解析】在本题中颌面部发育时期是：胚胎3～8周。

【破题思路】

第一时期	增殖期	0～2周
第二时期	胚胎期	3～8周（面部发育周期）
第三时期	胎儿期	9周开始至出生

（23～25题共用备选答案）
A. 胚胎第6周末　　　　　B. 胚胎第4周　　　　　C. 胚胎第10周
D. 胚胎第6～7周　　　　E. 胚胎第7～8周
23. 原始口腔的下颌突是在
24. 侧腭突形成于
25. 面部各突起联合融合完成，面部初具人形
【答案】B、A、E
【解析】原始口腔胚胎第4周——由上颌突、下颌突和额鼻突形成；侧腭突形成于第六周末（7周）；面部发育始于胚胎第3周，终于胚胎第8周。

【破题思路】原始口腔胚胎第3周——原口的上界为额鼻突，下界为心脏膨大，两侧为第一鳃弓（下颌突）。
前腭突胚胎第6周，侧腭突形成于第六周末（7周）。
面部发育始于胚胎第3周，终于胚胎第8周。

（26～29题共用备选答案）
A. 侧鼻裂　　　　　　　B. 横面裂　　　　　　　C. 单侧唇裂
D. 上唇正中裂　　　　　E. 下唇唇裂
26. 上颌突与下颌突未联合或部分联合
27. 侧鼻突与中鼻突之间发育不全
28. 两侧下颌突未联合
29. 一侧球状突与上颌突未联合或部分联合
【答案】B、A、E、C
【解析】
A选项——侧鼻裂——侧鼻突与中鼻突之间发育不全。
B选项——横面裂——上颌突与下颌突未联合或部分联合。
C选项——单侧唇裂——一侧球状突与上颌突未联合或部分联合。
D选项——上唇正中裂——球状突与球状突未联合。
E选项——下唇唇裂——两侧下颌突未联合。

【破题思路】

侧鼻裂	侧鼻突与中鼻突之间发育不全
横面裂	上颌突与下颌突未联合或部分联合
单侧唇裂	一侧球状突与上颌突未联合或部分联合
上唇正中裂	两个球状突未联合
下唇唇裂	两侧下颌突未联合

30. 甲状舌管开始退化的时间在
A. 胚胎第3周　　　　　　B. 胚胎第7周　　　　　C. 胚胎第8周
D. 生后第3周　　　　　　E. 胚胎第9周
【答案】B
【解析】在本题中甲状舌管退化的时间是：胚胎第6周末、第7周。

胚胎第7周甲状舌管增生至颈部甲状软骨处，迅速发育成甲状腺。甲状腺形成后甲状舌管开始退化。

【破题思路】胚胎第4周此上皮沿中线向深部增生，形成管状上皮条索，称甲状舌管。
胚胎第7周甲状舌管增生至颈部甲状软骨处，迅速发育成甲状腺。
甲状腺形成后，甲状舌管与表面失去联系，在舌背部留下一浅凹，即舌盲孔。

31. 口腔颌面部发育中发生融合的部位是
A. 人中　　　　　　　　B. 口角　　　　　　　　C. 腭部
D. 舌　　　　　　　　　E. 下颌
【答案】C
【解析】在本题中融合发生的部位是：腭部。
A 选项——人中——两球状突联合。
B 选项——口角——上颌突和下颌突联合终点。
C 选项——腭部——两个侧腭突融合。
D 选项——舌——两个侧舌隆突联合覆盖奇结节——舌前2/3，联合突（2、3、4鳃弓）——舌后1/3。
E 选项——下颌——两侧下颌突联合。

【破题思路】人中、口角、舌、下颌在口腔颌面部发育中发生联合。

（32～36题共用备选答案）
A. 中鼻突可形成　　　　B. 侧鼻突可形成　　　　C. 上颌突可形成
D. 下颌突可形成　　　　E. 球状突可形成
32. 前颌骨
33. 人中
34. 上颌骨额突
35. 下颌骨
36. 腭骨
【答案】A、E、B、D、C
【解析】
A 选项——中鼻突——前颌骨。
B 选项——侧鼻突——上颌骨额突。
C 选项——上颌突——腭骨。
D 选项——下颌突——下颌骨。
E 选项——球状突——人中。

（37～40题共用答案）
A. 胚胎第3周　　　　　B. 胚胎第12周　　　　　C. 胚胎第6周
D. 胚胎第8周　　　　　E. 胚胎第16周
37. 原始口腔衬覆单层外胚层细胞的时间
38. 腮腺开始发育的时间
39. 口腔前庭形成，唇、颊黏膜与牙槽黏膜分开的时间
40. 梅克尔细胞出现的时间
【答案】A、C、D、E
【解析】胚胎第12周是小唾液腺发育的时间，也是黑色素细胞和朗格汉斯细胞出现的时间。

第二单元 牙的发育

1.牙发育时,X线片上最先出现的是
A.牙骨质 B.牙本质 C.釉质
D.低密度牙髓影 E.圆形密度低的牙囊影
【答案】E
【解析】在本题中牙发育时,X线片上最先出现的是:圆形密度低的牙囊影。

牙囊起源于外胚间充质,是包绕在成釉器外围的一层致密的结缔组织,在牙齿发育及萌出过程中,牙囊细胞在上皮根鞘及牙乳头细胞的诱导下分化形成成牙骨质细胞、成纤维细胞及成骨细胞,分泌牙骨质基质、胶原纤维、骨基质,最终形成牙周组织。所以牙发育时,X线片上最先出现的是圆形密度低的牙囊影。

> 【破题思路】牙发育时,X线片上最先出现的是:圆形的低密度的牙囊影。最早出现的牙体硬组织是:牙本质。

2.钟状期的成釉器由几层细胞构成
A.2 B.3 C.4
D.5 E.6
【答案】C
【解析】在本题中钟状期成釉器是:4层。

成釉器钟状期由外到内四层细胞:

外釉上皮层:细胞立方状。

星网状层:营养和缓冲作用。

中间层:在内釉上皮与星网状层之间有2～3层扁平细胞,碱性磷酸酶活性,与釉质的形成有关。

内釉上皮层:呈高柱状,可形成牙釉质。

> 【破题思路】钟状期成釉器由外釉上皮层、内釉上皮层、星网状层、中间层四层细胞组成。

3.形成侧支根管的原因是
A.上皮根鞘连续性受到破坏 B.上皮隔的位置发生改变
C.根分叉处上皮根鞘的舌侧突起未发生融合 D.上皮根鞘的上皮在规定时间内没有断裂
E.上皮根鞘的上皮与牙根未形成角度
【答案】C
【解析】在本题中根分叉处上皮根鞘的舌侧突起未发生融合会形成副根管。

上皮根鞘连续性受到破坏,形成了侧支根管。上皮根鞘在规定时间没有断裂,形成牙骨质缺如。当根部牙本质形成时,牙囊细胞穿过断裂成网状的上皮根鞘,分化为成牙骨质细胞。剩余的上皮细胞离开牙根表面并保留在发育的牙周膜中,即牙周上皮剩余,也称马拉瑟(Malasses)上皮剩余。

> 【破题思路】上皮根鞘连续断裂则形成侧支根管。
> 牙本质形成后不断形成牙本质过敏。
> 上皮根鞘残留在牙周膜中称Malasses上皮剩余。

4.可进一步分化为成牙本质细胞的结构是
A.牙囊 B.成釉器 C.牙板
D.牙乳头 E.前庭板
【答案】D
【解析】在本题中牙乳头分化成牙本质细胞。

A选项——牙囊——来源于外胚间充质,形成牙骨质(成牙骨质细胞)、牙周膜(成纤维细胞)和固有牙槽骨(成骨细胞)。

B 选项——成釉器——来自口腔外胚层，形成牙釉质（成釉细胞）。

C 选项——牙板——胚胎第 5 周在颌骨的外形形成一马蹄形的上皮带称原发性上皮带。胚胎第 7 周，这一上皮带向深层生长，并分叉为两个：向唇（颊）方向生长的上皮称前庭板——前庭沟；向舌（腭）方向生长的上皮称为牙板（目的形成成釉器）。

D 选项——牙乳头——来源于外胚间充质，形成牙髓（成纤维细胞）和牙本质（成牙本质细胞）。

E 选项——前庭板——胚胎第 5 周在颌骨的外形形成一马蹄形的上皮带称原发性上皮带。胚胎第 7 周，这一上皮带向深层生长，并分叉为两个：向唇（颊）方向生长的上皮称前庭板——前庭沟；向舌（腭）方向生长的上皮称为牙板（目的形成成釉器）。

【破题思路】成釉器——外胚层——牙釉质。

牙乳头——外胚间充质——牙髓、牙本质。

牙囊——外胚间充质——牙周膜、固有牙槽骨、牙骨质。

5.关于牙齿发育，错误的是
A. 牙胚由牙板及邻近的外胚间充质发育而来　　B. 帽状期成釉器细胞分化为 3 层
C. 多根牙的形成是由上皮隔的发育所决定的　　D. 最早形成的牙体组织是釉基质
E. 牙胚是在成釉器的帽状期形成的
【答案】D
【解析】在本题中牙体发育最早形成的牙体硬组织是：牙本质。
在牙体及牙周组织的形成过程中，牙本质最先开始形成，其次是牙釉质。
牙釉质和牙本质的沉积过程有严格的节律性，二者交叉进行，层层沉积。

【破题思路】牙体硬组织形成的先后顺序是：牙本质、牙釉质、牙骨质。

6.牙板来自
A. 口腔上皮　　　　　　　B. 帽状期成釉器　　　　　　C. 钟状期成釉器
D. 牙乳头　　　　　　　　E. 牙囊
【答案】A
【解析】在本题中牙板来源是：原发性上皮带，故答案是：A。

A 选项——口腔上皮——上皮带继续向深层生长，很快分裂成两个部分，即向颊（唇）方向生长的上皮板称为前庭板，位于舌（腭）侧的上皮板称为牙板。

B 选项——帽状期成釉器——三层细胞：外釉上皮细胞、内釉上皮细胞、星网状层。

C 选项——钟状期成釉器——四层细胞：外釉上皮细胞、内釉上皮细胞、星网状层、中间层。

D 选项——牙乳头——形成牙本质和牙髓。

E 选项——牙囊——形成固有牙槽骨、牙骨质、牙周膜。

【破题思路】在胚胎的第 5 周，原发性上皮带形成。胚胎第 7 周，此上皮带继续向深层生长，很快分裂成两个部分，即向颊（唇）方向生长的上皮板称为前庭板，位于舌（腭）侧的上皮板称为牙板。成釉器来自牙板，牙乳头和牙囊来自外胚间充质。

7.决定牙齿形态的重要的结构是
A. 成釉器　　　　　　　B. 牙囊　　　　　　　C. 牙乳头
D. 缩余釉上皮　　　　　E. 上皮根鞘
【答案】C
【解析】在本题中决定牙齿形态的是：牙乳头。

A 选项——成釉器——来源于外胚层，形成牙釉质。

B 选项——牙囊——来源于外胚间充质，形成牙周膜、牙骨质和固有牙槽骨。

C 选项——牙乳头——来源于外胚间充质，形成牙本质和牙髓，牙乳头决定了牙齿形状。

D 选项——缩余釉上皮——釉质发育完成后，成釉细胞、中间层细胞和星网状层与外釉上皮细胞结合，形成的一层鳞状上皮覆盖在釉小皮上，称为缩余釉上皮（结合上皮）。

E 选项——上皮根鞘——内釉和外釉上皮细胞在颈环处增生，形成上皮根鞘，诱导牙乳头分化成牙本质细胞，形成根部的牙本质。

> 【破题思路】牙乳头是决定牙形态的重要因素，在牙发育的起始后期，牙形态的决定作用由牙胚上皮转至牙乳头。

8. 牙体硬组织的形成始于
A. 帽状早期　　　　　　　B. 帽状晚期　　　　　　　C. 钟状早期
D. 钟状晚期　　　　　　　E. 牙板形成期

【答案】D
【解析】在本题中牙体硬组织形成是：钟状期晚期。
成釉器钟状期由外到内四层细胞：
外釉上皮层：细胞立方状。
星网状层：营养和缓冲作用。
中间层：在内釉上皮与星网状层之间有 2～3 层扁平细胞，碱性磷酸酶活性，与釉质的形成有关。
内釉上皮层：低柱状转变为呈高柱状。

> 【破题思路】成釉器钟状期晚期形成牙齿硬组织；牙胚在成釉器帽状期形成。

9. 钟状晚期成釉器外釉上皮的形态特点是
A. 直线排列的低柱状细胞　　　B. 直线排列的假复层柱状上皮　　　C. 与牙囊组织无明显关系
D. 皱褶样排列的低立方状细胞　E. 皱褶样排列的高柱状细胞

【答案】D
【解析】在本题中成釉器外釉上皮细胞一直是：立方状。

> 【破题思路】钟状期晚期，外釉上皮由先前平整的立方状转变为低立方状并呈皱褶样排列。
> 内釉细胞：低柱状转变为高柱状。

10. 釉基质初矿化矿物质占有
A. 10%　　　　　　　　　B. 20%　　　　　　　　　C. 30%
D. 40%　　　　　　　　　E. 50%

【答案】C
【解析】在本题中釉基质形成最初矿化是：30%。
第一次矿化发生在基质分泌时，经过第一次矿化，牙釉质中无机物只能达到 30%，当釉质沉积到应有的厚度时，则发生第二次矿化。最后使牙釉中的无机物达 96% 左右。

> 【破题思路】钟状期晚期，内釉上皮细胞分化为成釉细胞形成牙釉质，第一次矿化发生在基质分泌时，经过第一次矿化，牙釉质中无机物只能达到 30%，当釉质沉积到应有的厚度时，则发生第二次矿化。最后使牙釉中的无机物达 96% 左右。

11. 形成牙釉质的细胞为
A. 外釉上皮细胞　　　　　B. 内釉上皮细胞　　　　　C. 星网状层细胞
D. 中间层细胞　　　　　　E. 成牙本质细胞

【答案】B
【解析】在本题中形成牙釉质的是：内釉上皮细胞。
钟状期晚期内釉上皮细胞开始分化为成釉细胞，形成牙釉质。

> 【破题思路】钟状期晚期，内釉上皮细胞分化为成釉细胞形成牙釉质。

12. 残留的牙板上皮以上皮岛或上皮团的形式存在于颌骨或牙龈中，婴儿出生不久，偶见牙龈上出现针头大小的白色突起，成为上皮珠，俗称

A. 马牙   B. 上皮隔   C. 釉小皮
D. 上皮剩余   E. 牙蕾

【答案】A

【解析】钟状期末，牙板被间充质侵入而断裂成小的上皮团块，并退化和消失，成釉器与口腔上皮分离。有时残留的牙板上皮团未能正常退化，以上皮岛或上皮团的形式残留于颌骨或牙龈中。镜下这些上皮细胞团类似于腺体，称为 Serres 上皮剩余。婴儿出生后不久，偶见牙龈上出现针头大小的白色突起，即角化的上皮珠，俗称马牙，可自行脱落。有时残留的上皮可形成牙源性肿瘤或囊肿。

【破题思路】牙板上皮剩余即 Serres 上皮剩余。婴儿出生后不久，偶见牙龈上出现针头大小的白色突起，即角化的上皮珠，俗称马牙，可自行脱落。

13. 牙发育时的上皮根鞘
A. 由内釉上皮和外釉上皮构成   B. 由内釉上皮和星网状层细胞构成
C. 由内釉上皮、中间层和外釉上皮构成   D. 由内釉上皮、星网状层和外釉上皮构成
E. 由内釉上皮、星网状层、中间层和外釉上皮构成

【答案】A

【解析】在本题中上皮根鞘是：内釉上皮细胞和外釉上皮细胞构成。
A 选项——由内釉上皮和外釉上皮构成——颈环——上皮根鞘。
D 选项——由内釉上皮、星网状层和外釉上皮构成——帽状期成釉器。
E 选项——由内釉上皮、星网状层、中间层和外釉上皮构成——钟状期成釉器。

【破题思路】在牙发育过程中，内釉上皮和外釉上皮增生，形成颈环，再生长形成上皮根鞘。

14. 根部牙本质的形成取决于
A. 成釉器   B. 牙乳头   C. 牙囊
D. 上皮根鞘   E. 上皮隔

【答案】D

【解析】在本题中根部牙本质形成取决是：上皮根鞘。
A 选项——成釉器——形成牙釉质。
B 选项——牙乳头——形成牙本质和牙髓。
C 选项——牙囊——形成固有牙槽骨、牙周膜、牙骨质。
D 选项——上皮根鞘——诱导牙乳头形成根部的牙本质。
E 选项——上皮隔——决定牙根的数目。

【破题思路】上皮根鞘决定了牙根牙本质的正常发育；牙冠发育完成后，内釉和外釉上皮增生成上皮根鞘，上皮根鞘的内侧面包围着牙乳头，分化出成牙本质细胞，进而形成根部牙本质；上皮隔决定牙根的数目。

15. 乳牙牙胚的发育约是从胚胎第几周开始的
A. 2   B. 4   C. 6
D. 8   E. 10

【答案】D

【解析】在本题中乳牙牙胚开始是：第8周。
乳牙牙胚的发育从胚胎第8周开始发生，到3岁多牙根发育完成。

【破题思路】乳牙牙胚的发育从胚胎第8周开始发生，第10周形成；恒牙牙胚在胚胎第四个月形成，恒7牙胚出生后1年形成，恒8牙胚出生后4~5岁形成。

16. 关于牙齿的发生不正确的是
A. 成釉器形成釉质   B. 牙乳头形成牙本质、牙骨质   C. 牙囊形成牙周膜
D. 牙乳头形成牙髓   E. 牙囊形成固有牙槽骨

【答案】B
【解析】在本题中牙乳头最终形成牙本质和牙髓，牙囊形成牙周膜、牙槽骨、牙骨质。

> 【破题思路】成釉器——外胚层——牙釉质。
> 牙乳头——外胚间充质——牙髓、牙本质。
> 牙囊——外胚间充质——牙周膜、固有牙槽骨、牙骨质。

17. 磨牙硬组织形成的生长中心位于
    A. 牙尖　　　　　　　　B. 釉质牙本质界　　　　　　C. 颈环
    D. 根尖　　　　　　　　E. 根分叉
【答案】A
【解析】磨牙的生长中心位于牙尖处。

> 【破题思路】前牙的生长中心位于切缘和舌侧隆突的基底膜上，磨牙的生长中心位于牙尖处。

18. 下列哪种不属于牙源性上皮
    A. 原发性上皮带　　　　B. 牙龈上皮　　　　　　　　C. 缩余釉上皮
    D. Malassez 上皮剩余　　E. Serre 上皮剩余
【答案】B
【解析】在本题中不属于牙源性上皮的是：牙龈上皮。
　A 选项——原发性上皮带——胚胎第 5 周形成。
　B 选项——牙龈上皮——有角化、有钉突。
　C 选项——缩余釉上皮——釉质发育完成后，成釉细胞、中间层细胞与外釉上皮细胞结合，形成一层鳞状上皮覆盖在釉小皮上，称为缩余釉上皮。当牙齿萌出至口腔时，缩余釉上皮在牙颈部形成牙龈的结合上皮。
　D 选项——Malassez 上皮剩余——断裂的上皮根鞘细胞进一步离开根面，大部分被吸收，部分可遗留在发育中的牙周膜中。
　E 选项——Serre 上皮剩余——残留的牙板上皮以上皮岛或上皮团的形式存在于颌骨或牙龈中。

> 【破题思路】缩余釉上皮——釉质发育完成后，成釉细胞、中间层细胞与外釉上皮细胞结合，形成一层鳞状上皮覆盖在釉小皮上，称为缩余釉上皮。当牙齿萌出至口腔时，缩余釉上皮在牙颈部形成牙龈的结合上皮。
> Malassez 上皮剩余——断裂的上皮根鞘细胞进一步离开根面，大部分被吸收，部分可遗留在发育中的牙周膜中。
> Serre 上皮剩余——残留的牙板上皮以上皮岛或上皮珠的形式存在于颌骨或牙龈中，若残留于牙龈中，俗称马牙。

19. 牙根形成的多少取决于
    A. 成釉器　　　　　　　B. 牙乳头　　　　　　　　　C. 牙囊
    D. 上皮隔　　　　　　　E. 上皮根鞘
【答案】D
【解析】在本题中上皮隔决定了牙根的数目。
　A 选项——成釉器——形成牙釉质。
　B 选项——牙乳头——形成牙本质和牙髓。
　C 选项——牙囊——形成固有牙槽骨、牙周膜和牙骨质。
　D 选项——上皮隔——内釉和外釉上皮细胞在颈环处增生，形成上皮根鞘。上皮根鞘继续生长，离开牙冠向牙髓方向呈 45°弯曲，形成上皮隔。上皮隔围成一个孔，即未来的根尖孔，以后则形成单根牙；若上皮隔向内长出几个舌状突起，突起向内生长在中央处相互融合，围成几个孔，则将来形成多根牙。
　E 选项——上皮根鞘——内釉和外釉上皮细胞在颈环处增生，形成上皮根鞘，诱导牙乳头形成根部牙本质。

> 【破题思路】上皮隔决定牙根的数目；上皮根鞘决定牙根的长度和形态。

20. 上皮根鞘断裂后残留的细胞称为
   A. Serre 上皮剩余
   B. 缩余釉上皮
   C. 牙板
   D. Malassez 上皮剩余
   E. 上皮隔

【答案】D

【解析】在本题中上皮根鞘断裂后残留的细胞是：Malassez 上皮剩余。

   A 选项——Serre 上皮剩余——牙板的上皮剩余。

   B 选项——缩余釉上皮——釉质发育完成后，成釉细胞、中间层细胞和星网状层与外釉上皮细胞结合，形成的一层鳞状上皮覆盖在釉小皮上。

   C 选项——牙板——原发性上皮带向舌侧生长。

   D 选项——Malassez 上皮剩余——上皮根鞘裂后残留的细胞离开牙根表面，并保留在发育的牙周膜中。

   E 选项——上皮隔——决定牙根的数目。

【破题思路】上皮根鞘裂后残留的细胞离开牙根表面，并保留在发育的牙周膜中 Malassez 上皮剩余，被激活形成根尖周囊肿。

21. 牙体硬组织形成先后顺序正确的是
   A. 牙釉质、牙本质、牙骨质
   B. 牙本质、牙釉质、牙骨质
   C. 牙骨质、牙本质、牙釉质
   D. 牙本质、牙骨质、牙釉质
   E. 牙釉质、牙骨质、牙本质

【答案】B

【解析】在牙体及牙周组织的形成过程中，牙本质最先开始形成，其次是牙釉质，而且牙釉质和牙本质的沉积过程有严格的节律性，二者交叉进行，层层沉积。牙骨质、牙周膜及牙槽骨内壁形成较晚。

【破题思路】牙釉质、牙本质、牙骨质——牙齿硬组织的排序。
牙本质、牙釉质、牙骨质——牙齿硬组织的生长顺序。

22. 牙尖的数目是由什么决定的
   A. 牙乳头
   B. 成釉器
   C. 牙乳头和成釉器的相互诱导
   D. 生长中心
   E. 牙板

【答案】A

【解析】在本题中牙乳头决定牙齿的形态和牙尖的数目。

【破题思路】在牙的发育过程中牙乳头决定了牙齿形状和牙尖的数目。

23. 下列哪种结构可对内釉上皮细胞有营养和缓冲作用
   A. 中间层细胞
   B. 星网状层细胞
   C. 外釉上皮细胞
   D. 釉丛
   E. 釉龛

【答案】B

【解析】在本题中对内釉上皮细胞有营养和缓冲作用是：星网状层细胞。

   A 选项——中间层细胞——对釉质的形成有关。

   B 选项——星网状层细胞——对内釉上皮细胞有营养和缓冲作用。

   C 选项——外釉上皮细胞——细胞呈立方状。

   D 选项——釉丛——近釉牙本质界内 1/3 的釉质中，类似于草丛的结构。

   E 选项——釉龛——充填在牙板的凹凸之间的结缔组织。

【破题思路】星网状层细胞：对内、外釉上皮细胞有营养和缓冲作用。

（24~29 题共用备选答案）
   A. 成釉器
   B. 牙乳头
   C. 牙囊
   D. 缩余釉上皮
   E. Malassez 上皮剩余

24. 形成釉质的是

25. 形成牙周膜的是
26. 上皮根鞘的残余上皮是
27. 形成牙本质的是
28. 形成牙髓组织的是
29. 形成牙骨质的是

【答案】A、C、E、B、B、C

(30～32题共用备选答案)

A. 原发上皮带　　　　　　B. 蕾状期　　　　　　C. 帽状期
D. 钟状期　　　　　　　　E. 缩余釉上皮

30. 成釉器分化成为三层——内釉上皮、外釉上皮、星网状层，应为
31. 成釉器形成釉质后缩合而成数列扁平上皮，应为
32. 成釉器分化成为四层——内釉上皮、外釉上皮、星网状层、中间层，应为

【答案】C、E、D

【破题思路】蕾状期：没有细胞分层。
帽状期：细胞分三层，即外釉上皮层、内釉上皮层和星网状层。
钟状期：细胞分四层，即外釉上皮层、内釉上皮层、星网状层和中间层。
原发性上皮带：胚胎第五周在颌骨外形成一马蹄形上皮带。
缩余釉上皮：釉质发育完成后，成釉细胞、中间层细胞和星网状层与外釉上皮细胞结合，形成的一层鳞状上皮覆盖在釉小皮上，称为缩余釉上皮。

(33～36题共用备选答案)

A. 蕾状期成釉器　　　　　B. 帽状期成釉器　　　　C. 牙乳头
D. 牙囊　　　　　　　　　E. 颈环

33. 在牙板最末端20个定点上，上皮细胞迅速增生，形成圆形或卵圆形的上皮芽，形状如花蕾，称为
34. 上皮芽向外胚间充质中生长，长入上皮的基底部向内凹陷，形状似帽，覆盖在球形的外胚间充质细胞凝聚区上，称为
35. 包绕成釉器和牙乳头边缘的外胚间充质细胞，密集成结缔组织层，称为
36. 在钟状期，外釉上皮和内釉上皮相连处称

【答案】A、B、D、E

【破题思路】蕾状期成釉器：形状类似花蕾。
帽状期成釉器：形状像帽子，分为三层细胞：外釉上皮细胞、内釉上皮细胞、星网状细胞。
牙乳头：形成牙本质和牙髓，决定牙的形态。
牙囊：形成牙骨质、牙周膜和固有牙槽骨。
颈环：内釉上皮细胞和外釉上皮细胞构成。

第三单元　牙体组织

1. 以下矿化程度最低的牙本质为
   A. 管周牙本质　　　B. 管间牙本质　　　C. 球间牙本质
   D. 修复性牙本质　　E. 继发性牙本质
   【答案】C
   【解析】在本题中矿化程度最低的牙本质是：球间牙本质。
   A 选项——管周牙本质：牙本质小管的壁，矿化程度高，纤维少。
   B 选项——管间牙本质：位于管周牙本质之间，矿化程度低，纤维多。
   C 选项——球间牙本质：钙球之间遗留未钙化的间质。
   D 选项——修复性牙本质：称第三期牙本质或反应性牙本质，在成牙本质细胞受到不等的刺激，有功能的成牙本质细胞分泌牙本质基质，继而矿化而成。
   E 选项——继发性牙本质：牙发育至根尖孔形成后，形成的牙本质（形成速度较慢）。

2. 牙本质钙化过程中，钙化团之间遗留的钙化区是
   A. 原发性牙本质　　B. 罩牙本质　　　　C. 前期牙本质
   D. 硬化牙本质　　　E. 球间牙本质
   【答案】E
   【解析】在本题中牙本质钙化过程中，钙化团之间遗留的钙化区是：球间牙本质。
   A 选项——原发性牙本质——牙根发育完成以前形成的牙本质。
   B 选项——罩牙本质——紧邻釉质牙本质界的最先形成的原发性牙本质。
   C 选项——前期牙本质——指刚刚形成尚未矿化的牙本质。
   D 选项——硬化牙本质——病理刺激下，牙本质小管封闭的牙本质。
   E 选项——球间牙本质——牙本质的钙化主要是球形钙化，以钙质小球为中心最后再融合而成，在牙本质钙化不良时，钙化团之间遗留一些未被钙化的间质。

   【破题思路】前期牙本质：矿化程度最低的牙本质。
   牙本质的矿化由矿质小球融合而成。牙本质矿化不良时，矿质小球之间出现一些未矿化的牙本质，称为球间牙本质。边缘呈凹形，很像许多球体之间的空隙。氟牙症及维生素 D 缺乏时更明显。

3. 牙本质小管近髓端和近表面每单位面积内数目之比是
   A. 3∶1　　　　　　B. 2.5∶1　　　　　C. 2∶1
   D. 1∶3　　　　　　E. 1∶2.5
   【答案】B
   【解析】在本题中牙本质小管近髓端和近表面每单位面积内数目之比是：2.5∶1。

   【破题思路】牙本质小管自牙髓表面向釉牙本质界呈放射状排列，小管近牙髓一端较粗，越向表面越细，因此牙本质在近髓侧和近表面每单位面积内小管数目之比约为 2.5∶1。

4. 釉牙骨质界正确的是
   A. 釉质和牙骨质端相接占 10%　　　　　B. 釉质覆盖牙骨质少许占 30%
   C. 釉质覆盖牙骨质少许占 60%　　　　　D. 牙骨质覆盖釉质少许占 60%
   E. 釉质和牙骨质分离占 30%
   【答案】D
   【解析】在本题中牙骨质覆盖釉质少许占 60%。
   釉质和牙骨质在牙颈部相接，其相接处有三种不同的情况：
   约有 60% 是牙骨质少许覆盖在釉质表面；
   约有 30% 是釉质和牙骨质端相接；
   10% 左右是二者不相接。

5. 下面有关管周牙本质的描述，不正确的为
A. 管周牙本质构成牙本质小管的壁
B. 管周牙本质矿化程度高
C. 管周牙本质含胶原纤维多
D. 在脱矿切片中，呈成牙本质细胞突起周围的环形空隙
E. 在球间牙本质和近釉牙本质界的牙本质中无管周牙本质

【答案】C

【解析】在本题中管周牙本质矿化程度高，胶原纤维少。

管周牙本质是成牙本质细胞突起周围的间质，其矿化程度高，胶原纤维少，构成牙本质小管的壁，磨片中呈环形透明带。在脱矿切片中，由于矿物盐脱失，此区域变成空的环形空隙。在球间牙本质和近釉牙本质界处的牙本质中无管周牙本质。

【破题思路】管周牙本质：围绕成牙本质细胞突起周围的间质，构成牙本质小管的壁。
特点：矿化程度高，含胶原纤维少。

6. 在下列结构中，属于牙本质反应性改变的是
A. 继发性牙本质
B. 前期牙本质
C. 透明牙本质
D. 管周牙本质
E. 球间牙本质

【答案】C

【解析】在本题中牙本质反应性改变的是：透明牙本质。

A 选项——继发性牙本质——牙根发育完成，牙和对颌牙建立咬合关系之后形成的牙本质，形成速度较慢。

B 选项——前期牙本质——在成牙本质细胞和已经矿化的牙本质之间总有一层未矿化的牙本质（厚10～12μm）。

C 选项——透明牙本质——牙齿受到磨损或较缓慢发展的龋刺激后，引起牙本质小管内成牙本质细胞突起发生变性，矿物质沉积封闭牙本质小管，同时其管周胶原纤维也发生变性，致使小管和周围间质的折光率没有明显差异。

D 选项——管周牙本质——成牙本质细胞突起周围的间质，其矿化程度高，构成牙本质小管的壁，磨片中呈环形透明带。在脱矿切片中，由于矿物盐脱失，此区域变成空的环形空隙。在球间牙本质和近釉质牙本质界处的牙本质中无管周牙本质。

E 选项——球间牙本质——牙本质主要是球形钙化，由很多钙化小球融合而成。在牙本质钙化不良时，钙质小球之间遗留一些未钙化的间质。氟牙症和维生素D缺乏时球间牙本质明显增多。

【破题思路】

反应性牙本质	
修复性牙本质（又称第三期牙本质、骨样牙本质）	在受刺激相对应地形成的牙本质
透明牙本质	成牙本质细胞突起钙化封闭小管
死区	成牙本质细胞突起溶解、分解

7. 无釉柱釉质位于
A. 近托姆斯突处
B. 釉质表层 3μm
C. 近釉质生长线处
D. 釉质最内层和表层 30μm
E. 釉质钙化程度较低处

【答案】D

【解析】在本题中釉质最内层和表层 30μm 看不到釉柱。

在近釉牙本质界最先形成的釉质和多数乳牙及恒牙表面，20～100μm 厚的釉质看不到釉柱结构。近釉牙本质界处的无釉柱釉质，是成釉细胞在最初分泌釉质时，Tomes 突尚未形成；而外层则是成釉细胞分泌活动停止及 Tomes 突退缩所致。

【破题思路】在釉质最内侧，最先形成的釉质和多数乳牙及恒牙表面20～100μm 厚的釉质往往看不到釉柱结构。有人认为无釉质矿化程度高。

(8～10题共用题干)
A. 釉质周期，生长速率改变所形成的间歇线
B. 如发育期间受到障碍，则形成加重的生长线
C. 可以增强釉质对抗应力为
D. 与成釉细胞每天的周期性形成釉基质有关
E. 釉质钙化过程中的障碍

8. 釉柱横纹
9. 釉质生长线
10. 绞釉的形成

【答案】D、A、C
【解析】
A 选项——釉质周期，生长速率改变所形成的间歇线——牙釉质生长线（芮氏线）。
B 选项——如发育期间受到障碍，则形成加重的生长线——欧文线。
C 选项——可以增强釉质对抗应力为——绞釉。
D 选项——与成釉细胞每天的周期性形成釉基质有关——横纹。
E 选项——釉质钙化过程中的障碍——釉质钙化不全。

【破题思路】横纹：成釉细胞每天的周期性形成釉基质；每天沉积 4μm。
釉质生长线（芮氏线）：釉质周期，生长速率改变所形成的间歇线；5～10 天的釉质沉积量。
绞釉：釉质内 2/3，可以增强釉质对抗应力。

11. 前期牙本质的描述不正确的是
A. 是未矿化的牙本质
B. 位于矿化牙本质内侧
C. 活髓牙中总有一层
D. 发育完成的牙比正在发育的牙厚
E. 是成牙本质细胞分泌的

【答案】D
【解析】发育完成的牙比正在发育的牙薄；前期牙本质是成牙本质细胞分泌的，在成牙本质细胞和矿化牙本质之间总有一层尚未矿化的牙本质，称前期牙本质；前期牙本质在牙本质形成活跃期最厚，随着增龄变薄。

【破题思路】前期牙本质在牙本质形成活跃期最厚，随着增龄变薄。

12. 生理情况下，牙齿发育完成以后形成的牙本质是
A. 原发性牙本质
B. 继发性牙本质
C. 修复性牙本质
D. 管间牙本质
E. 透明牙本质

【答案】B
【解析】生理情况下形成继发性牙本质，病理情况下形成修复性牙本质、透明牙本质和死区。

【破题思路】

原发性牙本质	牙发育过程中所形成的牙本质，它构成了牙本质的主体
继发性牙本质	牙根发育完成，牙和对颌牙建立了咬合关系之后形成的牙本质
修复性牙本质	也称第三期牙本质或反应性牙本质。成牙本质细胞受到不等的刺激，部分发生变性，尚有功能的成牙本质细胞一起共同分泌牙本质基质，继而矿化，形成修复性牙本质
管间牙本质	位于牙本质小管和小管之间的牙本质，纤维多，矿化低
透明牙本质	又称硬化性牙本质，成牙本质细胞突起变性，钙物盐沉着而矿化封闭小管

13. 釉质中含有机物较多的部位不包括
A. 釉质牙本质界
B. 釉梭
C. 釉板
D. 绞釉
E. 芮氏线

【答案】D

【破题思路】有些部位的釉质矿化程度低，含有机物较多，与釉质的代谢、龋的发展有一定关系。它们多构成特殊的形态，如釉质牙本质界、釉梭、釉丛、釉板和釉质生长线。釉质生长线又名芮氏线。

14. 牙髓中合成胶原纤维的细胞主要是
   A. 牙髓细胞　　　　　　　　　B. 成牙本质细胞　　　　　　　　C. 成骨细胞
   D. 树突状细胞　　　　　　　　E. 未分化的间充质细胞

【答案】A

【解析】在本题牙髓细胞又称成纤维细胞。
   A 选项——牙髓细胞——牙髓的主要细胞又称成纤维细胞，合成胶原纤维。
   B 选项——成牙本质细胞——形成牙本质。
   C 选项——成骨细胞——牙周膜的细胞，形成牙槽骨。
   D 选项——树突状细胞——抗原呈递作用。
   E 选项——未分化的间充质细胞——牙髓中和牙周膜中的干细胞。

【破题思路】成纤维细胞是牙髓中的主要细胞，又称为牙髓细胞，主要功能是合成胶原。

15. 关于牙骨质的描述正确的是
   A. 组织学结构与松质骨相似　　　　　　B. 不含血管和神经
   C. 对吸收的抵抗性比骨弱　　　　　　　D. 无细胞牙骨质位于牙根近冠端1/3的牙本质表面
   E. 不含穿通纤维

【答案】B

【解析】在本题中牙骨质内没有神经和血管。

【破题思路】牙骨质无神经、无血管。
牙骨质的组织学结构与密质骨相似，由细胞和矿化的细胞间质组成。根据有无牙骨质细胞分布可分为无细胞牙骨质和细胞牙骨质。无细胞牙骨质位于牙根近冠端2/3的牙本质表面，比较薄，主要由牙骨质层板构成，而细胞牙骨质常位于无细胞牙骨质表面及根端1/3的牙本质表面，较厚。牙骨质内不含血管，其营养供应主要依靠来自牙周膜的渗透；也不含神经，因此刮治无疼痛反应。牙骨质对吸收的抵抗性比骨强，因此在正畸治疗中，即使牙根不吸收也能在骨中移动，否则正畸治疗无法进行。细胞间质：由纤维和基质构成，有一些来自牙周膜的纤维称穿通纤维或沙比纤维（Sharpey fiber），与牙根表面垂直并穿插于其中，其作用是把牙固定于牙槽窝内。

16. 牙釉质新生线见于
   A. 恒切牙　　　　　　　　　　B. 恒尖牙　　　　　　　　　　C. 恒前磨牙
   D. 第一恒磨牙　　　　　　　　E. 第二恒磨牙

【答案】D

【解析】牙釉质新生线多见于乳牙和第一恒磨牙。

【破题思路】牙釉质新生线的形成是由于一部分牙釉质形成于婴儿出生前，一部分形成于出生后。出生时由于环境的突然改变使牙釉质的形成受到影响，因此形成了新生线。新生线见于乳牙和第一恒磨牙。

17. 关于牙本质的形成，正确的是
   A. 其矿化形态是层板状钙化　　　　　　B. 先形成牙釉质，后形成牙本质
   C. 其矿化是由牙乳头细胞完成的　　　　D. 牙本质基质主要是Ⅲ型胶原
   E. 在成牙本质细胞层和矿化牙本质之间总有一层有机基质未矿化

【答案】E

【解析】
   A 选项——其矿化形态是层板状钙化——球形钙化。
   B 选项——先形成牙釉质，后形成牙本质——先形成牙本质，再形成牙釉质。
   C 选项——其矿化是由牙乳头细胞完成的——牙乳头分化的成牙本质细胞完成的。
   D 选项——牙本质基质主要是Ⅲ型胶原——Ⅰ型胶原。
   E 选项——在成牙本质细胞层和矿化牙本质之间总有一层有机基质未矿化——前期牙本质。

【破题思路】在成牙本质细胞层和矿化牙本质之间总有一层有机基质未矿化,称前期牙本质;牙本质其矿化形态是球形钙化;先形成牙本质,再形成牙釉质,最后形成牙骨质;其矿化是由牙乳头分化成牙本质细胞完成的。

18. 釉牙本质界弧形的凹面
A. 朝向牙本质 B. 与釉质生长线平行 C. 朝向釉质
D. 与施雷格板平行 E. 与釉板长轴平行
【答案】C
【解析】在本题中釉牙本质界凹面朝向是:牙釉质。

【破题思路】釉牙本质界有许多小弧线相连而成,凸向牙本质,凹向牙釉质;凸面位于牙釉质,凹面位于牙本质。

19. 釉梭多见于
A. 乳牙和第一恒磨牙 B. 牙尖部 C. 新生线周围
D. 乳牙牙尖部 E. 釉牙本质界
【答案】B
【解析】在本题中釉梭多见于是:牙尖和切缘。
A 选项——乳牙和第一恒磨牙——新生线好发。
B 选项——牙尖部——釉梭多见。
E 选项——釉牙本质界——有许多小弧线相连而成,凸向牙本质,凹向牙釉质。

【破题思路】釉梭多见于牙尖和切缘。

20. 成熟釉质中的蛋白质主要是
A. 釉原蛋白和非釉原蛋白 B. 釉丛蛋白 C. 釉蛋白
D. 成轴蛋白 E. 釉原蛋白和釉丛蛋白
【答案】A
【解析】在本题中釉质的蛋白质是釉原蛋白和非釉原蛋白。

【破题思路】成熟釉质中的蛋白质主要有釉原蛋白、非釉原蛋白和蛋白酶等三大类,非釉原蛋白包括釉蛋白、成轴蛋白和釉丛蛋白等。这些蛋白质的主要作用是引导牙釉质晶体的生长,也可能具有黏结晶体和釉柱的作用。

21. 关于修复性牙本质,错误的说法是
A. 沉积在髓腔内侧
B. 是牙髓牙本质生理性复合体对外界刺激的一种修复反应
C. 牙本质小管较多
D. 小管排列不规则
E. 在一定程度上遏制了牙本质龋的进展
【答案】C
【解析】修复性牙本质中牙本质小管少于正常牙本质;小管排列不规则,并有明显的弯曲,有的区域甚至没有小管(与原有牙本质界限清楚)。

【破题思路】成因——在病理情况下,如磨损、酸蚀和龋病等使牙本质暴露后,在与其相对应的髓腔壁上,新形成一些牙本质,称为修复性牙本质,也称为反应性牙本质或第三期牙本质。
特点——修复性牙本质内小管的数目大大减少,小管排列不规则,并有明显的弯曲,有的区域甚至没有小管(与原有牙本质界限清楚)。

本质——修复性牙本质的产生可以阻挡外界刺激的继续深入，是一种积极的防御反应，对牙髓有一定的保护作用。

在修复性牙本质形成过程中，成牙本质细胞常可包埋在形成很快的间质中，以后这些细胞变性，在该处遗留一空隙，很像骨组织，故有时又称为骨样牙本质。

22. 关于牙骨质错误的是
A. 组织学结构与密质骨相似　　　　　　　　B. 牙骨质细胞有许多细长的细胞质突起
C. 无细胞牙骨质一般紧贴牙本质表面　　　　D. 细胞牙骨质常位于牙颈部
E. 牙骨质内的纤维主要是成牙骨质细胞产生的胶原纤维

【答案】D
【解析】在本题中牙颈部的牙骨质为无细胞牙骨质。
① 无细胞牙骨质。紧贴牙本质表面，自牙颈部到近根尖 1/3 处。主要由牙骨质层板构成，而无细胞。主要功能是提供牙与牙周组织的附着。
② 细胞牙骨质。常位于无细胞牙骨质的表面，但在根尖部 1/3 可全部为细胞牙骨质，牙颈部则常常全部为无细胞牙骨质，细胞牙骨质和无细胞牙骨质也可以交替排列。细胞牙骨质主要起适应性作用，对牙的磨耗、移动作出反应，也与牙及牙周组织的修复有关。

【破题思路】牙颈部是由无细胞无纤维牙骨质覆盖其表面。

23. 牙体脱钙切片下不能观察到的是
A. 继发性牙本质　　　　B. 髓周牙本质　　　　C. 骨样牙本质
D. 前期牙本质　　　　　E. 球间牙本质

【答案】E
【解析】球间牙本质含无机物较高，脱钙牙切片中不能观察到此组织。故在成牙本质细胞突起周围呈现一环形的空隙。

【破题思路】本题考查的是牙本质的相关知识。正确答案是牙本质由于矿化不均匀而有着特定的名字，因此在磨片上能够观察到这些结构，但脱钙后均为有机质，这种矿化差异不存在。

24. 观察釉质的组织学结构最好采用
A. 磨片偏光显微镜观察　　　B. 脱钙片光镜观察　　　C. 脱钙片荧光显微镜观察
D. 磨片普通光镜观察　　　　E. 磨片银染光镜观察

【答案】D

【破题思路】釉质的组织学结构最好采用：磨片普通光镜观察。

25. 关于牙髓内细胞正确的选项是
A. 成纤维细胞较少，牙髓细胞较多　　　　B. 成纤维细胞又称牙髓细胞
C. Weil 层细胞丰富　　　　　　　　　　　D. 多细胞层主要为成牙本质细胞
E. 乏细胞层主要是未分化的间充质细胞

【答案】B
【解析】（由外向内）成纤维细胞在髓腔内分布不均，在牙冠部成牙本质内侧 25μm 的区域内缺乏成纤维细胞称为魏尔（Weil）层或乏细胞层，在其内侧为多细胞层，再向内为髓核。

【破题思路】成纤维细胞又称牙髓细胞是牙髓的主要细胞；Weil 层细胞又称乏细胞层。

26. 关于釉质的描述，错误的是
A. 是人体中最硬的组织　　　　　　　　B. 无机物占釉质总重量的 96%～97%
C. 有机物约占釉质总重量的 1%　　　　D. 大部分水是以游离水的形式存在
E. 主要由钙、磷离子组成的羟磷灰石晶体的形式存在

【答案】D

【解析】在本题中牙釉质的水是以结合水的形式存在。

【破题思路】牙釉质大部分水是以结合水的形式存在，分布在晶体周围；牙釉质是人体中最硬的组织；无机物占釉质总重量的96%～97%，主要由钙、磷离子组成的羟磷灰石晶体的形式存在。晶体内可含其他元素，如氟的存在可使晶体稳定性加强，具有耐龋性。有机物约占釉质总重量的1%，釉质基质蛋白主要有釉原蛋白、非釉原蛋白和蛋白酶。

27. 釉质结构临床意义的叙述，错误的是
A. 临床上常用氟化物来预防釉质龋的发生　　B. 釉质的咬合面常成为龋的始发部位
C. 早期窝沟封闭，对龋的预防有一定的帮助　　D. 绞釉的存在可增强釉质的抗剪切强度
E. 如需劈裂牙冠，施力方向必须尽量与釉柱排列方向垂直

【答案】E

【解析】在本题中如需劈裂牙冠，施力方向必须尽量与釉柱排列方向一致。

【破题思路】牙釉质的临床意义：如需劈裂牙冠，施力方向必须尽量与釉柱排列方向一致；临床上常用氟化物来预防釉质龋的发生，这是因为龋病的始发往往和釉质磷灰石晶体的溶解破坏有关，而氟离子的进入使釉质的结构变得更稳定，从而可增强釉质的抗龋能力。在釉质的咬合面有许多的点隙裂沟，细菌和食物残渣易滞留而不易清洁，常成为龋的始发部位。临床上采取早期窝沟封闭，对龋的预防有一定的帮助。绞釉的存在可增强釉质的抗剪切强度，咀嚼时不易被劈裂。在治疗龋病制备洞型时，不宜保留失去牙本质支持的悬空釉柱，否则充填后，当牙受压力时，此种薄而悬空的釉质常易破碎。

28. 不属于牙本质细胞间质的是
A. 限制板　　B. 管周牙本质　　C. 管间牙本质
D. 球间牙本质　　E. 冯·埃布纳线

【答案】A

【解析】在本题中限制板不属于牙本质细胞间质。

【破题思路】细胞间质：
① 管周牙本质。环形透明带，构成小管的壁，矿化程度高，含胶原极少。
② 管间牙本质。位于管周牙本质之间。胶原纤维较多，围绕小管呈网状交织排列，并与小管垂直，其矿化较管周牙本质低。
③ 球间牙本质。牙本质主要是球形钙化，由很多钙质小球融合而成。在钙化不良时，钙质小球之间遗留一些未被钙化的区域。
④ 生长线。又称冯·埃布纳线，是一些与牙本质小管垂直的间歇线纹，表示牙本质的发育和形成速率是周期性变化的。
⑤ 托姆斯颗粒层。牙纵剖磨片中根部牙本质透明层的内侧有一层颗粒状的未矿化区。
⑥ 前期牙本质。成牙本质细胞和矿化牙本质之间总有一层尚未矿化的牙本质，称前期牙本质，一般厚10μm。发育完成的牙比正在发育的牙的前期牙本质薄。

29. 牙骨质的分类中，不包括
A. 继发性牙骨质　　B. 无细胞无纤维牙骨质
C. 无细胞外源性纤维牙骨质　　D. 有细胞混合性分层牙骨质
E. 无细胞固有纤维牙骨质

【答案】A

【解析】在本题中继发牙骨质不属于牙骨质的分类。牙骨质分类如下。
无细胞无纤维牙骨质——覆盖釉质的牙骨质属于此种牙骨质，位于颈部，无功能。
无细胞外源性纤维牙骨质——即含牙周膜穿通纤维的牙骨质（穿通纤维）。
有细胞固有纤维牙骨质——无牙周膜纤维插入的牙骨质，如修复牙本质缺损的牙骨质。
无细胞固有纤维牙骨质——形成于对外力的适应性反应。其内不含牙骨质细胞。

有细胞混合性分层牙骨质——为无细胞外源性纤维牙骨质和有细胞固有纤维牙骨质不规则交替沉积而成；通常分布在根分歧区及根尖区。

【破题思路】牙骨质中的细胞分布和纤维来源，分为5种类型：①无细胞无纤维牙骨质。②无细胞外源性纤维牙骨质。③有细胞固有纤维牙骨质。④无细胞固有纤维牙骨质。⑤有细胞混合性分层牙骨质。

30. 成熟釉质中的有机物不足
A. 1%
B. 2%
C. 3%
D. 4%
E. 5%

【答案】A
【解析】在本题中是有机物不足1%。

【破题思路】有机物约占釉质总重量的1%，釉质基质蛋白主要有釉原蛋白、非釉原蛋白和蛋白酶；无机物占96%～97%，水占2%～3%。

31. 胶原纤维排列与牙本质小管平行的牙本质是
A. 小管周牙本质
B. 小管间牙本质
C. 前期牙本质
D. 小球间牙本质
E. 罩牙本质

【答案】E
【解析】在本题中罩牙本质的胶原纤维与牙本质小管平行。

【破题思路】牙本质纤维的排列大部分与牙本质小管垂直而与牙表面平行；罩牙本质是胶原纤维排列与牙本质小管平行的牙本质。

32. 可能为龋病病原菌侵入途径的釉质结构是
A. 釉质生长线
B. 釉板
C. 釉丛
D. 釉梭
E. 釉牙本质界

【答案】B
【解析】
A选项——釉质生长线——又称芮氏线，5～10天釉质的一个沉积量。
B选项——釉板——起于釉质表面，含有较多的有机物，成为龋致病菌侵入的途径。
C选项——釉丛——起于釉牙本质界，呈草丛状，有机物多，薄弱区。
D选项——釉梭——成牙本质细胞突起穿过釉牙本质界在釉质中呈纺锤状结构。
E选项——釉牙本质界——许多小弧线相连而成，凸向牙本质，凹向牙釉质。

【破题思路】釉板——是垂直于牙面的薄层板状结构。在磨片中观察是裂隙状釉板，内含有较多的有机物，可能成为细菌扩展的途径。多数釉板是无害的，也可因唾液中矿物盐的沉积而矿化。

33. 肯定有神经分布的牙本质是
A. 小管周牙本质
B. 小管间牙本质
C. 前期牙本质
D. 罩牙本质
E. 透明牙本质

【答案】C

【破题思路】肯定有神经分布的牙本质是前期牙本质。在前期牙本质和靠近牙髓的矿化牙本质中的成牙本质细胞突周围存在神经纤维。

34. 下列关于牙髓组织不正确的是
A. 有增龄性变化
B. 是疏松的结缔组织
C. 血管和神经非常丰富
D. 牙髓神经有定位能力
E. 随年龄的增长细胞成分减少

【答案】D
【解析】牙髓大多数为有髓神经构成，可感受痛觉但不能定位。

35. 矿化程度较高的釉质结构是
    A. 釉柱　　　　　　　　　B. 釉板　　　　　　　　　C. 釉梭
    D. 釉质生长线　　　　　　E. 釉质牙本质界
    【答案】A
    【解析】
    A 选项——釉柱：是釉质的基本结构。
    B 选项——釉板：磨片观察呈裂隙结构，内含有较多有机物，可能成为细菌扩展的途径。矿化低。
    C 选项——釉梭：位于釉牙本质界处，与成牙本质细胞胞浆突的末端膨大并穿过釉质牙本质包埋在釉质中有关。生长线处有机物增加，孔隙增多。矿化低。
    D 选项——釉质生长线：又称芮氏线，5～10 天釉质沉积量，达到牙表面即牙面平行线（釉面横纹）。
    E 选项——釉质牙本质界：由许多小弧形线连接而成，凸向牙本质凹向牙釉质。

36. 牙骨质与骨组织的不同之处在于
    A. 层板状排列　　　　　　B. 有陷窝　　　　　　　　C. 能新生
    D. 无血管　　　　　　　　E. 有细胞
    【答案】D
    【解析】在本题中牙骨质与骨组织不同的是：无神经和血管。

【破题思路】牙骨质与密质骨相似，由细胞和矿化的细胞间质组成；细胞位于陷窝内，并有增生沉积线。但不同于骨的是牙骨质无哈弗斯管，也无血管和神经。

37. 牙髓腔随增龄而缩窄，是由于形成了
    A. 原发性牙本质　　　　　B. 继发性牙本质　　　　　C. 透明牙本质
    D. 管周牙本质　　　　　　E. 修复性牙本质
    【答案】B
    【解析】在本题中牙髓腔增龄性变窄是因为：继发性牙本质的形成。
    A 选项——原发性牙本质——牙发育过程中形成的牙本质。
    B 选项——继发性牙本质——牙根发育完成后，再形成的牙本质。
    C 选项——透明牙本质——牙本质受到刺激以后，牙本质小管内的成牙本质细胞突变性，变性后矿物盐沉着矿化封闭小管，管周的胶原纤维变性，此时小管和周围间质折光率没有差异，在磨片上呈透明状。
    D 选项——管周牙本质——牙本质小管周围形成的牙本质，矿化程度最高。
    E 选项——修复性牙本质——由于牙髓受到龋、磨损、酸蚀时，在刺激相对应的地形成的牙本质。

【破题思路】牙髓增龄性变窄，是由于继发性牙本质的形成。

38. 釉面横纹来源于
    A. 釉质生长线　　　　　　B. 釉板　　　　　　　　　C. 釉丛
    D. 釉梭　　　　　　　　　E. 釉柱
    【答案】A
    【解析】
    A 选项——釉质生长线——芮氏线，5～10 天釉质的一个沉积量。
    B 选项——釉板——是薄板层结构，位于釉质或者到达釉牙本质界，是釉质发育时期由于某些釉柱排列急剧变化或者矿化差异而发生应力改变的结果。
    C 选项——釉丛——起自釉牙本质界呈草丛状，矿化差。
    D 选项——釉梭——釉牙本质界处，与成牙本质细胞胞浆突的末端膨大并穿过釉质牙本质包埋在釉质中有关。
    E 选项——釉柱——釉质的基本结构。

【破题思路】釉质生长线在釉质表面称釉面横纹。

39. 关于釉柱的描述不正确的是
    A. 贯穿釉质全层　　　　　　　　　　　　B. 在近牙颈部排列几乎呈水平状

C. 直径在表面者较深部的稍小　　　　　　　　D. 纵断面可见有规律的横纹

E. 近表面1/3较直，称为直釉

【答案】C

【解析】釉柱贯穿釉质全层，窝沟处汇聚，近牙颈部排列几乎呈水平状，直径在表面者较深部的稍大，纵断面可见有规律的横纹，近表面1/3较直，称为直釉，内2/3较弯曲称为绞釉。

【破题思路】釉柱直径在表面者较深部的稍大。

40. 关于牙本质小管的描述正确的是
A. 贯通整个牙本质　　　　B. 自牙髓表面向釉质牙本质界呈水平排列　　　　C. 在牙颈部呈直线排列
D. 越向表面越粗　　　　E. 近髓端和近表面单位面积内小管数目之比约为2∶1

【答案】A

【解析】牙本质小管是贯穿整个牙本质厚度的细小管道，内含成牙本质细胞突起。自牙髓表面向釉质牙本质界呈放射状排列，在牙颈部弯曲呈"～"形。小管近牙髓一端较粗，其直径为2.5μm，越向表面越细，因此牙本质在近髓端和近表面每单位面积内小管数目之比约为2.5∶1。

41. 以下牙本质小管排列最紊乱的牙本质是
A. 前期牙本质　　　　B. 球间牙本质　　　　C. 管周牙本质
D. 管间牙本质　　　　E. 修复性牙本质

【答案】E

【解析】在本题中牙本质小管排列最紊乱的是：修复性牙本质。

【破题思路】修复性牙本质是新分化的成牙本质细胞形成的，其小管的数量少、排列紊乱。

42. 成牙本质细胞突起逐渐变性、分解，小管内充满空气时的镜下表现是
A. 修复性牙本质　　　　B. 死区　　　　C. 不规则牙本质
D. 反应性牙本质　　　　E. 透明牙本质

【答案】B

【解析】

A选项——修复性牙本质——又称不规则或反应性牙本质，在刺激相对应的地形成的牙本质。

B选项——死区——成牙本质细胞突起逐渐变性、分解，小管内充满空气在显微镜透射光下观察时，这部分牙本质呈黑色。

E选项——透明牙本质——由于成牙本质细胞突起变性封闭牙本质小管钙化而呈透明状。

【破题思路】成牙本质细胞突起逐渐变性、分解，小管内充满空气在显微镜透射光下观察时，这部分牙本质呈黑色，为死区。

43. 牙髓中的细胞不包括
A. 成牙本质细胞　　　　B. 成纤维细胞　　　　C. 成骨细胞
D. 树突状细胞　　　　E. 未分化间充质细胞

【答案】C

【解析】在本题中成骨细胞是牙周膜内的细胞。

牙髓中最靠近牙本质的是一层成牙本质细胞，其次为牙髓中最多的成纤维细胞。在牙髓的血管周围还有巨噬细胞和未分化间充质细胞。这些细胞与牙髓的功能密切相关。

【破题思路】成骨细胞是牙周膜的细胞成分。

44. 牙髓中清除死亡细胞和异物的细胞是
A. 成牙本质细胞　　　　B. 成纤维细胞　　　　C. 成骨细胞
D. 树突状细胞　　　　E. 巨噬细胞

【答案】E

【解析】在本题中清楚死亡和异物是：巨噬细胞。
A选项——成牙本质细胞——形成牙本质。
B选项——成纤维细胞——牙髓的主细胞，形成胶原纤维。
C选项——成骨细胞——牙周膜内的细胞，形成牙槽骨。
D选项——树突状细胞——抗原呈递作用。
E选项——巨噬细胞——清除死亡细胞和异物的细胞。

【破题思路】巨噬细胞可清除死亡的细胞和异物，还可与其他炎症细胞相互作用，清除细菌。

45.关于牙髓神经的描述，不正确的是
A.牙髓内的神经很丰富　　　B.伴同血管自根尖孔进入牙髓　　　C.神经末梢可进入牙本质小管
D.多数是有髓神经　　　E.其反应为痛觉和区分冷、热感受
【答案】E
【解析】牙髓内的神经大多数是有髓神经，传导痛觉，而不能区分冷、热、压力及化学变化等不同感受；牙髓内的神经很丰富，伴同血管自根尖孔进入牙髓，并逐渐分成很多更细的分支。最后的神经末梢进入成牙本质细胞层，止于牙髓牙本质交界处的成牙本质细胞突起之间或牙本质小管内。

【破题思路】牙髓内的神经大多数是有髓神经，传导痛觉，而不能区分冷、热、压力及化学变化等不同感受。

46.釉柱的直径平均为
A. 1～2μm　　　B. 4～6μm　　　C. 9～10μm
D. 20～30μm　　　E. 50～100μm
【答案】B
【解析】在本题中釉柱的直径是：4～6μm。

47.釉梭是
A.是起始于釉质牙本质界，伸向牙本质的纺锤状结构　　　B.在牙颈部及窝沟处较多见
C.是起始于釉质表面，伸向釉质的纺锤状结构　　　D.在牙尖及切缘部位较多见
E.是釉质形成早期，成釉细胞的末端膨大所遗留的空隙
【答案】D
【解析】釉梭是成牙本质细胞突起穿过釉牙本质界在釉质中呈的纺锤状结构形成于釉质发生的早期。在磨片中，牙尖及切缘部位较多见。

48.有关釉柱的描述，不正确的是
A.光镜下釉柱的横断面呈鱼鳞状　　　B.釉柱的长度等于相应部位釉质的厚度
C.釉柱的直径在表面较深部大　　　D.釉柱由有一定排列方向的扁六棱柱形晶体组成
E.釉柱是釉质的基本结构
【答案】B
【解析】釉柱是釉质的基本结构，贯穿釉质全层，釉质呈扁六棱形，釉柱其走行方向反映了成釉细胞形成釉质时向后退缩的路线，此路线不是径直的，因此釉柱彼此横跨缠绕，其长度大于相应部位釉质的厚度。由于釉质表面积比釉质牙本质界处宽大，因此釉柱的直径在表面者较深部大。

49.下列结构中与牙齿周期性生长无关的是
A.芮氏线　　　B.埃布纳线　　　C.欧文线
D.牙面平行线　　　E.施雷格线
【答案】E
【解析】
A选项——芮氏线——釉质的生长线又称为芮氏线，釉质生长线是釉质周期性的生长速率改变所形成的间歇线，其宽度和间距因发育状况变化而不等。
B选项——埃布纳线——牙本质生长线又称埃布纳线，是一些与牙本质小管垂直的间歇线纹，表示牙本质的发育和形成速率是周期性变化的。
C选项——欧文线——牙本质生长线有节律性的间隔即为每天牙本质沉积的厚度，如发育期间受到影响，

则形成加重的生长线。

D选项——牙面平行线——又称釉面横纹，是指釉质表面呈平行排列并与牙长釉垂直的浅凹线纹，这是牙呈节律性发育的现象，也是釉质生长线到达牙表面的部位。

E选项——施雷格线——由于不规则性的釉柱排列方向改变而产生的折光现象。

【破题思路】施雷格线是与釉柱排列方向有关。

50. 釉质的基本结构是釉柱，釉柱自釉质牙本质界至牙表面的行程并不是完全呈直线，哪部分较直
A. 近表面 1/2　　　　　B. 近表面 1/3　　　　　C. 内 1/2
D. 内 1/3　　　　　　　E. 内 2/3
【答案】B
【解析】在本题中近表面 1/3 较直是：直釉。

【破题思路】釉柱在釉质近表面 1/3 较直，称为直釉；近釉质牙本质界处 2/3 的釉柱，彼此缠绕在一起，称为绞釉，其功能是增强釉质对外力的抵抗力而使之不易折裂。

51. 釉质中无机物占重量的百分比为
A. 86%　　　　　　　　B. 12%　　　　　　　　C. 2%
D. 96%～97%　　　　　　E. 70%
【答案】D
【解析】在本题中牙釉质无机物占重量的百分比是：96%～97%。

【破题思路】成熟釉质重量的 96%～97% 为无机物，其余的为有机物和水占 3%～4%。按体积计算，其无机物占总体积的 86%，有机物占 2%，水占 12%。

52. 罩牙本质中的胶原
A. 属于Ⅰ型胶原　　　　　　　　　B. 形成的胶原纤维比较纤细
C. 所构成的纤维与牙本质小管垂直　　D. 由成牙本质细胞分泌
E. 由牙囊细胞分泌
【答案】D
【解析】罩牙本质是最先形成的紧靠釉质和牙骨质的一层原发性牙本质，其基质胶原纤维主要为来自未完全分化的成牙本质细胞分泌的科尔夫纤维，胶原纤维的排列与小管平行。

53. 在牙骨质中，全部为细胞牙骨质区域的可能是
A. 自牙颈部至近根尖 1/3 处　　B. 根中 1/3 处　　　　C. 根尖 1/3 处
D. 根尖 2/3 处　　　　　　　　E. 自牙颈部至近根尖 2/3 处
【答案】C
【解析】细胞牙骨质也称继发性牙骨质，常位于无细胞牙骨质表面，或者细胞牙骨质和无细胞牙骨质交替排列，但在根尖 1/3 处可以全部为细胞牙骨质，无细胞牙骨质也称原发性牙骨质，紧贴于中间牙骨质表面，主要由牙骨质层板构成而无细胞，分布于自牙颈部至近根尖 1/3 处，牙颈部往往全部由无细胞牙骨质占据。

【破题思路】根尖 1/3 处全部为细胞牙骨质。

54. 关于管周牙本质不正确的描述是
A. 矿化程度比管间牙本质低　　B. 胶原纤维比管间牙本质少　　C. 构成牙本质小管的壁
D. 横磨片中观察呈环形的透明带　E. 近表面的管周牙本质比近髓端的要厚
【答案】A

【破题思路】管周牙本质的矿化程度高于管间牙本质，在镜下观察牙本质的横剖磨片时，可清楚地见到围绕成牙本质细胞突起的间质与其余部分不同，呈环形的透明带，称为管周牙本质，它构成牙本质小管的壁，管周牙本质矿化程度高，含胶原纤维少。

55. 托姆斯颗粒层不正确的描述是
   A. 位于牙冠部   B. 位于牙根部   C. 属于矿化不全
   D. 位于透明层的内侧   E. 同一牙齿厚薄不一
   【答案】A
   【解析】托姆斯颗粒层在牙齿纵剖磨片中，可见根部牙本质透明层的内侧有一层颗粒状的未矿化区，称为托姆斯粒层，磨片下为不透光的黑色区。

   【破题思路】托姆斯颗粒层位于根部牙本质透明层内侧，未矿化。

(56～58题共用备选答案)
   A. 管周牙本质   B. 管间牙本质   C. 球间牙本质
   D. 前期牙本质   E. 骨样牙本质
56. 小管数量少而弯曲、内含细胞的牙本质是
57. 刚形成尚未钙化的牙本质是
58. 矿化程度最高的牙本质是
【答案】E、D、A

【破题思路】成牙本质被包埋在修复性牙本质中，发生变性后像骨组织，称为骨样牙本质。
   在成牙本质细胞和矿化牙本质之间是一层未钙化的牙本质，称为前期牙本质，前期牙本质是刚形成尚未钙化的牙本质。
   管周牙本质在镜下观察牙本质的横剖磨片时，可清楚见到围绕成牙本质细胞突起周围的间质与其余部分不同，呈环形的透明带，构成牙本质小管的壁，称为管周牙本质，钙化程度高。

(59～61题共用备选答案)
   A. 绞釉   B. 釉丛   C. 釉梭
   D. 釉柱横纹   E. 釉质生长线
59. 成牙本质细胞的胞浆突形成
60. 釉质基质每天节律沉积形成
61. 釉柱内2/3弯曲形成
【答案】C、D、A

【破题思路】釉梭是起自釉牙本质界而伸向釉质的纺锤状结构，为成牙本质细胞突起的末端膨大，穿过釉牙本质界并埋在釉质中。
   釉柱横纹是釉柱上与长轴相垂直的细线，与成釉细胞每天的周期性形成釉质有关，代表每天釉质形成的速度。
   釉柱从釉牙本质界至牙表面的行程近表面1/3较直，内2/3弯曲，称为绞釉，增强了釉质对咬合力的抵抗。

(62～64题共用备选答案)
   A. 釉质生长线   B. 釉板   C. 釉丛
   D. 釉梭   E. 绞釉
62. 减少釉质折裂机会的结构是
63. 成牙本质细胞突起形成的结构是
64. 到达牙冠表面形成釉面横纹的是
【答案】E、D、A

【破题思路】绞釉——绞釉是釉柱排列的一种方式，指釉柱在近釉质牙本质界处2/3厚度的釉柱中，彼此相互缠绕在一起的现象，其功能是增强釉质对外力的抵抗力而使之不易折裂。
   釉梭——成牙质细胞突起有时穿过釉质牙本质界伸入釉质，其末端呈梭形的膨大。

釉质生长线——从釉质与牙本质交界处向釉质表面呈放射状走行，排列紧密，贯穿釉质全层；在牙冠的横切面上则为从釉质表面斜行向内，向牙根方向走行的弧形线，称生长线。

（65～68题共用备选答案）

A. 罩牙本质　　　　　　　　B. 球间牙本质　　　　　　　　C. 骨样牙本质
D. 透明牙本质　　　　　　　E. 修复性牙本质

65. 最先形成的紧靠釉质的一层原发性牙本质，其胶原纤维的排列与牙本质小管平行，该牙本质是
66. 牙本质受到慢性刺激时，受刺激相应的髓腔端形成的牙本质是
67. 成牙本质细胞被包埋在修复性牙本质中，以后这些细胞变性，很像骨组织，称为
68. 牙本质受到磨损和较缓慢发展的龋刺激后，牙本质小管内的成牙本质细胞突起发生变性，变性后有矿物盐沉着而封闭小管，该牙本质是

【答案】A、E、C、D

【破题思路】按牙本质形成时期不同可分为原发性牙本质和继发性牙本质，最先形成的紧靠釉质和牙骨质的一层原发性牙本质，其胶原纤维的排列与小管平行，在牙冠部者称罩牙本质。

继发性牙本质——在髓腔内侧呈不均匀分布，受刺激大的区域继发性牙本质形成得也多。当釉质表面受到破坏时，在病损的相对应的髓腔壁上会矿化形成修复性牙本质。

在修复性牙本质形成时成牙本质细胞被包埋在修复性牙本质中，以后这些细胞变性，很像骨组织，称为骨样牙本质。

透明牙本质——又称为硬化牙本质，当牙本质在受到磨损和缓慢发展的龋刺激后，还可引起牙本质小管内的成牙本质细胞突起发生变性，变性后有矿物盐沉着而封闭小管。

（69～71题共用备选答案）

A. 成纤维细胞　　　　　　　B. 成牙本质细胞　　　　　　　C. 巨噬细胞
D. 未分化的间充质细胞　　　E. 淋巴细胞

69. 位于牙髓周围，呈柱状紧接前期牙本质排列成一层，其细胞顶端有一细长的突起伸入牙本质小管内的是
70. 牙髓中的主要细胞，虽星形，有胞质突起互相连接，核染色深，胞质淡染的是
71. 细胞比成纤维细胞小，但形态相似，在受刺激时，它可分化成牙髓中任何一种类型的细胞的是

【答案】B、A、D

【破题思路】牙髓的细胞由成牙本质细胞、成纤维细胞、巨噬细胞、未分化的间充质细胞、树突状细胞和淋巴细胞组成。

成牙本质细胞位于牙髓周围，呈柱状紧接前期牙本质排列成一层，其细胞顶端有一细长的突起伸入牙本质小管内。

成纤维细胞是牙髓中的主要细胞，数量最多，呈星形。

未分化的间充质细胞和成纤维细胞形态相似，但较小，在受刺激时，它可分化成牙髓中任何一种类型的细胞。

72. Weil层又称

A. 多细胞层　　　　　　　　B. 无细胞层　　　　　　　　C. 髓核
D. 成牙本质细胞层　　　　　E. 成纤维细胞层

【答案】B

【解析】在本题中Weil层是无细胞层。

【破题思路】牙髓细胞（由外向内）成纤维细胞在髓腔内分布不均，牙髓最外层为成牙本质细胞层，在牙冠部成牙本质内侧25μm的区域内缺乏成纤维细胞，而有丰富的神经细胞称为魏尔（Weil）层或乏细胞层，在其内侧为多细胞层，再向内为髓核。

73. 下列哪项是牙本质的反应性改变
A. 原发性牙本质　　　　　　B. 继发性牙本质　　　　　　C. 前期牙本质
D. 死区　　　　　　　　　　E. 髓周牙本质
【答案】D
【解析】
A 选项——原发性牙本质——牙发育过程中所形成的牙本质。
B 选项——继发性牙本质——牙根发育完成，牙和对颌牙建立咬合关系之后所形成的牙本质。
C 选项——前期牙本质——在成牙本质细胞和已经矿化牙本质之间，总有一层形成尚未矿化的牙本质。
D 选项——死区——成牙本质细胞变性、分解，小管内充满空气。
E 选项——髓周牙本质——在罩牙本质和透明层内侧的牙本质。

【破题思路】

牙本质反应性改变	特点
修复性牙本质	反应性牙本质或第三期牙本质，在刺激相对应的地形成的牙本质
透明性牙本质	硬化性牙本质，成牙本质细胞突起钙化封闭小管
死区	成牙本质细胞变性、分解、小管内充满空气

74. 釉质中的主要蛋白质有
A. 釉原蛋白　　　　　　　　B. 非釉原蛋白　　　　　　　C. 蛋白酶
D. 以上全是　　　　　　　　E. 以上全不是
【答案】D

【破题思路】釉质中的基质蛋白主要有釉原蛋白、非釉原蛋白和蛋白酶等三大类。

75. 以下说法错误的是
A. 托姆斯颗粒层位于透明层内侧　　　　　　B. 前期牙本质位于矿化牙本质内侧
C. 罩牙本质位于冠部牙本质最外层　　　　　D. 透明层位于根部牙本质最外侧
E. 髓周牙本质位于托姆斯颗粒层外侧
【答案】E
【解析】髓周牙本质包含托姆斯颗粒层。

【破题思路】原发牙本质，在罩牙本质和透明层内侧的牙本质又称髓周牙本质。托姆斯颗粒层是根部牙本质接近牙骨质处的一层颗粒状未矿化区。

76. 以下说法正确的是
A. 无釉柱的釉质存在于牙体最内侧和牙表面 30μm 厚的釉质中
B. 牙本质小管近髓端凸向牙冠方向
C. 施雷格板位于釉质厚度的外 4/5
D. 成牙本质细胞是牙髓中的主要细胞
E. 釉牙骨质界 30% 为二者不相连
【答案】A
【解析】无釉柱的釉质存在于牙体最内侧和牙表面 20～100μm 厚的釉质中，牙本质小管近髓端凸向牙髓方向，施雷格板位于釉质厚度的内 4/5，成纤维细胞是牙髓中的主要细胞，釉牙骨质界 10% 为二者不相连。

【破题思路】无釉柱的釉质存在于牙体最内侧和牙表面 30μm 厚的釉质中，最内侧托姆斯突尚未形成，最外层托姆斯突已退缩。

77. 釉质外观呈淡黄色的原因是
A. 釉质形成不全　　　　　　　　　　　　　B. 釉质矿化不全

C. 釉质矿化程度高，透出深部牙本质的颜色　　　　　　D. 色素沉着
E. 氟牙症
【答案】C

【破题思路】釉质矿化程度高，半透明，其深部牙本质的颜色能够透出来，使釉质看上去是呈淡黄色的。

78. 牙髓中的纤维不包括
A. Ⅰ型胶原纤维　　　　　B. Ⅲ型胶原纤维　　　　　C. 弹力纤维
D. 嗜银纤维　　　　　　　E. 耐酸水解性纤维
【答案】E
【解析】牙髓中的纤维包括胶原纤维、弹力纤维、嗜银纤维；Ⅰ型和Ⅲ型纤维比例为 55：45。

【破题思路】耐酸水解性纤维是牙周膜中的纤维。

(79～81题共用备选答案)
A. 与釉质表面平行排列并与长轴垂直的浅凹线纹　　　B. 是全身代谢障碍的表现
C. 可以增强釉质对抗剪切力　　　　　　　　　　　　D. 是覆盖在新萌出牙表面的一层有机薄膜
E. 是釉质钙化过程中的障碍
79. 釉面横纹
80. 釉小皮
81. 绞釉的形成
【答案】A、D、C
【解析】
A 选项——与釉质表面平行排列并与长轴垂直的浅凹线纹——釉面横纹。
C 选项——可以增强釉质对抗剪切力——绞釉。
D 选项——是覆盖在新萌出牙表面的一层有机薄膜——釉小皮。
E 选项——是釉质钙化过程中的障碍——矿化不良。

(82～85题共用备选答案)
A. 牙釉质　　　　　　　　B. 牙本质　　　　　　　　C. 牙骨质
D. 牙槽骨　　　　　　　　E. 牙髓
82. 完全没有再生能力的组织是
83. 生理情况下只有再生没有吸收的组织是
84. 所含无机盐占重量 70% 的组织是
85. 能够不断改建和重塑的组织是
【答案】A、C、B、D
【解析】
A 选项——牙釉质——无细胞、无神经、无血管、无再生能力。
B 选项——牙本质——无机物：有机物：水的重量比为 70：20：10。
C 选项——牙骨质——正常情况下只新生不吸收。
D 选项——牙槽骨——高度可塑、不断改建、受压吸收、受牵增生。
E 选项——牙髓——牙体软组织，只有细胞是成纤维细胞。

(86～88题共用备选答案)
A. 修复性牙本质　　　　　B. 球间牙本质　　　　　　C. 髓周牙本质
D. 托姆斯颗粒层　　　　　E. 前期牙本质
86. 牙本质钙化不良时，钙球之间遗留的未被钙化的牙本质为
87. 牙齿在病理情况下形成的为
88. 根部牙本质透明层的内侧一层颗粒状未钙化区
【答案】B、A、D
【解析】
A 选项——修复性牙本质——在刺激相对应的地形成的牙本质。

B选项——球间牙本质——钙化小球与小球之间的牙本质，多见于钙化不良。
C选项——髓周牙本质——在罩牙本质和透明层的内侧。
D选项——托姆斯颗粒层——在透明层内侧有一层未矿化的颗粒层。
E选项——前期牙本质——在成牙本质细胞和已矿化的牙本质之间总有一层未矿化的牙本质。

(89~91题共用备选答案)

A. 前期牙本质　　　　　B. 继发牙本质　　　　　C. 球间牙本质
D. 修复性牙本质　　　　E. 管周牙本质

89. 牙根发育完成后形成的牙本质
90. 刚形成的未矿化牙本质
91. 牙本质钙化不良时钙质小球之间遗留的未被钙化的间质

【答案】B、A、C

【解析】
A选项——前期牙本质——在成牙本质细胞和已矿化的牙本质之间总有一层未矿化的牙本质。
B选项——继发牙本质——牙发育完成后，与对颌牙建立咬合关系后，再形成的牙本质。
C选项——球间牙本质——钙化小球与小球之间的牙本质，多见于钙化不良。
D选项——修复性牙本质——在刺激相对应的地形成的牙本质。
E选项——髓周牙本质——在罩牙本质和透明层以内。

(92~95题共用备选答案)

A. 原发性牙本质　　　　B. 继发性牙本质　　　　C. 前期牙本质
D. 修复性牙本质　　　　E. 透明牙本质

92. 根尖孔形成后，在一生中不断形成的牙本质
93. 成牙本质细胞突起发生变性，矿化封闭小管在磨片上呈透明状
94. 受刺激后的成牙本质细胞分泌基质矿化形成的牙本质
95. 牙齿发育过程中形成的牙本质，构成牙本质的主体

【答案】B、E、D、A

【解析】
A选项——原发性牙本质——牙发育过程中所形成的牙本质，构成了牙本质的主体结构。
B选项——继发性牙本质——牙发育完成后，与对颌牙建立咬合关系后，再形成的牙本质。
C选项——前期牙本质——在成牙本质细胞和已经矿化的牙本质之间总有一层未矿化的牙本质。
D选项——修复性牙本质——在刺激相对应的地形成的牙本质。
E选项——透明牙本质——牙本质受刺激，成牙本质细胞钙化封闭小管。

(96~100题共用备选答案)

A. 起自釉质牙本质界，贯穿牙釉质全层而达牙的表面的柱状结构称
B. 低倍镜下可见自釉质牙本质界向外，沿釉质形成方向环形排列，包绕牙尖的线称
C. 垂直于牙面，有的停止于牙釉质内，有的达釉质牙本质界的一薄层板状结构称
D. 起自釉质牙本质界，向牙表面散开，呈草丛状的结构称
E. 位于釉质牙本质界交界处，在牙尖部切缘较多见的纺锤状结构称

96. 釉质生长线
97. 釉板
98. 釉柱
99. 釉丛
100. 釉梭

【答案】B、C、A、D、E

【解析】
起自釉质牙本质界，贯穿牙釉质全层而达牙的表面的柱状结构称釉柱。
低倍镜下可见自釉质牙本质界向外，沿釉质形成方向环形排列，包绕牙尖的线称釉质生长线。
垂直于牙面，有的停止于牙釉质内，有的达釉质牙本质界的一薄层板状结构称釉板。
起自釉质牙本质界，向牙表面散开，呈草丛状的结构称釉丛。
位于釉质牙本质界交界处，在牙尖部切缘较多见的纺锤状结构称釉梭。

(101～103题共用备选答案)
A. 成纤维细胞　　　　　　B. 成牙本质细胞　　　　　　C. 组织细胞
D. 未分化的间质细胞　　　　E. 巨噬细胞

101. 在牙髓中分布不均匀，细胞呈星形，胞浆突相互连接，核深染，胞浆淡染
102. 比成纤维细胞小，形态相似，受到刺激时可以分化成结缔组织中任何一种类型细胞
103. 位于牙髓周围与前期牙本质相连处，排列整齐成一层，细胞呈柱状，核卵圆，细胞顶端有一个长突起

【答案】A、D、B

【解析】
A选项——成纤维细胞——在牙髓中分布不均匀，细胞呈星形，胞浆突相互连接，核深染，胞浆淡染。
B选项——成牙本质细胞——位于牙髓周围与前期牙本质相连处，排列整齐成一层，细胞呈柱状，核卵圆，细胞顶端有一个长突起。
D选项——未分化的间质细胞——比成纤维细胞小，形态相似，受到刺激时可以分化成结缔组织中任何一种类型细胞。
E选项——巨噬细胞——消除和吞噬细菌作用。

104. 关于牙骨质细胞的描述，不正确的是
A. 细胞为卵圆形　　　　　　　　　　B. 位于牙骨质陷窝内
C. 有许多细长的胞质突起　　　　　　D. 邻近的牙骨质细胞突起相互吻合
E. 功能是形成牙骨质

【答案】E

【解析】牙骨质由成牙骨质细胞形成，牙骨质细胞不能形成牙骨质。

【破题思路】牙骨质细胞卵圆形，周围有许多细长的胞质突起，并有分支，突起多数向着牙根表面，借以自牙周膜吸取营养，邻近的牙骨质细胞突起相互吻合。

105. 牙骨质的不断形成所起到的作用不包括
A. 有利于新的牙周膜纤维重新附着至牙根　　　B. 修复根尖周的牙骨质缺损
C. 补偿由于磨耗造成的咬合高度降低　　　　　D. 修复小范围的病理性吸收和牙骨质折裂
E. 覆盖根尖周治疗后的根尖孔

【答案】B

【解析】牙骨质不断形成可少量的，小范围的修复，修复能力是有限的。

【破题思路】牙骨质的临床意义：①正畸基础，正常情况下，牙骨质是不被吸收的抗吸收能力——牙骨质（只有新生）＞固有牙槽骨。②牙齿受到创伤等刺激时，牙根表面有时可见吸收区域，当刺激停止后可发生牙骨质的修复（小范围）。因此形成的牙骨质和牙槽骨愈合，可造成拔牙时的根折或骨折。③牙周膜中新形成的纤维可借助新生牙骨质的沉积而附着于牙，以代替老的纤维。在牙周病治疗时必须将易感染的表面牙骨质刮除干净。④约10%釉牙本质界是牙釉质和牙骨质的分离。一旦牙颈部的牙龈萎缩，暴露的牙本质易发生过敏。⑤牙髓和根尖周病治疗后，牙骨质能新生并覆盖根尖孔，重建牙体与牙周的连接关系。

第四单元　牙周组织

1. 关于附着龈的描述，不正确的是
   A. 位于游离龈的根方　　B. 紧密附着在牙及牙槽嵴表面　　C. 表面有许多点状凹陷称点彩
   D. 颜色暗红　　E. 质坚韧
   【答案】D
   【解析】在本题中附着龈的颜色是：粉红色。

   【破题思路】龈在游离龈的根方，紧密附着在牙及牙槽嵴表面。附着龈色粉红，质坚韧，表面呈橘皮状，有许多点状凹陷称点彩。点彩可增强牙龈对机械摩擦力的抵抗，但在炎症水肿时，表面点彩可消失而变为光亮。

2. 附着在牙表面的一条带状上皮为
   A. 龈沟上皮　　B. 附着龈上皮　　C. 龈谷上皮
   D. 结合上皮　　E. 釉小皮
   【答案】D
   【解析】在本题中附着在牙表面的一条带状上皮是：结合上皮。
   A 选项——龈沟上皮——复层鳞状上皮，无角化，有上皮钉突，在龈沟底与结合上皮有明显分界线。
   B 选项——附着龈上皮——游离龈根方，紧密附着在牙槽嵴表面。
   C 选项——龈谷上皮——表面为薄的无角化上皮，有上皮钉突。
   D 选项——结合上皮——附着在牙表面的一条带状上皮，从龈沟底开始，向根尖方向附着在釉质或骨质表面，无角化，无上皮钉突。
   E 选项——釉小皮——釉质形成后，成釉细胞分泌的一层无结构的薄膜。

   【破题思路】结合上皮是牙龈上皮附着在牙表面的一条带状上皮，从龈沟底开始，向根尖方向附着在釉质或牙骨质的表面。结合上皮是无角化、无上皮钉突的鳞状上皮。

3. 以下不属于牙龈纤维束的是
   A. 龈牙组　　B. 牙槽龈组　　C. 水平组
   D. 环行组　　E. 牙骨膜组
   【答案】C
   【解析】在本题中水平组是牙周膜分组。
   A 选项——龈牙组——起自牙颈部的牙骨质，止于游离龈和附着龈的固有层。它主要是牵引牙龈使其与牙紧密结合。它是牙龈中最多的一组纤维。
   B 选项——牙槽龈组——起自牙槽嵴向牙冠方向展开并分散于牙龈中，止于游离龈和附着龈的固有层。
   C 选项——水平组——牙周膜中保持牙直立的主要力量。
   D 选项——环行组——这组纤维最细，并且穿插缠绕于其他纤维束之间，有助于游离龈附着在牙体上。
   E 选项——牙骨膜组——起自牙颈部牙骨质，越过牙槽嵴外侧皮质骨的骨膜，进入牙槽突、前庭肌和口底。

   【破题思路】牙龈中的5组纤维束包括：龈牙组、牙槽龈组、环行组、越隔组、牙骨膜组。

4. 下列关于牙周膜主纤维的说法，不正确的是
   A. 牙槽嵴组纤维存在于邻面，在颊舌侧无此纤维
   B. 水平组纤维是维持牙直立的主要力量
   C. 斜行组牙周膜中数量最多、力量最强的一组纤维
   D. 根尖组起于根尖区牙骨质，呈放射状至根尖周围牙槽骨
   E. 根间组只存在于多根牙，可防止牙根向冠方移动
   【答案】A

【解析】在本题中牙槽嵴组纤维存在于颊舌，邻面无。

【破题思路】①牙槽嵴组起自牙槽嵴顶，呈放射状向牙冠方向走行，止于釉牙骨质界下方的牙骨质。这组纤维仅位于牙的唇（颊）和舌（腭）面，邻面缺如。其功能是将牙向牙槽窝内牵引，对抗侧方力，保持牙直立。

②水平组位于牙槽嵴纤维的根方，起自牙槽骨，止于牙骨质，呈水平方向。维持牙直立的主要力量，并与牙槽嵴组共同对抗侧方力，防止牙侧方移动。

③斜行组是牙周膜中数量最多、力量最强的一组纤维，除牙颈部及根尖区外，均为斜纤维的分布区。纤维起自近牙颈部的牙槽骨，附着于近根尖部的牙骨质内。其功能是将牙悬吊在牙槽窝内，并将施力于牙上的压力转变成平均分布的牵引力，作用于牙槽骨上使牙能承受较大的咀嚼力。

④根尖组起自根尖周围牙槽骨，向冠方聚拢止于根尖部牙骨质。其功能是固定牙根尖的位置，保护进出根尖孔的血管和神经。

⑤根间组此纤维只存在于多根牙，起自根分叉处的牙根间骨隔顶，呈放射状止于根分叉处的牙骨质。功能是防止牙根向冠方移动。

5. 牙周膜的功能不包括
A. 支持牙行使咀嚼功能
B. 控制牙周膜在体内的平衡和牙周膜的结构
C. 牙周膜中丰富的血供可营养牙骨质和牙槽骨
D. 受到刺激后不能区分冷、热、压力变化等
E. 对疼痛和压力轻叩和振动都有很敏锐的感觉

【答案】D

【解析】牙周膜的功能包括支持功能、稳定功能、营养功能和感觉功能。其中牙周膜中有丰富的神经和末梢感受器，对疼痛和压力轻和振动都有很敏锐的感觉。

6. 关于固有牙槽骨的叙述，不正确的是
A. 又称筛状板
B. 在组织学上属于密质骨
C. 在X线上表现为围绕牙周膜外侧的透射影
D. 近牙周膜表面称束状骨
E. 近骨髓侧由哈弗斯系统构成

【答案】C

【解析】固有牙槽骨在X线片上表现为围绕牙周膜外侧的一条白色阻射影，称硬骨板。固有牙槽骨位于牙槽窝内壁，包绕牙根并与牙周膜相邻。它是一层多孔的骨板，又称筛状板，组织学上固有牙槽骨属于密质骨。在靠近牙周膜的表面，由平行骨板和来自牙周膜的穿通纤维构成。骨板的排列方向与牙槽窝内壁平行，而与穿通纤维垂直，这种骨板称为束状骨。在邻近骨髓侧，骨板由哈弗斯系统所构成。

【破题思路】固有牙槽骨在X线片上表现为围绕牙周膜外侧的一条白色阻射影，称硬骨板。

7. 牙槽骨中刚形成尚未矿化的为
A. 固有牙槽骨
B. 束状骨
C. 松质骨
D. 牙槽骨外骨板
E. 类骨质

【答案】E

【解析】固有牙槽骨在X线片上表现为围绕牙周膜外侧的一条白色阻射影，称硬骨板。固有牙槽骨位于牙槽窝内壁，包绕牙根并与牙周膜相邻。它是一层多孔的骨板，又称筛状板，组织学上固有牙槽骨属于密质骨。在靠近牙周膜的表面，由平行骨板和来自牙周膜的穿通纤维构成。骨板的排列方向与牙槽窝内壁平行，而与穿通纤维垂直，这种骨板称为束状骨。在邻近骨髓侧，骨板由哈弗斯系统所构成。

松质骨：由骨小梁和骨髓组成，位于骨密质和固有牙槽骨之间。

【破题思路】类骨质是刚由成骨细胞分泌的未矿化的骨基质，无骨小梁结构，结构属于密质骨。

8. 固有牙槽骨是
A. 含有穿通纤维的密质骨
B. 含有穿通纤维的松质骨
C. 不含有穿通纤维的密质骨
D. 不含有穿通纤维的松质骨
E. 不含哈弗系统的密质骨

【答案】A

【解析】固有牙槽骨：衬于牙槽窝内壁，包绕牙根与牙周膜相邻，在牙槽嵴与外骨板相连。由平行排列的骨板构成。与牙槽窝壁平行。近牙周膜处平行排列的骨板，内有牙周膜主纤维埋入，称束骨，远牙周膜处由哈弗系统构成，其外周有几层骨板呈同心圆排列，内有神经和血管通过。

【破题思路】固有牙槽骨属于密质骨，其中含有大量牙周膜纤维（穿通纤维）。

9. 牙龈上皮是

A. 内皮　　　　　　　　　B. 纤毛柱状上皮　　　　　　　C. 腺导管上皮
D. 复层鳞状上皮　　　　　E. 移行上皮

【答案】D

【解析】在本题中牙龈上皮是复层鳞状上皮。

【破题思路】牙龈上皮为复层鳞状上皮，根据所处的位置不同，分为牙龈表面上皮、龈沟上皮和结合上皮。均是复层鳞状上皮。

10. 对牙周膜细胞的叙述，错误的是

A. 成纤维细胞是数量多，功能上最重要的细胞
B. 成牙骨质细胞分布在邻近牙骨质的牙周膜中
C. 成骨细胞受炎症刺激可形成颌骨囊肿和牙源性肿瘤
D. 当骨吸收停止时，破骨细胞消失
E. 未分化间充质细胞在牙周膜的更新中起重要作用

【答案】C

【解析】牙周膜中上皮剩余（Malassez 上皮剩余）受炎症刺激可形成颌骨囊肿和牙源性肿瘤。（1）成纤维细胞：是数量多，功能上最重要的细胞。与胶原纤维的合成及吸收有关。（2）成牙骨质细胞：分布在邻近牙骨质的牙周膜中，功能是合成牙骨质。（3）成骨细胞和破骨细胞。①成骨细胞：形态立方状，胞核大，核仁明显，胞质嗜碱性，静止期为梭形。②破骨细胞：是多核巨细胞，胞核数目不等，胞质嗜酸性，位于吸收陷窝内。当骨吸收停止时，破骨细胞消失。（4）未分化间充质细胞：可分化为成骨细胞，成牙骨质细胞和成纤维细胞，在牙周膜更新中起重要作用。

11. 关于牙周膜，错误的叙述是

A. 牙周膜的厚度为 0.15～0.38mm　　　　　B. 在根中 1/3 处最厚
C. 纤维丰富，常排列成纤维束　　　　　　　D. 由致密的结缔组织构成
E. 细胞以成纤维细胞为主

【答案】B

【解析】牙周膜是位于牙根与牙槽骨之间的致密结缔组织，由细胞、基质和纤维组成。牙周膜的正常厚度为 0.15～0.38mm，在根中 1/3 最薄。其中大量的胶原纤维将牙固定在牙槽窝内，并能抵抗和调节牙所承受的咀嚼压力，具有悬韧带的作用，又称牙周韧带。

12. 关于结合上皮的描述错误的是

A. 无上皮钉突　　　　　　B. 是无角化的鳞状上皮　　　　C. 以半桥粒方式与牙面连接
D. 以龈沟底向根尖方向逐渐变薄　　E. 与牙面结合紧密，位置恒定

【答案】E

【解析】结合上皮：从龈沟底开始，向根尖方向附着在釉质或牙骨质的表面。结合上皮是无角化的鳞状上皮，含数层扁平细胞，其长轴与牙面平行，无钉突。通过半桥粒与牙面相结合，牙周病时上皮钉突产生。结合上皮随年龄增长而向根方移动，从而使牙龈向根方退缩，牙本质和牙骨质暴露；易发生楔状缺损和根部龋。

【破题思路】结合上皮随年龄增长而向根方移动，从而使牙龈向根方退缩，牙本质和牙骨质暴露；易发生楔状缺损和根部龋。

13. 牙周膜的主纤维中只存在于磨牙根分叉之间的是

A. 牙槽嵴组　　　　　　　B. 水平组　　　　　　　　　　C. 斜形组
D. 根尖组　　　　　　　　E. 根间组

【答案】E

【解析】斜行组是牙周膜中数量最多、力量最强大的一组纤维。除牙颈部和根尖区外，其余都是其分布区域。

根尖组起于根尖区牙骨质，呈放射状止于根尖周围的牙槽骨，具有固定牙根尖的作用，保护进出根尖孔的血管和神经。

根间组只存在于多根牙，起自根分叉处的牙根间骨隔顶，止于根分叉区牙骨质，有防止牙根向冠方移动的作用。

牙槽嵴组起自牙槽嵴顶呈放射状向牙冠方向走行，其功能是将牙向牙槽窝内牵引，对抗侧向力，保持牙直立。

水平组在牙槽嵴纤维的根方呈水平分布与牙弓的𬌗平面大致平行是维持牙直立的主要力量。

14. 牙周膜中的细胞成分不包括

A. 成纤维细胞　　　　　　　　B. 成骨细胞和破骨细胞　　　　　　　　C. 牙骨质细胞
D. 上皮剩余细胞　　　　　　　E. 成牙本质细胞

【答案】E

【解析】成牙本质细胞是牙髓中的细胞，形成牙本质。

【破题思路】

名称	特点
成纤维细胞	牙周膜中最多，功能最主要的细胞，参与胶原蛋白的合成与降解
成牙骨质细胞	分布于近牙骨质处的牙周膜中。其功能是形成牙骨质
上皮剩余	Malassez 上皮剩余，上皮根鞘的残余部分，当受到刺激时可增殖成为牙源性肿瘤或颌骨囊肿的上皮来源
成骨细胞	成骨细胞位于新形成的牙槽骨表面
破骨细胞	破骨细胞位于骨吸收部位的蚕食状凹陷（Howship 陷窝）内，是一种多核巨细胞，胞质嗜酸性。其功能是使骨或牙骨质发生吸收
牙周膜干细胞	位于血管周围，是牙周膜的重要细胞成分，可进一步分化为成纤维细胞、成骨细胞和成牙本质细胞，是牙周膜中新生细胞的来源

15. 下面关于固有牙槽骨描述错误的是

A. 位于牙槽窝内壁处　　　　B. X 显示为低密度影像　　　　C. 为一层多孔的骨板
D. X 线称为硬骨板　　　　　E. 又称为筛状板

【答案】B

【解析】固有牙槽骨其上面有许多筛状小孔，为血管、神经的通道，所以也称筛状板。在 X 线片上，固有牙槽骨显示为环绕牙根的白色阻射线，故又名硬骨板（只在 X 线上称）。

【破题思路】在 X 线片上，固有牙槽骨显示为环绕牙根的白色阻射线，高密度影像，又名硬骨板。

16. 龈沟的外壁是

A. 龈沟上皮　　　　　　　　B. 结合上皮　　　　　　　　C. 牙龈上皮
D. 简单上皮　　　　　　　　E. 特殊上皮

【答案】A

【解析】龈沟的底部为结合上皮冠方，内壁为釉质/牙骨质，外壁为龈沟上皮。

17. 牙周膜中最多、功能最重要的细胞是

A. 成纤维细胞　　　　　　　B. 成牙骨质细胞　　　　　　　C. 成骨细胞
D. 破骨细胞　　　　　　　　E. 未分化间充质细胞

【答案】A

【解析】牙周膜的成纤维细胞是牙周膜中最多并且功能最重要的细胞，细胞排列方向与纤维束的长轴平行。其功能是参与胶原蛋白的合成与降解，使牙周膜得到不断的改建和更新。

成牙骨质细胞形成牙骨质；成骨细胞形成固有牙槽骨；破骨细胞经常出现在 Howship 陷窝；未分化间充质

细胞可以分化成牙周膜细胞中的任意一种细胞。

18. 牙周膜中主纤维束不包括
A. 根间组　　　　　　　　　B. 水平组　　　　　　　　　C. 斜形组
D. 牙骨膜组　　　　　　　　E. 牙槽嵴组
【答案】D
【解析】① 牙槽嵴组起自牙槽嵴顶，呈放射状向牙冠方向走行，止于釉牙骨质界下方的牙骨质。这组纤维仅位于牙的唇（颊）和舌（腭）面，邻面缺如。其功能是将牙向牙槽窝内牵引，对抗侧方力，保持牙直立。
② 水平组位于牙槽嵴纤维的根方，起自牙槽骨，止于牙骨质，呈水平方向。维持牙直立的主要力量，并与牙槽嵴组共同对抗侧方力，防止牙侧方移动。
③ 斜行组是牙周膜中数量最多、力量最强的一组纤维，除牙颈部及根尖区外，均为斜纤维的分布区。纤维起自近牙颈部的牙槽骨，附着于近根尖部的牙骨质内。其功能是将牙悬吊在牙槽窝内，并将施力于牙上的压力转变成平均分布的牵引力，作用于牙槽骨上使牙能承受较大的咀嚼力。
④ 根尖组起自根尖周围牙槽骨，向冠方聚拢止于根尖部牙骨质。其功能是固定牙根尖的位置，保护进出根尖孔的血管和神经。
⑤ 根间组此纤维只存在于多根牙，起自根分叉处的牙根间骨隔顶，呈放射状止于根分叉处的牙骨质。功能是防止牙根向冠方移动。

【破题思路】牙周膜主纤维束包括牙槽嵴组、水平组、斜形组、根尖组和根间组。
牙骨膜组是牙龈固有层的分组。

19. 牙槽窝的内壁是
A. 密质骨　　　　　　　　　B. 固有牙槽骨　　　　　　　C. 骨小梁
D. 松质骨　　　　　　　　　E. 牙骨质
【答案】B
【解析】牙槽窝的内壁是固有牙槽骨，又称筛状板，X线片上称硬骨板。

20. 牙槽骨吸收处的Howship陷窝内的细胞是
A. 成纤维细胞　　　　　　　B. 成牙骨质细胞　　　　　　C. 成骨细胞
D. 破骨细胞　　　　　　　　E. 未分化间充质细胞
【答案】D
【解析】牙周膜的成纤维细胞是牙周膜中最多并且功能最重要的细胞，细胞排列方向与纤维束的长轴平行，其功能是参与胶原蛋白的合成与降解，使牙周膜得到不断的改建和更新。
成牙骨质细胞形成牙骨质；成骨细胞形成固有牙槽骨。
破骨细胞经常出现在Howship陷窝。
未分化间充质细胞可以分化成牙周膜细胞中的任意一种细胞。

【破题思路】是破骨细胞位于骨吸收部位的蚕食状凹陷（Howship陷窝）内，是一种多核巨细胞。

21. 牙周膜的主要成分是
A. 胶原纤维　　　　　　　　B. 上皮剩余　　　　　　　　C. 成骨细胞
D. 破骨细胞　　　　　　　　E. 成牙骨质细胞
【答案】A
【解析】牙周膜由纤维、基质、细胞、血管和淋巴管、神经等组成。牙周膜的纤维主要由胶原纤维和不成熟的弹力纤维组成，其中胶原纤维数量最多，构成牙周膜的主要成分。

【破题思路】牙周膜的纤维主要由胶原纤维和不成熟的弹力纤维组成，其中胶原纤维数量最多，构成牙周膜的主要成分。

22. 牙周膜中的神经
A. 较丰富　　　　　　　　　B. 大部分是自主神经　　　　C. 无定位觉
D. 只感觉痛觉　　　　　　　E. 对压力刺激反应迟钝

【答案】A

【解析】牙周膜神经来自牙间神经和根尖神经伴随血管分布。多数为有髓神经，神经末梢呈环状、棒状或梭形，也有游离的末梢。因此牙周膜的感觉敏感，并能明确指出牙位。牙周膜神经纤维大部分是感觉神经纤维，自主神经少。

> 【破题思路】牙周膜神经丰富，来自牙龈神经、根尖区神经、牙槽骨神经、大部分是感觉神经。

23. 牙周膜中纤维数量最多的是
A. Oxytalan 纤维
B. Eluanin 纤维
C. 弹力纤维
D. 网状纤维
E. 胶原纤维

【答案】E

【解析】牙周膜由纤维、基质、细胞、血管和淋巴管、神经等组成。牙周膜的纤维主要由胶原纤维和不成熟的弹力纤维组成，其中胶原纤维数量最多，构成牙周膜的主要成分。

> 【破题思路】牙周膜中纤维主要由胶原纤维和不成熟的弹力纤维组成，其中胶原纤维数量最多。

24. 关于牙槽骨生物学特性的叙述，不正确的是
A. 可由于不断新生而影响牙齿发育
B. 受到外界的压力，可表现为吸收
C. 具有高度的可塑性
D. 随牙齿的萌出而不断改建
E. 较牙骨质更容易吸收

【答案】A

【解析】牙槽骨的吸收与新生保持动态平衡，牙槽骨为适应内、外环境的变化，在一生中不断发生改建，牙槽骨在受压的情况下发生吸收，在受到牵拉时新生。牙槽骨是高度可塑性组织，也是人体骨最活跃的部分。牙骨质在使骨吸收的压力下不易吸收，因此可允许牙在正畸治疗中进行移动。

> 【破题思路】牙槽骨的吸收与新生保持动态平衡，不会影响恒牙发育。

(25～27题共用备选答案)
A. 牙槽嵴组
B. 水平组
C. 根尖组
D. 越隔组
E. 斜行组

25. 起于牙槽嵴顶，呈放射状止于釉牙骨质界下方的牙骨质的为
26. 一端起于根部牙骨质，向牙颈部方向呈45°角倾斜埋入牙槽骨的为
27. 起于根尖牙骨质，呈放射状止于根尖部牙槽骨的为

【答案】A、E、C

> 【破题思路】
> ① 斜行组是牙周膜中数量最多、力量最强的一组纤维。除牙颈部和根尖区外，纤维方向向根方倾斜约45°埋入牙槽骨的一端近牙颈部，将牙悬吊在牙槽窝。
> ② 牙槽嵴组纤维起于牙槽嵴顶，呈放射状向牙冠方向走行，止于牙颈部的牙骨质。
> ③ 水平组在牙槽嵴纤维的根方，呈水平方向分布，是维持牙直立的主要力量。
> ④ 根尖组起于根尖区牙骨质，呈放射状至根尖周围的牙槽骨。
> ⑤ 根间组只存在于多根牙，起自根分叉处的牙根间骨隔顶，至根分叉区牙骨质。

28. 牙槽骨的组成包括
A. 筛状板和硬骨板
B. 硬骨板和支持骨
C. 固有牙槽骨和硬骨板
D. 固有牙槽骨和筛状板
E. 固有牙槽骨和支持骨

【答案】E

【解析】牙槽骨可分为固有牙槽骨、密质骨和松质骨。固有牙槽骨又称筛状板。固有牙槽骨在X线片表现为围绕牙周膜外侧的一条白色阻射线，称硬骨板。密质骨和松质骨称为支持骨。

29. 牙龈的组织学特征是
A. 没有角化层　　　　　　　　B. 血管丰富　　　　　　　　C. 无黏膜下层
D. 缺乏颗粒层　　　　　　　　E. 固有层为疏松结缔组织
【答案】C
【解析】牙龈是口腔黏膜的一部分，由上皮层和固有层组成，无黏膜下层；其中上皮又分为牙龈上皮、龈沟上皮和结合上皮，牙龈上皮有角化；固有层由致密的结缔组织构成，含有丰富的胶原纤维。

30. 正常结合上皮的组织学特点是
A. 无角化，有上皮钉突　　　　B. 无角化，无上皮钉突　　　C. 正角化，有上皮钉突
D. 不全角化，有上皮钉突　　　E. 不全角化，无上皮钉突
【答案】B
【解析】结合上皮：是牙龈上皮附着在牙表面的一条带状上皮，表面无角化，无上皮钉突，但受到刺激时可产生上皮钉突。

牙龈上皮：不全角化，上皮钉突多而细长，与深层组织牢固连接。

龈沟上皮：无角化，有上皮钉突，结缔组织内常有细胞浸润。

【破题思路】

名称	上皮	角化	上皮钉突
牙龈上皮	复层鳞状上皮	有	有
龈沟上皮	复层鳞状上皮	无	有
结合上皮	复层鳞状上皮	无	无
龈谷上皮	复层鳞状上皮	无	有

31. 牙髓和牙周膜中均含有
A. 成牙本质细胞　　　　　　　B. 成骨细胞　　　　　　　　C. 成釉细胞
D. 成牙骨质细胞　　　　　　　E. 未分化间充质细胞
【答案】E
【解析】牙髓中所包含的细胞有：成牙本质细胞、成纤维细胞、巨噬细胞、未分化的间充质细胞、树突状细胞、淋巴细胞等。

牙周膜中所含有的细胞有：成纤维细胞、牙周膜干细胞（存在于牙周膜中的一种未分化的间充质细胞）、成牙骨质细胞、上皮剩余、成骨细胞、破骨细胞。

故牙髓和牙周膜中均含有的是成纤维细胞和未分化的间充质细胞。

32. 关于牙槽骨不正确的为
A. 分为固有牙槽骨、密质骨和松质骨　　　　B. 是高度可塑性组织
C. 受压则增生，受牵引则吸收　　　　　　　D. 可以进行改建
E. 牙槽骨受全身骨代谢的影响
【答案】C
【解析】牙槽骨按其解剖部位可分为固有牙槽骨、密质骨、松质骨。牙槽骨是高度可塑性组织，也是人体骨骼最活跃的部分。牙槽骨具有受压力被吸收，受牵引力会增生的特性；它不但随着牙的生长发育、脱落替换和咀嚼压力而变动，而且也随着牙的移动而不断地改建，牙槽骨与身体其他骨一样可出现生理性的骨质疏松。

【破题思路】牙槽骨生物学特性：高度可塑，不断改建，受压吸收，受牵增生。

33. 牙周膜中可以转化为其他细胞成分的细胞是
A. 成纤维细胞　　　　　　　　B. 上皮剩余　　　　　　　　C. 成骨细胞
D. 成牙骨质细胞　　　　　　　E. 未分化间充质细胞
【答案】E
【解析】①成纤维细胞是牙周膜中最多并且功能最重要的细胞，其功能是参与胶原蛋白的合成与降解，使牙周膜得到不断的改建和更新。

②成牙骨质细胞分布于近牙骨质处的牙周膜中。其功能是形成牙骨质。
③上皮剩余在牙周膜中，位于牙骨质附近的纤维间隙中呈小的上皮条索状或团块状，与牙根表面平行排列，也称Malassez上皮剩余。

上皮剩余是牙根发育过程中上皮根鞘的残余部分，通常呈静止状态，当受到刺激时可增殖成为牙源性肿瘤或颌骨囊肿的上皮来源。

④成骨细胞位于新形成的牙槽骨表面。成骨细胞能分泌胶原纤维和骨基质，矿化后成为骨间质。
⑤未分化间充质细胞位于血管周围，是牙周膜的重要细胞成分，可进一步分化为成纤维细胞、成骨细胞和成牙本质细胞，是牙周膜中新生细胞的来源。不仅能够维持牙周组织的稳态，而且参与牙周组织的再生。

34. 龈谷的组织学特点是
A. 覆盖无角化上皮　　　　　B. 上皮钉突数量少　　　　　C. 无炎细胞浸润
D. 含有黏膜下层　　　　　　E. 含有颗粒层

【答案】A

【解析】牙龈是口腔黏膜的一部分，由上皮层和固有层组成，无黏膜下层。龈谷是无角化上皮，故不含颗粒层。龈谷上皮为薄的无角化上皮，有上皮钉突伸入到结缔组织中，固有层常见炎症细胞。龈谷组织学上有上皮钉突深入到结缔组织中，不能说上皮钉突数量少。

（35～39题共用备选答案）
A. 牙槽嵴组　　　　　　　　B. 水平组　　　　　　　　　C. 斜行组
D. 根间组　　　　　　　　　E. 根尖组

35. 数目最多，力量最强大的纤维，起悬吊牙齿的作用的是
36. 呈放射状，保护根尖孔的血管和神经的是
37. 位于多根牙的根分叉之间，防止牙根向冠方移动的是
38. 起自牙槽嵴顶，呈放射状向牙冠方向走行，将牙向牙槽窝内牵引的是
39. 与牙弓的殆平面大致平行，是维持牙直立的主要力量的是

【答案】C、E、D、A、B

【解析】牙槽嵴组纤维起于牙槽嵴顶，呈放射状向牙冠方向走行，止于牙颈部的牙骨质。功能是将牙齿向牙槽窝内牵引，抵抗侧方力，保持牙的直立。

水平组在牙槽嵴纤维的根方，呈水平方向分布，与牙弓的殆平面大致平行。一端埋入牙骨质，另一端埋入牙槽骨中。功能是维持牙直立的主要力量。

斜行组是牙周膜中数量最多、力量最强的一组纤维，功能可将牙承受的咀嚼压力转变为牵引力，均匀地分散到牙槽骨上。

根尖组起于根尖区牙骨质，呈放射状至根尖周围的牙槽骨，功能具有固定牙根尖的作用。

根间组只存在于多根牙，起自根分叉处的牙根间骨隔顶，至根分叉区牙骨质，功能有防止牙根向冠方移动的作用。

（40～45题共用备选答案）
A. 成纤维细胞　　　　　　　B. 牙周膜干细胞　　　　　　C. 成牙骨质细胞
D. Malassez上皮剩余　　　　E. 成骨细胞

40. 牙周膜中可见小的上皮条索或上皮团为
41. 与牙槽骨的形成有关的细胞为
42. 牙周膜中最多，在功能上最主要的细胞为
43. 牙周膜中可以吞噬变性、老化的胶原纤维，也可以合成胶原纤维的细胞是
44. 存在于牙周膜的具有多分化潜能的细胞为
45. 分布在邻近牙骨质的牙周膜中，能够形成类牙骨质的细胞为

【答案】D、E、A、A、B、C

【破题思路】同14题。

第五单元　口腔黏膜

1. 含较多味蕾的结构是
A. 丝状乳头　　　　　　　B. 菌状乳头　　　　　　　C. 轮廓乳头
D. 叶状乳头　　　　　　　E. 结缔组织乳头
【答案】C
【解析】轮廓乳头的环沟侧壁上皮，有许多卵圆形小体，称之为味蕾，故本题答案是C。A 丝状乳头上没有味蕾；B、D 菌状乳头和叶状乳头有少量味蕾；E 结缔组织乳头主要存在于固有层，没有味蕾。

【破题思路】

名称	数目	部位	特点
丝状乳头	最多	遍布舌背	有角化、无味蕾
菌状乳头	较少	散在分布	无角化，有味蕾
轮廓乳头	最少	界沟前方	有角化，有味蕾最多
叶状乳头	退化为5～8条皱襞	舌侧缘	无角化，有味蕾

2. 下列口腔黏膜中不属于被覆黏膜的是
A. 唇黏膜和颊黏膜　　　　B. 硬腭黏膜和舌背黏膜　　C. 口底黏膜和舌腹黏膜
D. 软腭黏膜和唇红黏膜　　E. 牙槽黏膜和口底黏膜
【答案】B
【解析】口腔黏膜中除咀嚼黏膜和舌背黏膜以外都是被覆黏膜。包括唇、颊黏膜，口底和舌腹黏膜，软腭黏膜。因此选B。A、C、D 都属于被覆黏膜，E 选项中的牙槽黏膜属于咀嚼黏膜。

【破题思路】

分类	分布	特点
咀嚼黏膜	牙龈和硬腭（前2/3的腭黏膜）	有角化，无黏膜下层
被覆黏膜	唇、颊、口底、舌腹、软腭	无角化，有黏膜下层（唇红上皮有角化）
特殊黏膜	舌背	有四种乳头、有味蕾、无黏膜下层

3. 特殊黏膜是
A. 舌腹黏膜　　　　　　　B. 舌背黏膜　　　　　　　C. 软腭黏膜
D. 牙龈　　　　　　　　　E. 硬腭黏膜
【答案】B
【解析】特殊黏膜——舌背黏膜（无黏膜下层），分布有4种舌乳头。A、C 属于被覆黏膜，D、E 属于咀嚼黏膜。

4. 下列部位的口腔黏膜上皮有角化，除了
A. 唇红　　　　　　　　　B. 硬腭　　　　　　　　　C. 牙龈
D. 舌腹　　　　　　　　　E. 舌背
【答案】D
【解析】D 选项——舌腹属于被覆黏膜，被覆黏膜没有角化。
A 选项——唇红属于被覆黏膜中一个特殊部位，有角化。
B、C 选项——属于咀嚼黏膜，有角化。
E 选项——属于特殊黏膜，分布各种乳头和味蕾。

5. 不属于硬腭部软组织特点的是
A. 黏膜下层前部无腺体
B. 黏膜下层后部无腭腺
C. 两侧部黏膜较厚
D. 中部黏骨膜缺乏弹性
E. 骨膜与黏膜、黏膜下层附着紧密

【答案】B

【解析】硬腭软组织的特点黏膜下层前部含有少量脂肪，无腺体，A正确。
后部则有较多的腭腺，B错误。
硬腭的骨膜与黏膜下层附着紧密，而与骨面附着则不太紧密，E正确。
黏骨膜两侧较厚而中间部较薄，缺乏弹性，不易移动，能耐受摩擦和咀嚼压力，C、D正确。

【破题思路】硬腭黏膜（前2/3的腭黏膜）属于咀嚼黏膜，承受较大的摩擦力和咀嚼压力。
特点：有角化，无黏膜下层，明显的粒层，与上皮钉突指状镶嵌。

6. 属于角质形成细胞的是
A. 黑色素细胞
B. 朗格汉斯细胞
C. 梅克尔细胞
D. 淋巴细胞
E. 基底细胞

【答案】E

【解析】组成口腔黏膜上皮的细胞包括角质细胞与非角质细胞。其中角化的鳞状上皮主要由角质细胞构成，角化上皮包括：基底层+棘层+颗粒层+角化层，此4层里面包含的细胞主要就是角质形成细胞，因此答案选E。A、B、C属于非角质形成细胞，D属于免疫细胞。

【破题思路】非角质形成细胞包括黑色素细胞、朗格汉斯细胞和梅克尔细胞。细胞内没有张力细丝和桥粒，在普通切片中细胞质不着色，所以又称为透明细胞。

名称	部位	特征
黑色素细胞	基底层	黑色素颗粒
朗格汉斯细胞	主要位于棘层，也可见于基底层	一种抗原呈递细胞，与黏膜的免疫功能有关
梅克尔细胞	基底层	是一种压力或触觉感受细胞

7. 黏膜下层无小唾液腺分布的是
A. 颊
B. 软腭
C. 舌腹
D. 唇红
E. 硬腭

【答案】D

【解析】唇红黏膜上皮薄，有角化。下层没有小唾液腺和皮脂腺，故容易干裂，故此题选D。A、B、C选项都有小唾液腺分布；E选项硬腭后部有较多腭腺。

【破题思路】唇红黏膜属于被覆黏膜；被覆黏膜的特点：有角化，有较疏松的黏膜下层。但被覆黏膜中有特殊部位：

唇红	有角化，无腺体，有毛细血管袢
颊黏膜	可出现成簇的粟粒状淡黄色小颗粒，即福代斯斑，异位皮脂腺
口底和舌腹	舌腹黏膜薄而光滑，黏膜下层不明显

8. 复层鳞状上皮由表层向内的排列顺序为
A. 颗粒层、角化层、棘层和基底层
B. 角化层、颗粒层、棘层和基底层
C. 颗粒层、棘层、角化层和基底层
D. 基底层、棘层、颗粒层和角化层
E. 基底层、角化层、棘层和颗粒层

【答案】B

【解析】复层鳞状上皮主要由角质细胞构成，从深层到表层依次分为：基底层、棘层、颗粒层和角化层，所以选B。

【破题思路】口腔黏膜上皮层主要由角化上皮和非角化上皮构成。

角化上皮	基底层+棘层+颗粒层+角化层（深-浅）
非角化上皮	基底层+棘层+中间层+表层（深-浅）

9. 上皮层中胞质内含嗜碱性透明角质颗粒的细胞是
A. 角化层　　　　　　　　　B. 颗粒层　　　　　　　　　C. 棘层
D. 基底层　　　　　　　　　E. 黑色素细胞

【答案】B

【解析】颗粒层一般由2~3层细胞组成，胞质内含嗜碱性透明角质颗粒，胞核浓缩，故选B；A选项角化层为上皮的最表浅层，由角化或不全角化的扁平细胞组成；C选项棘层位于颗粒层深部，细胞体积大，多边形，由增生的基底细胞发育而来，胞质常伸出许多小的棘刺状突起，称细胞间桥；D选项基底层位于上皮层最深面，是一层立方形或矮柱状的细胞；E选项黑色素细胞属于非角质形成细胞。

【破题思路】

基底层	最深部，借基底膜与固有层结缔组织相连。基底细胞与邻近的棘层具有分裂增殖能力，因此被称为生发层
棘层	由体积较大的多边形细胞构成，在上皮中是层次最多的细胞，常伸出多而小的棘状突起与相邻细胞连接，称为细胞间桥。作用维持上皮的完整性
颗粒层	2~3层扁平细胞组成，胞质中有嗜碱性透明角质颗粒
角化层	位于表层，角化细胞中胞核完全消失者称为正角化，如果含有浓缩而未消失的细胞核者，称为不全角化

10. 下列哪项不是咀嚼黏膜的特征
A. 有角化层　　　　　　　　B. 颗粒层不明显　　　　　　C. 上皮钉突多而细长
D. 固有层较厚　　　　　　　E. 胶原纤维粗大

【答案】B

【解析】上皮较厚，有角化，A选项正确。
正角化时有明显的粒层，不全角化时粒层不明显。
上皮钉突、固有层乳头较细长，C选项正确。
固有层厚，胶原纤维束粗大并排列紧密，D、E选项正确。

【破题思路】咀嚼黏膜包括牙龈和硬腭黏膜（前2/3的腭黏膜）。咀嚼黏膜能承受较大的咀嚼压力和摩擦力。特点：上皮较厚，有角化，正角化时有明显的粒层，不全角化时粒层不明显，细胞间隙较宽，细胞间桥明显；上皮钉突、固有层乳头较细长；固有层厚，胶原纤维束粗大并排列紧密。咀嚼黏膜可借固有层直接附着在骨膜上形成黏骨膜，或借黏膜下层与骨膜相连。附着牢固，不能移动。

根据有无黏膜下层分为牙龈区、中间区、脂肪区和腺区。牙龈区和中间区无黏膜下层，固有层直接与骨膜相连。脂肪区和腺区有黏膜下层，其中的脂肪和腺体被胶原纤维分成小隔。硬腭黏膜与位于腭后1/3的软腭黏膜相连，但有明显分界。

11. 在人类退化为5~8条平行皱襞的是
A. 丝状乳头　　　　　　　　B. 菌状乳头　　　　　　　　C. 轮廓乳头
D. 叶状乳头　　　　　　　　E. 味蕾

【答案】D

【解析】叶状乳头位于舌侧后缘，在人类退化为5~8条平行皱襞，故选D。
A选项——丝状乳头数目最多，遍布于舌背，舌尖部最多。
B选项——菌状乳头数目较少，分散于丝状乳头之间，呈圆形头大颈细的突起状。
C选项——轮廓乳头在舌乳头中体积最大，数目最少，沿界沟前方排成一列。
E选项——味蕾是一种味觉感受器，主要存在于轮廓乳头。

【破题思路】味蕾：在轮廓乳头的环沟侧壁上皮内，有许多染色浅淡的卵圆形小体，称味蕾。

菌状乳头	酸、咸
叶状乳头	酸
轮廓乳头、软腭及会厌	苦
丝状乳头	无味蕾

12. 下列哪项不是被覆黏膜的特征
A. 无颗粒层　　　　　　　B. 无角化层　　　　　　　C. 上皮钉突短
D. 固有层界限不清　　　　E. 无黏膜下层
【答案】E
【解析】被覆黏膜的特点是：表面平滑，粉红色，无角化（B选项对），无颗粒层（A选项对），黏膜下层与固有层无明显界限（D选项对），上皮钉突短（C选项对），被覆黏膜有较疏松的黏膜下层，被覆黏膜富有弹性，有一定的活动度，E选项是错误的。

【破题思路】口腔黏膜中除咀嚼黏膜和舌背黏膜以外均属被覆黏膜。其特点是：表层无角化，细胞排列紧密，细胞间看不到细胞间桥；上皮和固有层结缔组织交界较平坦；固有层含有胶原纤维、弹力纤维和网状纤维，胶原纤维较少，弹力纤维较多；黏膜下层较疏松。

(13～16题共用备选答案)
A. 丝状乳头　　　　　　　B. 菌状乳头　　　　　　　C. 轮廓乳头
D. 叶状乳头　　　　　　　E. 味蕾
13. 体积较小，数目最多，呈锥体形，舌尖部位最多的是
14. 数目较少，分散于丝状乳头之间，呈圆形头大颈细的是
15. 体积最大，数目最少，排列在界沟前方的是
16. 味觉感受器，位于轮廓乳头的环沟侧壁上的是
17. 在沟底附近的舌肌纤维束间有较多纯浆液腺，称为味腺。位于
【答案】A、B、C、E、C
【解析】A选项——丝状乳头数目最多，遍布于舌背，舌尖部最多。
B选项——菌状乳头数目较少，分散于丝状乳头之间，呈圆形头大颈细的突起状。
C选项——轮廓乳头在舌乳头中体积最大，数目最少，沿界沟前方排成一列。
D选项——叶状乳头位于舌侧后缘，在人类退化为5～8条平行皱襞。
E选项——味蕾是味觉感受器，主要分布于轮廓乳头靠近轮廓沟的侧壁上皮。

【破题思路】

丝状乳头	数目最多，遍布于舌背，舌尖部最多	无味蕾
菌状乳头	数目较少，分散于丝状乳头之间，呈圆形头大颈细的突起	酸、咸
轮廓乳头	体积最大，数目最少，沿界沟前方排成一列	苦
叶状乳头	舌侧后缘，在人类退化为5～8条平行皱襞	酸
味蕾	主要分布于在轮廓乳头的环沟侧壁上皮内	味觉感受器

18. 属于咀嚼黏膜的是
A. 唇黏膜　　　　　　　　B. 颊黏膜　　　　　　　　C. 软腭黏膜
D. 硬腭黏膜　　　　　　　E. 口底黏膜
【答案】D
【解析】咀嚼黏膜：包括牙龈和硬腭黏膜，在咀嚼时承受压力和摩擦。
唇、颊、软腭、口底都属于被覆黏膜。

【破题思路】

咀嚼黏膜	硬腭、牙龈	1. 有角化（角化层、颗粒层、棘层、基底层） 2. 大多无黏膜下层
被覆黏膜	唇、颊、口底、舌腹、软腭	1. 无角化（表层、中间层、棘层、基底层） 2. 黏膜下层厚
特殊黏膜	舌背	1. 有四种乳头、有味蕾 2. 无黏膜下层

19. 结合上皮通过以下哪种结构附着在牙齿表面
   A. 紧密连接　　　　　　　B. 缝隙连接　　　　　　　C. 桥粒
   D. 半桥粒　　　　　　　　E. 黏着带
   【答案】D
   【解析】结合上皮在牙面上形成一种基底样物质（包括透明板和密板两部分），并通过半桥粒附着在这些物质上，使结合上皮紧密地附着在牙面上。

【破题思路】口腔黏膜由上皮和固有层组成，上皮借基底膜与固有层相连，部分黏膜深部有黏膜下层。光镜下可见上皮和固有层之间有一膜状结构，称基底膜，电镜下基底膜由透明板、密板和网板构成。上皮和基底膜以半桥粒的方式结合在一起。

20. 以下说法错误的是
   A 复层鳞状上皮由外向内是角化层、颗粒层、棘层、基底层
   B. 棘层的细胞是上皮中层次最多的
   C. 颗粒层的细胞胞质中含有嗜碱性透明角质颗粒
   D. 颗粒层有很强的增殖能力故称为生发层
   E. 基底层细胞靠半桥粒与结缔组织相连
   【答案】D
   【解析】口腔黏膜的上皮为复层鳞状上皮，角化的复层鳞状上皮主要由角质细胞构成，由深部至表面可分为四层（基底层、棘层、颗粒层、角化层）。
   棘层由体积较大的多边形细胞构成，在上皮中是层次最多的细胞层。
   颗粒层胞质中有嗜碱性透明角质颗粒。
   基底层借基底膜与固有层结缔组织相连。而基底膜和上皮以半桥粒的方式结合在一起。
   基底细胞与邻近的棘层具有分裂增殖能力，因此被称为生发层。

21. 在各种口腔黏膜中哪种黏膜下层不明显
   A. 颊黏膜　　　　　　　　B. 唇黏膜　　　　　　　　C. 舌背黏膜
   D. 口底黏膜　　　　　　　E. 软腭黏膜
   【答案】D
   【解析】被覆黏膜有较疏松的黏膜下层，咀嚼黏膜和特殊黏膜没有黏膜下层，舌背黏膜属于特殊黏膜，排除C；在被覆黏膜中，颊、唇、软腭都有较厚的黏膜下层；排除A、B、E；其中口底和舌腹黏膜光滑而薄，上皮无角化，结缔组织乳头多而短，黏膜下层不明显，故答案选D。

22. 口腔黏膜的生发层包括
   A. 基底层和颗粒层　　　　B. 棘层和基底层　　　　　C. 颗粒层和棘层
   D. 棘层和角化层　　　　　E. 角化层和颗粒层
   【答案】B
   【解析】基底细胞与邻近的棘层具有分裂增殖能力，因此被称为生发层。故B选项正确。

【破题思路】口腔黏膜的上皮为复层鳞状上皮，角化的复层鳞状上皮主要由角质细胞构成，由深部至表面可分为四层（基底层、棘层、颗粒层、角化层）。见9题。

23. 下列有关咀嚼黏膜的描述，错误的是
A. 在咀嚼时承受压力和摩擦　　B. 上皮角化　　　　　　　　C. 结缔组织乳头短粗
D. 与深部组织附着牢固　　　　E. 固有层胶原纤维束粗大
【答案】C
【解析】咀嚼黏膜包括牙龈和硬腭黏膜，在咀嚼时承受压力和摩擦，A 正确；上皮有角化，B 正确；固有层乳头多而长，C 错误；与上皮嵴呈指状镶嵌，胶原纤维束粗大，固有层深部直接或借黏膜下层与骨膜相连，与深部组织附着牢固 D、E 正确。

【破题思路】	
咀嚼黏膜	① 包括牙龈和硬腭黏膜 ② 承受压力和摩擦力 ③ 上皮较厚，有角化 ④ 固有层厚，胶原纤维束粗大，乳头多而长

24. 口腔黏膜增龄变化描述哪项是错误的
A. 上皮萎缩变薄　　　　　　B. 小唾液腺发生萎缩　　　　　　C. 丝状乳头数量增加
D. 叶状乳头增生　　　　　　E. 黏膜感觉功能下降
【答案】C

25. 唇红部组织的特征是
A. 上皮无角化　　　　　　　　　　　　B. 固有层结缔组织乳头狭长，含有毛细血管袢
C. 含有丰富的黏液腺　　　　　　　　　D. 偶尔会有皮脂腺
E. 含有明显的粒细胞层
【答案】B
【解析】唇红上皮薄，有角化，A 错误；固有层乳头长，含有毛细血管袢，血色可透过有透明性的表面上皮使唇部呈朱红色，B 正确；黏膜下层没有黏液腺和皮脂腺，故易干裂，C、D 错误。

26. 口腔黏膜中的透明细胞是
A. 角化细胞　　　　　B. 粒细胞　　　　　C. 棘细胞
D. 基底细胞　　　　　E. 朗格汉斯细胞
【答案】E
【解析】非角质形成细胞在普通切片下，胞质着色，称为透明细胞，包括黑色素细胞、朗格汉斯细胞和梅克尔细胞。因此选 E。A、B、C、D 都属于角质形成细胞。

27. 口腔上皮中有分裂能力的细胞位于
A. 角化层　　　　　　B. 粒层　　　　　　C. 棘层
D. 基底层　　　　　　E. 生发层
【答案】E
【解析】基底细胞与邻近的棘层具有分裂增殖能力，因此被称为生发层。
口腔黏膜的上皮为复层鳞状上皮，角化的复层鳞状上皮主要由角质细胞构成，由深部至表面可分为四层（基底层、棘层、颗粒层、角化层）。

28. 关于口腔黏膜的结构和功能，正确的是
A. 根据口腔黏膜的功能可将其分为被覆黏膜和咀嚼黏膜
B. 咀嚼黏膜包括腭部黏膜和牙龈黏膜
C. 唇红部黏膜属被覆黏膜，黏膜下层无黏液腺及皮脂腺
D. 被覆黏膜表层角化，富有弹性，有一定活动度
E. 舌背黏膜属咀嚼黏膜，表面有许多舌乳头
【答案】C
【解析】口腔黏膜根据所在部位和功能可分为三种类型：咀嚼黏膜、被覆黏膜和特殊黏膜。A 错误；咀嚼黏膜包括硬腭（不是腭部）和牙龈黏膜，B 错误；唇红部黏膜属被覆黏膜。上皮有角化，黏膜下层无黏液腺及皮脂腺，故易干裂，C 正确；被覆黏膜，表层无角化，富有弹性，可承受张力，有一定的活动度，D 错误；舌背黏膜属于特殊黏膜，最主要是其表面有许多舌乳头，部分舌乳头上皮内还有味觉感受器，E 错误。

29. 关于口腔黏膜角化上皮的描述，不正确的是
A. 由基底层、棘层、粒层和角化层构成
B. 棘层细胞在上皮中层次最多
C. 基底细胞和深部棘层细胞有分裂增殖能力，称为生发层
D. 角化细胞中胞核完全消失者称为过度正角化
E. 颗粒层细胞位于棘层深面，胞质内含嗜碱性透明角质颗粒

【答案】E

【解析】角化的复层鳞状上皮由表至深共分为四层：角化层、粒层、棘层、基底层，A 正确。
棘层位于颗粒层深部，细胞体积大，多边形，由增生的基底细胞发育而来，胞质常伸出许多小的棘刺状突起，称细胞间桥；B 正确，E 错误。
基底层位于上皮最深面，和棘层深部统称为生发层，C 正确。
角化细胞位于表层，角化细胞中胞核完全消失者称为正角化，如果含有浓缩而未消失的细胞核者，称为不全角化。D 正确。

30. 对口腔黏膜的舌背黏膜的叙述，错误的是
A. 丝状乳头数量最多
B. 菌状乳头位于舌尖和舌侧缘
C. 轮廓乳头体积最大
D. 味蕾主要分布于靠近轮廓乳头沟附近的上皮上
E. 叶状乳头位于舌侧缘后部

【答案】D

【解析】味蕾：是味觉感受器，为位于上皮内的卵圆形小体。主要分布于轮廓乳头靠近轮廓沟附近的侧壁上皮，其他处如菌状乳头、软腭、会厌等上皮内亦可见味蕾分布。

31. 在口腔黏膜上皮细胞中，一种细胞体积大，多边形，细胞质伸出许多小的突起与相邻的细胞相接，这种细胞叫
A. 扁平细胞　　　　　B. 角化细胞　　　　　C. 粒细胞
D. 棘细胞　　　　　　E. 基底细胞

【答案】D

【解析】在口腔黏膜上皮中的棘细胞层中，里面的细胞体积大，多边形，这种细胞由增生的基底细胞发育而来，称为棘细胞。

32. 被覆黏膜的特点不包括
A. 粒层不明显　　　　B. 表层无角化　　　　C. 上皮与结缔组织交界比较平坦
D. 有较疏松的黏膜下组织　　E. 胶原纤维粗大，排列紧密

【答案】E

【解析】口腔黏膜中除咀嚼黏膜和舌背黏膜以外均属被覆黏膜。
其特点是：表层无角化，B 正确；细胞排列紧密，细胞间看不到细胞间桥，粒层不明显，A 正确；上皮和固有层结缔组织交界较平坦 C 正确；固有层含有胶原纤维、弹力纤维和网状纤维，胶原纤维较少，弹力纤维较多，E 错误；黏膜下层较疏松，D 正确。

33. 口腔黏膜的基本组织结构是
A. 黏膜上皮　　　　　B. 上皮和固有层　　　　C. 上皮、固有层和黏膜下层
D. 上皮和基底膜　　　E. 上皮和黏膜下层

【答案】B

【解析】口腔黏膜由上皮和固有层组成，上皮借基底膜与固有层相连，部分黏膜深部有黏膜下层。

【破题思路】

上皮层	角化上皮（基底层、棘层、颗粒层、角化层）
	非角化上皮（基底层、棘层、中间层、表层）
	非角质形成细胞（黑色素细胞、朗格汉斯细胞和梅克尔细胞）
固有层	致密的结缔组织；纤维主要是 I 型胶原纤维
黏膜下层（少数）	疏松结缔组织；在牙龈、硬腭的大部分区域和舌背无黏膜下层

第六单元　唾液腺

1. 以黏液性腺泡为主的混合性腺是
A. 腮腺　　　　　　　　　　B. 下颌下腺　　　　　　　　C. 舌下腺
D. 舌腭腺　　　　　　　　　E. 腭腺
【答案】C
【解析】腮腺全部由浆液性腺泡组成，排除 A。下颌下腺以浆液性腺泡为主，排除 B。舌下腺以黏液性腺泡为主，故选 C。舌腭腺、腭腺为纯黏液腺，排除 D、E。

【破题思路】

		大唾液腺	小唾液腺
纯浆液性		腮腺	味腺
纯黏液性		—	舌腭腺、腭腺、舌后腺
混合性	黏液为主	舌下腺	唇腺、颊腺、磨牙后腺、舌前腺（注：唇腺是唾液 SIgA 的主要来源，是腮腺的 4 倍）
	浆液为主	颌下腺	—

2. 能调节唾液的量及渗透压的结构是
A. 浆液性腺泡　　　　　　　B. 黏液性腺泡　　　　　　　C. 闰管
D. 分泌管　　　　　　　　　E. 排泄管
【答案】D
【解析】唾液腺的导管系统分为闰管、分泌管、排泄管三段。分泌管与闰管相连，管径较粗，细胞基底部有垂直于基底面的纵纹是该管细胞的明显特征，因此又称为纹管。分泌管具有主动吸钠排钾和转运水的功能，可调节唾液的量和渗透压。

3. 以下属纯浆液腺的小唾液腺是
A. 唇腺　　　　　　　　　　B. 颊腺　　　　　　　　　　C. 味腺
D. 舌后腺　　　　　　　　　E. 舌前腺
【答案】C
【解析】唇、颊、磨牙后腺、舌前腺属以黏液腺泡为主的混合腺，所以排除 A、B、E。舌后腺属纯黏液腺，排除 D。味腺属纯浆液腺。

4. 黏膜下层无小唾液腺分布的是
A. 颊　　　　　　　　　　　B. 软腭　　　　　　　　　　C. 舌腹
D. 唇红　　　　　　　　　　E. 硬腭
【答案】D
【解析】唇红黏膜下层没有小唾液腺分布，而其他部位，如颊、软腭、舌腹、黏膜下层均有小唾液腺，所以 A、B、C 不选；硬腭没有黏膜下层，所以 E 不选；故此题选 D。

5. 光镜下顶端胞质内可见大量强折光性的分泌颗粒的细胞是
A. 浆液性腺泡细胞　　　　　B. 黏液性腺泡细胞　　　　　C. 分泌管上皮细胞
D. 肌上皮细胞　　　　　　　E. 排泄管储备细胞
【答案】A
【解析】浆液性腺泡细胞胞质色深，组织固定好时，顶端胞质内可见大量 PAS 阳性、折光性很强的分泌颗粒，即酶原颗粒。黏液性腺泡呈管状，由黏液细胞组成。黏液细胞胞质内含丰富的黏原颗粒，在固定及染色过程中，黏原颗粒常被破坏，故胞质透明呈网状结构。其他选项中的细胞质均不含酶原颗粒。

6. 分泌管细胞的结构特点是
A. 含有大量酶原颗粒　　　　B. 含有大量黏原颗粒　　　　C. 有垂直于基底面的纵纹
D. 为复层或假复层柱状上皮　E. 为复层鳞状上皮

【答案】C

【解析】分泌管细胞的结构特点是有垂直于基底面的纵纹。分泌管细胞基底部有垂直于基底面的纵纹，所以分泌管又称纹管。浆液性腺泡由浆液细胞（锥体形）组成，腺泡呈球状，分泌稀薄的水样分泌物，酶原颗粒，表达 α- 淀粉酶。黏液性腺泡由黏液细胞（锥体形）组成，腺泡呈管状，分泌黏液，黏原颗粒；光镜下，黏液细胞胞质透明呈网状结构，网架微嗜碱性，呈淡蓝色。

7. 电镜下含有酶原颗粒的细胞是
A. 浆液细胞　　　　　　　　B. 黏液细胞　　　　　　　　C. 闰管细胞
D. 分泌管细胞　　　　　　　E. 肌上皮细胞

【答案】A

【解析】浆液性腺泡细胞胞质色深，组织固定好时，顶端胞质内可见大量 PAS 阳性、折光性很强的分泌颗粒，即酶原颗粒。黏液性腺泡呈管状，由黏液细胞组成。黏液细胞胞质内含丰富的黏原颗粒，在固定及染色过程中，黏原颗粒常被破坏，故胞质透明呈网状结构。其他选项中的细胞质均不含酶原颗粒。

8. 以下说法错误的是
A. 半月板是由浆液细胞和黏液性细胞共同组成的　　B. 闰管是用来连接腺泡的导管
C. 纹管具有吸钠排钾的作用　　　　　　　　　　　D. 闰管可发挥干细胞作用
E. 排泄管可发挥干细胞作用

【答案】A

【解析】混合性腺泡由黏液细胞和浆液细胞组成。黏液细胞组成腺泡之大部分，紧接闰管；浆液细胞呈新月状覆盖于腺泡的盲端表面，又名半月板。所以半月板是指浆液细胞。其他选项均为正确选项。

9. 下列有关肌上皮细胞的描述，不正确的是
A. 肌上皮细胞位于腺泡和小导管的腺上皮与基膜之间
B. 肌上皮细胞形态扁平，发出 4～8 支分枝状突起
C. 肌上皮细胞内含肌动蛋白和肌球蛋白
D. 肌上皮细胞具有收缩功能
E. 通常每个腺泡有三个以上肌上皮细胞

【答案】E

【解析】肌上皮细胞位于腺泡和小导管的腺上皮与基膜之间。光镜下，细胞核大而呈扁圆形，细胞体积小，形态扁平，发出 4～8 个分支状突起，该分枝状突起呈放射状包绕腺泡表面，又称为篮细胞。肌上皮细胞有收缩功能，协助腺泡或导管排出分泌物。故 A、B、C、D 均正确，但通常每个腺泡有 1～3 个肌上皮细胞，不是三个以上。

10. 下列腺体中可能具有内分泌功能的是
A. 舌下腺　　　　　　　　B. 腭腺　　　　　　　　C. 腮腺
D. 颊腺　　　　　　　　　E. 舌腺

【答案】C

【解析】腮腺是人体最大的唾液腺，成人的腮腺全部由浆液性腺泡组成，属纯浆液腺。腮腺闰管长，分泌管多而短。腮腺的分泌物含有大量唾液淀粉酶及多种蛋白物质。

(11～14 题共用备选答案)
A. 浆液细胞　　　　　　　　B. 黏液细胞　　　　　　　　C. 闰管细胞
D. 储备细胞　　　　　　　　E. 肌上皮细胞

11. 细胞体小，形扁平，发出 4～8 支分支状突起，该突起呈放射状包绕在腺泡表面
12. 细胞呈锥体形，含黏原颗粒，光镜下胞浆透明呈网状结构，电镜下细胞内高尔基复合体较明显，分泌液酶成分少，含大量蛋白质和碳水化合物
13. 细胞呈锥体形，基底部较宽，紧附于基底膜上，顶端向腔内，核为圆形，含酶原颗粒
14. 矮立方形细胞，胞浆染色浅，细胞能发挥干细胞作用

【答案】E、B、A、C

【解析】细胞体小，形扁平，发出 4～8 支分支状突起，该突起呈放射状包绕在腺泡表面是肌上皮细胞；含黏原颗粒的是黏液细胞；含酶原颗粒的是浆液细胞；细胞能发挥干细胞作用的是闰管细胞。

15. 唾液分泌性 IgA 主要来源于
A. 腮腺　　　　　　　　B. 颊腺　　　　　　　　C. 唇腺
D. 舌腺　　　　　　　　E. 腭腺

【答案】C

【解析】唇腺是唾液分泌性IgA的主要来源，其浓度比腮腺高4倍。此外，唇腺活检也被认为是诊断舍格伦综合征的一种简便方法。

16. 关于腺泡的描述，不正确的是
A. 是唾液腺的分泌单位　　B. 与最细小的导管相连　　C. 由单层锥体形腺细胞围绕而成
D. 中央有一腺泡腔　　E. 腺细胞和基膜外有肌上皮细胞包绕

【答案】E

【解析】腺泡为唾液腺的分泌单位，位于最细小导管的末端，呈球或管状。腺泡由单层锥体形腺细胞围绕而成，中央有一腺泡腔。腺细胞的顶端朝向腺泡腔，基底部附于基底膜上。在腺细胞和基膜之间有扁平的肌上皮细胞，而不是肌上皮包绕腺细胞和基膜。故A、B、C、D均为正确选项。

17. 光镜下胞质透明呈网状结构的细胞是
A. 浆液性腺泡细胞　　B. 黏液性腺泡细胞　　C. 分泌管上皮细胞
D. 肌上皮细胞　　E. 半月板细胞

【答案】B

【解析】黏液性腺泡呈管状，由黏液细胞组成。光镜下，黏液细胞呈锥体形。胞质内含丰富的黏原颗粒，在固定及染色过程中，黏原颗粒常被破坏，故胞质透明呈网状结构。因此答案应选B。其他选项中的细胞质均不是透明呈网状结构。

18. 直接连接大涎腺腺泡的导管是
A. 纹管　　B. 小叶间导管　　C. 分泌管
D. 闰管　　E. 排泄管

【答案】D

【解析】直接连接大涎腺腺泡的导管是闰管。闰管是导管最细小的终末分支部分，连接腺泡与分泌管。故本题答案是D。易误选E。

（19～24题共用备选答案）
A. 腮腺　　B. 下颌下腺　　C. 舌下腺
D. 舌前腺　　E. 唇腺

19. 在唾液腺中分泌管最长的是
20. 在唾液腺中闰管最长的是
21. 在唾液腺中可以见到淋巴结、脂肪、晶样体的是
22. 在唾液腺中可以见到淋巴组织的是
23. 皮脂腺最多的是
24. 无皮脂腺的是

【答案】B、A、A、B、A、C

【解析】唾液腺组织内含有类似皮肤附属器的皮脂腺结构。大唾液腺所含皮脂腺的数量不同，①腮腺比较常见，占42%；②下颌下腺较少，只有5%；③舌下腺没有。

第七单元　牙发育异常

1. 四环素牙色素主要沉着在
A. 牙本质　　　　　　　　B. 牙釉质　　　　　　　　C. 牙骨质
D. 牙髓　　　　　　　　　E. 以上都不是
【答案】A
【解析】在本题中四环素牙色素沉着是：牙本质。

【破题思路】四环素牙主要沿牙本质的生长线沉积在牙本质中。

2. 下列有关氟牙症描述，正确的是
A. 病变严重程度与摄取氟的剂量、时间无关　　B. 釉质形成早期和分泌期对氟牙症形成的敏感性一样
C. 牙与牙之间的严重程度相同　　　　　　　　D. 发生于乳牙的病变很多
E. 病变在牙弓上对称性发生
【答案】E
【解析】氟牙症是牙发育过程中由于饮水中氟含量高或经其他途径摄入过多的氟导致的釉质形成不全和钙化不全。病变严重程度与摄取氟的剂量、时间呈正相关，在釉质形成的早期对氟特别敏感，而分泌期最不敏感。病变在牙弓上对称性发生，但牙与牙之间的严重程度不同，主要见于恒牙列。由于胎盘的屏障作用，很少发生于乳牙。

【破题思路】病变严重程度与摄取氟的剂量、时间呈正相关，在牙的发育的关键时期摄入较高的氟导致较严重的氟牙症。

3. 牙釉质发育不全镜下所见哪项正确
A. 牙釉质变薄　　　　　　B. 柱间质增宽　　　　　　C. 釉柱横纹及生长线明显
D. 釉丛、釉梭数目增多　　E. 以上均是
【答案】E
【解析】轻型者牙釉质变薄，柱间质增宽，釉柱横纹及生长线明显，釉丛、釉梭数目增多；重型者除伴有以上镜下表现外还伴有实质性缺损。

【破题思路】轻型者牙釉质变薄，柱间质增宽，釉柱横纹及生长线明显，釉丛、釉梭数目增多。

4. 关于先天性梅毒牙，不正确的是
A. 是由于梅毒螺旋体感染使釉质发育障碍　　　B. 病变在上颌中切牙最为明显
C. 第二恒磨牙的病变称为桑葚牙　　　　　　　D. 可伴有牙本质发育障碍
E. 病变切牙称为 Hutchinson 切牙
【答案】C
【解析】先天性梅毒牙累及的牙是恒切牙和第一恒磨牙，恒切牙称哈钦森切牙，第一恒磨牙称桑葚磨牙。

5. 釉质发育不良，其表面上形成凹陷的原因如下，除了
A. 成釉细胞分泌釉质基质障碍　　B. 牙乳头组织向成釉器突起　　C. 釉质基质不能及时矿化而塌陷
D. 基质分泌和矿化都有缺陷　　　E. 成釉细胞不能分化成高柱状细胞
【答案】B
【解析】釉质发育不良，其表面上形成凹陷是成釉细胞分泌釉质基质障碍，釉质基质不能及时矿化而塌陷，基质分泌和矿化都有缺陷，成釉细胞不能分化成高柱状细胞。

6. 氟牙症的病理变化是
A. 牙本质矿化不良　　　　B. 牙釉质矿化不良　　　　C. 牙本质表面矿化不足
D. 牙釉质表面矿化不足　　E. 釉牙本质界弧形结构模糊
【答案】B

【解析】在本题中氟斑牙是：釉质发育不全。

氟牙症属于釉质发育不全，氟斑牙镜下可见釉质矿化不良，尤其是在釉柱之间及有机物较多的薄弱处。但釉质表层过度矿化，釉柱方向不规则，釉牙本质界的弧形结构较正常牙更明显。表层矿化良好，其深方的表层下区存在弥漫性的矿化不良。

【破题思路】氟牙症属于釉质发育不全。

7. 下列哪项不是遗传性乳光牙本质的病理改变
   A. 牙本质小管数目减少　　　　B. 牙本质中出现血管组织　　　　C. 釉牙本质界呈直线
   D. 牙釉质钙化不全　　　　　　E. 牙髓呈急性炎症反应
【答案】E
【解析】在本题中遗传性乳光牙本质不会引起牙髓的急性反应。

【破题思路】遗传性乳光牙本质镜下见牙本质小管数目减少，方向紊乱，部分区域牙本质小管消失。可见到成牙本质细胞变性，合成分泌的基质蛋白异常，牙本质中出现血管组织，为残留的成牙本质细胞和牙髓组织。釉牙本质界呈直线非波浪形，大部分患者的牙釉质正常，约1/3患者有形成不全和钙化不全。

8. 关于釉质发育不全的病理变化的描述中错误的是
   A. 釉梭数目增多　　　　　　　B. 柱间质增宽　　　　　　　　　C. 釉柱横纹及生长线明显
   D. 釉丛数目增多　　　　　　　E. 釉板数目增多
【答案】E
【解析】光镜观察釉质发育不全的形态学特征为牙冠部釉质变薄，冠部各处厚度不均匀，严重时缺乏釉质。轻度釉质发育不全时，可见柱间质增宽，釉柱横纹和釉质生长线明显，釉丛、釉梭亦明显，且数目增多。重度釉质发育不全时，除镜下可见到轻度的诸多表现外，还可见到釉质表面不规则，高低不平，甚至见不到釉质结构。

9. 氟牙症病理学改变不包括
   A. 釉柱间矿化不良　　　　　　B. 釉柱鞘区增宽　　　　　　　　C. 釉质生长线明显
   D. 釉柱横纹明显　　　　　　　E. 透明层出现
【答案】E
【解析】当氟浓度增高时，可抑制碱性磷酸酶的活力，而造成釉质发育不良、矿化不全和骨质变脆等骨骼疾患。结果是柱间质矿化不良和釉柱的过度矿化。

10. 男，12岁，前牙切缘变薄，釉质表面高低不平，出现小的凹陷。镜下可见釉质变薄，表面高低不平，柱间质增宽，釉柱横纹及生长线明显，釉丛釉梭数目增多。病理诊断为
   A. 釉质发育不全　　　　　　　B. 牙本质发育不全　　　　　　　C. 氟斑牙
   D. 先天性梅毒牙　　　　　　　E. 四环素牙
【答案】A
【解析】
A 选项——釉质发育不全——柱间质增宽，釉柱横纹及生长线明显，釉丛釉梭数目增多。
B 选项——牙本质发育不全——遗传性乳光牙本质形成缺陷Ⅱ型，显性，牙本质小管数目减少，小管紊乱，釉牙本质界变直线。
C 选项——氟斑牙——耐酸不耐磨，很少发生龋病，釉牙本质界明显，表面过度矿化，深层矿化不良。
D 选项——先天性梅毒牙——梅毒螺旋体感染，恒切牙称哈钦森切牙，第一磨牙称桑葚磨牙。
E 选项——四环素牙——色素主要沿牙本质生长线沉积在牙本质中。

【破题思路】
釉质发育不全的镜下表现是：柱间质增宽，釉柱横纹及生长线明显，釉丛、釉梭数目增多；重型会导致实质性缺损。

(11～14题共用备选答案)
   A. 釉质发育不全　　　　　　　B. 氟牙症　　　　　　　　　　　C. 四环素牙
   D. 牙本质发育不全症　　　　　E. 牙骨质发育不全症

11. 在牙齿发育阶段,如果饮用水中氟含量高于百万分之一,或经其他途径摄入过多的氟,可导致釉质形成不全和钙化不全的是
12. 在牙的发育阶段,由于局部和全身因素造成釉质结构异常的是
13. 在牙的发育阶段,服用过量的四环素药物,使牙着色的是
14. 是一种常染色体遗传病,牙冠呈微黄半透明,光照下呈现乳光色的是

【答案】B、A、C、D

【解析】
A 选项——釉质发育不全——在牙的发育阶段,由于局部和全身因素造成成釉细胞的分泌异常或成熟异常。
B 选项——氟牙症——高氟区,氟的摄入量过高。
C 选项——四环素牙——沿牙本质的生长线沉积在牙本质中。
D 选项——牙本质发育不全症——是一种常染色体显性遗传病,牙冠呈微黄半透明,光照下呈现乳光色,牙本质小管紊乱,小管数目减少,釉牙本质界变成直线。
E 选项——牙骨质发育不全症——在锁骨、颅骨发育不全症,无细胞性牙骨质沉积后,细胞性牙骨质缺失;是一种常染色体隐性疾病。

15. 釉柱的柱间区发育不全甚至消失主要见于
A. 轻症釉质发育不全   B. 重症釉质发育不全   C. 四环素牙
D. 氟牙症   E. 牙本质发育不全症

【答案】D

【解析】氟牙症的患牙釉柱的柱间区发育不全甚至消失。

16. 重度釉质发育不全的形态结构表现不包括
A. 表面有缺损   B. 牙釉质变色   C. 釉质横纹明显
D. 生长线明显   E. 釉柱鞘变窄

【答案】E

【解析】在本题中釉质发育不全是:釉柱鞘变宽。
重度釉质发育不全的表现:釉质变薄或者表面缺损,颜色呈棕色或者褐色,釉质横纹及生长线明显,柱间质增宽,釉丛、釉梭数目多。

17. 下列不属于釉质结构异常的是
A. Turner 牙   B. 先天性梅毒牙   C. 四环素牙
D. 氟牙症   E. 釉质浑浊症

【答案】C

【解析】在本题中四环素牙是:牙变色。

【破题思路】釉质结构异常常见的有 Turner 牙,先天性梅毒牙,氟牙症,釉质浑浊症,釉质形成缺陷症;四环素类药引起牙釉质发育不全,属于牙变色。

18. 关于氟牙症的描述,错误的是
A. 饮用水含氟量过高   B. 钙氟磷灰石取代羟基磷灰石   C. 成釉细胞受到损害
D. 釉质单纯过度矿化   E. 釉质过度矿化和矿化不良并存

【答案】D

【解析】在本题中氟斑牙不是单纯过度矿化。

【破题思路】釉质表层过度矿化,深层钙化不良,晶体结构正常。

第八单元 龋病

1. 釉质龋最早出现的病理变化是
   A. 不透明 B. 混浊 C. 色素沉着
   D. 崩解 E. 再矿化
   【答案】A
   【解析】在本题中釉质龋最早期的表现是：白垩色，不透明。

   【破题思路】釉质开始脱矿，晶体间隙较正常釉质增大，光折率改变形成透明层，釉质龋早期表现为牙表面白垩色不透明区，与周围正常的透明牙釉质不同。

2. 平滑面龋所呈现的三角形中，能够表示病变最早、最活跃的部分是
   A. 三角形基底部 B. 三角形中部 C. 釉质表面
   D. 釉牙本质界面 E. 不能代表龋病进展
   【答案】D
   【解析】光镜下观察牙釉质早期平滑面龋纵磨片，病损呈三角形，三角形顶部向着釉牙本质界，基底部向着牙釉质表面，三角形顶部为病变最早、最活跃的部分。

3. 早期釉质龋中可见明显釉质横纹和生长线的是
   A. 透明层 B. 暗层 C. 病损体层
   D. 细菌侵入层 E. 表层
   【答案】C
   【解析】在本题中釉质龋可见明显横纹和生长线的是：病损体部。暗层：生长线和横纹不清楚。

   【破题思路】早期釉质龋病损体层釉质横纹和生长线较为明显。

4. 有细菌侵入的病变位于
   A. 硬化层 B. 暗层 C. 病损体层
   D. 脱矿层 E. 坏死崩解层
   【答案】E
   【解析】暗层及病损体部是早期釉质龋中的病变层次，这些病变的形成并非由于细菌侵入，而是由于细菌产生的酸及其他酸共同作用，使釉质发生了不同程度的脱矿、再矿化所致。牙本质龋自病损部向表面分为透明层（硬化层）、脱矿层、细菌侵入层、坏死崩解层，透明层和脱矿层无细菌存在，细菌侵入层和坏死崩解层有细菌存在。

5. 典型早期釉质龋病损的前沿是
   A. 表层 B. 再矿化层 C. 暗层
   D. 病损体部 E. 透明层
   【答案】E
   【解析】在本题中釉质龋的最前沿是：透明层。
   A 选项——表层——釉质龋最表面，脱矿和再矿化同时存在。
   C 选项——暗层——脱矿和再矿化同时存在，生长线和横纹不清楚。
   D 选项——病损体部——釉质龋病变中最主要的部分，此层脱矿程度为最严重者，生长线和横纹较为清楚。
   E 选项——透明层——位于病损最前沿，病理变化：脱矿。

【破题思路】

透明层	位于病损最前沿，主要为脱矿表现	孔隙容积1%
暗层	脱矿和再矿化同时存在	孔隙容积2%～4%
病损体部	釉质龋病变中最主要的部分，此层脱矿程度为最严重者，生长线和横纹较为清楚	孔隙容积5%～25%
表层	釉质龋最表面，脱矿和再矿化同时存在	孔隙容积5%

6. 关于早期釉质龋透明层，错误的说法是
 A. 最早发生脱矿　　　　　B. 晶体间孔隙较正常釉质大　　　　C. 孔隙容积为0.1%
 D. 镁和碳酸盐含量降低　　E. 晶体溶解首先开始于釉柱边缘
 【答案】C
 【解析】在本题中是：釉质龋透明层的孔容积是1%。

7. 平滑面龋的病损形态是
 A. 烧瓶状，口大底小　　　B. 烧瓶状，口小底大　　　　　　　C. 三角形，底位于釉质表面
 D. 三角形，底位于釉牙本质界　E. 浅碟状，口大底浅
 【答案】C
 【解析】在本题中平滑面龋的病损形态是：倒三角形，底位于釉质表面。

【破题思路】平滑面龋是倒三角形，底位于釉质表面；窝沟龋是正三角形，底位于釉牙本质界。

8. 牙骨质龋细菌侵入的主要通道是
 A. 生长线　　　　　　　　B. 成牙骨质细胞突起　　　　　　　C. 牙骨质细胞陷窝
 D. 穿通纤维　　　　　　　E. 牙骨质层板
 【答案】D
 【解析】在本题中牙骨质龋侵入的主要通道是：穿通纤维。

【破题思路】牙骨质龋的细菌主要沿着穿通纤维的方向侵入；生长线和牙骨质层板也是牙骨质龋的细菌通道（不是最主要的）。

9. 釉质龋暗层的孔隙容积占釉质体积的
 A. 0.1%　　　　　　　　　B. 1%　　　　　　　　　　　　　　C. 2%～4%
 D. 5%　　　　　　　　　　E. 25%
 【答案】C
 【解析】在本题中釉质龋暗层是2%～4%。
 A选项——0.1%——釉质正常的孔隙容积。
 B选项——1%——透明层的孔隙容积。
 C选项——2%～4%——暗层的孔隙容积。
 D选项——5%——表层的孔隙容积。
 E选项——25%——病损体部孔隙容积。

10. 为了防止继发龋产生，临床窝洞制备时应彻底清除的组织是
 A. 透明层　　　　　　　　B. 脱矿层　　　　　　　　　　　　C. 细菌侵入层
 D. B+C　　　　　　　　　E. A+B+C
 【答案】C
 【解析】
 A选项——透明层——又称硬化层，病损最前沿，无细菌侵入，在临床制备时应保留。
 B选项——脱矿层——无细菌浸入，酸的作用导致，小管形态比较完整。
 C选项——细菌侵入层——细菌进入牙本质小管，串珠状，坏死区和裂隙存在。

【破题思路】细菌侵入层治疗时应去除脱矿层。

11. 光镜下早期牙釉质龋未脱矿的磨片，其病损四层结构由里向外分别是
A. 透明层→暗层→病损体部→表层
B. 暗层→透明层→病损体部→表层
C. 暗层→病损体部→透明层→表层
D. 病损体部→透明层→暗层→表层
E. 病损体部→暗层→透明层→表层

【答案】A
【解析】在本题中是：牙釉质龋由里向外透明层→暗层→病损体部→表层。

12. 关于早期釉质龋病变，错误的是
A. 肉眼观察为灰白色不透明区
B. 透明层位于病损前沿
C. 脱矿主要发生在表层
D. 暗层孔隙增加，占釉质容积的2%～4%
E. 病损体部生长线及横纹较清楚

【答案】C
【解析】在本题中牙釉质龋脱矿最严重的是：病损体部。

早期釉质龋肉眼观察为灰白色不透明区，典型的早期釉质龋常呈三角形改变，病变的深部与正常釉质相连接处为透明层，脱矿较轻；暗层孔隙增加，占釉质容积的2%～4%；病变体部脱矿最重，常常在生长线和横纹处较明显。

【破题思路】脱矿层主要发生在病损体部，无机物丧失最多的一层，孔隙容积5%～25%。

13. 在釉质结构中，抗龋能力较强的一层是
A. 表层0.3mm以上
B. 表层0.1～0.2mm
C. 表层0.25～0.3mm
D. 表层下
E. 各层抗龋能力一致

【答案】B
【解析】釉质中的有机和无机成分在外、中、内层里不尽相同。表层釉质0.1～0.2mm，含微量元素氟、锌和铅等较多而水较少，由于氟较多而碳酸盐浓度低，故在酸中的溶解度也低，抗龋力较强。

14. 因色素沉着而呈淡黄色的改变见于牙本质龋的
A. 脂肪变性层
B. 透明层
C. 脱矿层
D. 细菌侵入层
E. 坏死崩解层

【答案】C
【解析】在本题中牙本质龋色素沉着的是：脱矿层。

15. 釉质龋透明层的形成原因是
A. 吸收
B. 变性
C. 坏死
D. 增生
E. 脱矿

【答案】E
【解析】在本题中透明层形成的原因是：脱矿。

【破题思路】龋损处釉质晶体脱矿，晶体之间间隙增大，磨片用树胶浸封时，树脂分子进入这些空隙，在光镜下呈透明均质状。

16. 牙本质龋的病理变化不包括
A. 牙本质小管扩张，充满细菌
B. 牙本质小管断裂，出现裂隙
C. 牙本质小管融合，出现崩解
D. 牙本质小管溶解，钙盐沉积
E. 牙本质小管矿化，呈串珠状

【答案】E
【解析】牙本质龋自病损深部向表面可分为四层：①透明层（硬化层）牙本质小管内有矿物盐沉着，管腔被封闭。②脱矿层位于透明层的表面，是在细菌进入前，酸已扩散至该区引起脱矿，故其中并无细菌。③细菌侵入层，细菌侵入小管并繁殖，有的小管被细菌所充满，小管扩张呈串珠状。④坏死崩解层这是牙本质龋损的最表层，也是龋洞底部的表层，此层内牙本质完全破坏崩解，只是一些坏死崩解的残留组织和细菌等。

17. 龋损形成的过程如下，除了
A. 硬组织脱矿、崩解　　　　　　B. 色素沉着　　　　　　　　　C. 牙釉质的再矿化
D. 修复性牙本质形成　　　　　　E. 腐坏牙本质再矿化
【答案】E
【解析】龋病：以细菌为主多种因素的共同作用下，牙体硬组织无机物脱矿，有机物分解，最终导致色、形、质的改变。

【破题思路】龋损是一种牙齿在牙面菌斑和代谢产物作用下发生的慢性、进行性破坏的疾病。龋损形成的过程，有牙齿硬组织（牙釉质、牙本质和牙骨质）的脱矿和再矿化、色素沉着，硬组织崩解以及在龋损相应部位的牙髓组织，有修复性牙本质的形成。

（18～20题共用答案）
A. 0.1%　　　　　　　　　　　B. 1%　　　　　　　　　　　C. 2%～4%
D. 5%　　　　　　　　　　　　E. 25%
18. 正常釉质中孔隙容积占
19. 早期釉质龋透明层孔隙所占容积
20. 早期釉质龋表层孔隙所占容积
【答案】A、B、D
【解析】正常釉质的孔隙容积为0.1%；早期釉质龋的透明层较正常的釉质增多，为1%；表层为釉龋的最表面，孔隙容积约占釉质体积的5%；暗层2%～4%；病损体部5%～25%。

第九单元 牙髓病

1. 以下说法错误的是
A. 急性牙髓炎的自然结局是牙髓坏死
B. 急性牙髓炎的主要病理变化是血管扩张和嗜中性粒细胞浸润
C. 慢性牙髓炎病理变化以淋巴细胞浸润为主，可形成牙髓息肉
D. 牙髓变性病理特点是牙髓细胞退变，中性粒细胞聚集
E. 慢性牙髓炎病理变化可有溃疡形成
【答案】D
【解析】牙髓变性由于牙髓组织受到长期慢性刺激，无中性粒细胞，所以D错误，急性牙髓炎中以中性粒细胞为主。

【破题思路】牙髓变性病理特征：
成牙本质细胞空泡性：成牙本质细胞间液体聚集。
牙髓网状萎缩：牙髓组织中液体聚集，呈现纤维网状结构。
牙髓纤维性变：细胞成分变少，纤维成分增多（玻璃样变）。
牙髓钙化：钙盐沉积成钙化块，分为髓石和弥散性钙化。

2. 下列有关慢性增生性牙髓炎的描述错误的是
A. 多见于儿童和青少年
B. 又称为牙髓息肉
C. 上皮型外观常呈红色或暗红色，探之易出血
D. 溃疡型主要为增生的炎性肉芽组织
E. 患牙有较大的穿髓孔
【答案】C
【解析】上皮型外观常呈粉红色，探诊较坚实，探之不易出血，溃疡型观常呈红色或暗红色，探之易出血。

【破题思路】慢性增生性牙髓炎：
多见于儿童和青少年。
患牙有较大穿髓孔，根尖孔大，牙髓血运丰富，使炎性牙髓组织增生呈息肉状，又称为牙髓息肉。
根据其构成成分不同可分为溃疡型和上皮型：
a. 溃疡型外观常呈红色或暗红色，镜下主要为增生的炎性肉芽组织。
b. 上皮型呈粉红色，较坚实，镜下由大量成纤维细胞和胶原纤维构成。

3. 下列有关髓石的描述不正确的为
A. 多位于根管内
B. 由钙盐层层沉积而成
C. 可能影响根管治疗
D. 可附着在髓腔壁
E. 可见不规则牙本质小管样结构
【答案】A
【解析】髓石多见于髓室内。

【破题思路】牙髓钙化：
包括髓石和弥散性钙化两种形式。
髓石多见于髓室内，弥散性钙化多散在于根管内。

4. 以下病变不会造成牙外吸收的是
A. 根尖周肉芽肿
B. 根尖周囊肿
C. 牙髓息肉
D. 牙周炎
E. 成釉细胞瘤
【答案】C
【解析】牙髓息肉常造成牙内吸收。

【破题思路】

牙内吸收成因	牙内吸收影像学	牙内吸收病理特征
由于某些刺激因素而致牙髓被肉芽组织取代，激活破骨细胞，导致从髓腔内壁开始由内向外的吸收过程	吸收如发生在冠部，可使牙冠显示出粉红色斑点，X线片可见患牙显示圆形或卵圆形透射区	牙髓成为肉芽组织，牙本质呈现凹陷性吸收，边缘可见多核的破骨细胞，慢性牙髓炎多继发于龋病，且病理检查中不会出现破骨细胞

5. 下列不属于慢性闭锁性牙髓炎病理变化的是
   A. 血管扩张充血　　　　　　　　　　B. 淋巴细胞、浆细胞、巨噬细胞浸润
   C. 肉芽组织形成　　　　　　　　　　D. 上皮增生
   E. 脓肿形成
   【答案】D
   【解析】慢性闭锁性牙髓炎与龋损相对应的牙髓在缓慢、低毒的作用下常表现为慢性的炎症过程；血管扩张充血，有淋巴细胞、浆细胞、巨噬细胞浸润，或有毛细血管增生，成纤维细胞增生活跃，肉芽组织形成，渗出不明显；有时有成束的胶原纤维将炎症区和尚好的牙髓隔开，或有纤维组织壁包绕的慢性脓肿形成，使脓肿局限静止。

【破题思路】慢性闭锁性牙髓炎：
① 与龋损相对应的牙髓在缓慢、低毒的作用下常表现为慢性的炎症过程。
② 血管扩张充血，有淋巴细胞、浆细胞、巨噬细胞浸润，或有毛细血管增生，成纤维细胞增生活跃，肉芽组织形成，渗出不明显。
③ 有时有成束的胶原纤维将炎症区和尚好的牙髓隔开，或有纤维组织壁包绕的慢性脓肿形成，使脓肿局限静止。

6. 下列哪项不是慢性牙髓炎的病理改变
   A. 炎性肉芽组织，淋巴细胞浸润为主　　B. 组织水肿，淋巴细胞及浆细胞浸润
   C. 溃疡形成，其下方散在淋巴细胞浸润　D. 牙髓组织增生形成息肉
   E. 牙髓组织大量纤维化
   【答案】E
   【解析】

慢性闭锁性牙髓炎：血管扩张充血，有淋巴细胞、浆细胞、巨噬细胞浸润，或有毛细血管增生，成纤维细胞增生活跃，肉芽组织形成，渗出不明显。

慢性溃疡性牙髓炎：溃疡表面有食物残屑、炎性渗出物及坏死组织覆盖，有时可见钙化物沉积，其下方为炎性肉芽组织和一些新生的胶原纤维。深部存活牙髓组织有散在淋巴细胞、浆细胞浸润。

慢性增生性牙髓炎：主要表现为慢性炎症性的牙髓组织过度增生，其增生物又称牙髓息肉。

7. 炎性肉芽组织形成主要见于
   A. 釉质龋　　　　　　　　　　　　　B. 牙本质龋
   C. 牙髓变性　　　　　　　　　　　　D. 慢性牙髓炎
   E. 急性牙髓炎
   【答案】D
   【解析】慢性牙髓炎主要病理变化为炎性肉芽组织的形成，包括毛细血管增生，淋巴细胞、浆细胞、巨噬细胞浸润，新生的胶原纤维。

8. 患者，女，13岁。左下牙进食轻微疼痛半年，最近1周发现有红色组织从牙洞中长出。检查见残冠，龋洞内可见一团红色肉芽组织，触之不敏感。应考虑为
   A. 闭锁性牙髓炎　　　　　　　　　　B. 溃疡性牙髓炎
   C. 牙髓变性　　　　　　　　　　　　D. 慢性增生性牙髓炎
   E. 急性牙髓炎
   【答案】D
   【解析】年龄、病理表现符合慢性增生性牙髓炎。

【破题思路】慢性增生性牙髓炎：
① 多见于儿童及青少年，常发生于乳磨牙和第一恒磨牙。
② 患牙有较大的穿髓孔，患者多无明显疼痛，增生的牙髓呈暗红或粉红色，呈肉粒大小充满整个龋洞，进食易出血，对温度刺激表现为钝痛。
③ 增生的牙髓组织中神经纤维少，对刺激不敏感，探痛不明显。

9. 牙髓息肉又称为
   A. 急性浆液性牙髓炎　　　B. 急性化脓性牙髓炎　　　C. 慢性闭锁性牙髓炎
   D. 慢性溃疡性牙髓炎　　　E. 慢性增生性牙髓炎
   【答案】E
   【解析】慢性增生性牙髓炎：主要表现为慢性炎症性的牙髓组织过度增生，其增生物又称牙髓息肉。

10. 牙体组织切片中，见牙髓中有一周围有纤维组织包绕的脓肿，其诊断应为
    A. 急性浆液性牙髓炎　　　B. 急性化脓性牙髓炎　　　C. 慢性闭锁性牙髓炎
    D. 慢性溃疡性牙髓炎　　　E. 慢性增生性牙髓炎
    【答案】C
    【解析】慢性闭锁性牙髓炎：血管扩张充血，有淋巴细胞、浆细胞、巨噬细胞浸润，或有毛细血管增生，成纤维细胞增生活跃，肉芽组织形成，渗出不明显，牙髓中有周围纤维组织包绕的脓肿，形成小脓肿。

【破题思路】慢性闭锁性牙髓炎：
① 血管扩张充血，组织水肿。
② 有淋巴细胞、浆细胞、巨噬细胞浸润。
③ 有毛细血管增生，成纤维细胞增生活跃，肉芽组织形成。
④ 小脓肿形成，周围有纤维组织包绕。

11. 牙髓组织切片中见血管扩张、充血，慢性炎症细胞浸润。其中见胶原纤维包绕一圆形组织坏死区，内充满死亡的中性粒细胞。此病变最可能是
    A. 急性化脓性牙髓炎　　　B. 急性浆液性牙髓炎　　　C. 牙髓坏死
    D. 慢性闭锁性牙髓炎　　　E. 慢性溃疡性牙髓炎
    【答案】D
    【解析】题干给的条件有"血管扩张、充血，慢性炎症细胞浸润"等，说明牙髓并未完全死亡，故不能选择C。题干中"充满坏死的中性粒细胞"提示有脓肿形成，脓肿外有胶原纤维包绕说明该脓肿是慢性的，而此脓肿只发生在慢性闭锁性牙髓炎，所以应选D。慢性溃疡性牙髓炎不形成慢性脓肿，急性化脓性牙髓炎的脓肿无胶原纤维围绕，因此选A和E都不符合题目要求。

【破题思路】慢性增生性牙髓炎：多见于儿童和青少年，且多见于乳磨牙或第一恒磨牙，牙髓血运丰富，使炎性肉芽组织增生为息肉状经穿髓孔突出又称牙髓息肉，但患牙有大而深的龋洞，内有充满整个龋洞的红色肉芽组织。
慢性闭锁性牙髓炎：血管扩张充血，组织水肿；有淋巴细胞、浆细胞、巨噬细胞浸润；有毛细血管增生，成纤维细胞增生活跃，肉芽组织形成；小脓肿形成，周围有纤维组织包绕。
慢性溃疡性牙髓炎：溃疡表面有食物残屑、炎性渗出物及坏死组织覆盖，有时可见钙化物沉积，其下方为炎性肉芽组织和一些新生的胶原纤维。深部存活牙髓组织有散在淋巴细胞、浆细胞浸润。

12. 关于牙髓牙本质复合体，下列叙述正确的是
    A. 牙髓与牙本质对外界刺激的反应完全是分离的
    B. 接近釉牙本质交界的外周牙本质，牙本质小管直径大，密度小
    C. 在接近牙髓端的内层牙本质，牙本质小管直径小，密度大
    D. 外层牙本质的通透性比内层高
    E. 从洞底到髓腔的牙本质越厚，牙髓所受的刺激越小
    【答案】E

【解析】牙髓和牙本质发育来源于牙乳头结构，在生理功能上有一定的互相关联，故称为牙髓牙本质复合体，因此牙髓与牙本质对外界刺激的反应不是分离的；当牙本质龋发生时病理性刺激可经过牙本质小管，成牙本质细胞突起传导到牙髓组织，导致牙髓组织出现不同的反应。从洞底到髓腔的牙本质越厚，牙髓所受的刺激越小，因此本题选E。

【破题思路】① 牙髓和牙本质发育来源于牙乳头结构，在生理功能上有一定的互相关联，故称为牙髓牙本质复合体。
② 接近釉牙本质交界的外周牙本质，牙本质小管直径小，密度大。
③ 在接近牙髓端的内层牙本质，牙本质小管直径大，密度小。
④ 内层牙本质的通透性比外层高。

13. 血管扩张充血，通透性增加，组织水肿，沿着血管壁有白细胞游出和纤维蛋白渗出的变化见于
　　A 急性浆液性牙髓炎　　　B. 急性化脓性牙髓炎　　　C. 慢性闭锁性牙髓炎
　　D. 慢性溃疡性牙髓炎　　　E. 慢性增生性牙髓炎
【答案】A
【解析】血管扩张充血，通透性增加，组织水肿，沿着血管壁有白细胞游出和纤维蛋白渗出的变化见于急性浆液性牙髓炎。

14. 表面有食物残屑、炎性渗出物及坏死组织覆盖，深部为肉芽组织的病变见于
　　A. 急性浆液性牙髓炎　　　B. 急性化脓性牙髓炎　　　C. 慢性闭锁性牙髓炎
　　D. 慢性溃疡性牙髓炎　　　E. 慢性增生性牙髓炎
【答案】D
【解析】表面有食物残屑、炎性渗出物及坏死组织覆盖，深部为肉芽组织的病变符合慢性溃疡性牙髓炎病理特征，因此答案应选D。

【破题思路】慢性溃疡性牙髓炎：
① 发生在有较大穿髓孔的病例，使发炎的牙髓组织暴露于口腔。
② 镜下观察，溃疡表面有食物残屑、炎性渗出物及坏死组织覆盖，有时可见钙化物沉积，其下方为炎性肉芽组织和一些新生的胶原纤维。
③ 深部存活牙髓组织有散在淋巴细胞、浆细胞浸润。

15. 急性浆液性牙髓炎的病理变化为
　　A. 血管扩张充血　　　B. 脓肿形成　　　C. 淋巴细胞浸润
　　D. 牙髓组织坏死　　　E. 浆细胞浸润
【答案】A
【解析】急性浆液性牙髓炎特点：血管扩张充血，通透性增加，液体渗出组织水肿，中性粒细胞浸润，纤维蛋白渗出，成牙本质细胞变性坏死。故本题答案是A。

【破题思路】急性浆液性牙髓炎特点：
① 血管扩张充血，通透性增加，液体渗出组织水肿。
② 中性粒细胞浸润。
③ 纤维蛋白渗出。
④ 成牙本质细胞变性坏死。

16. 慢性闭锁性牙髓炎的病理变化不包括
　　A. 血管扩张充血　　　B. 淋巴细胞浸润　　　C. 牙髓形成溃疡
　　D. 毛细血管增生　　　E. 慢性脓肿形成
【答案】C
【解析】慢性闭锁性牙髓炎过程：血管扩张充血，炎症细胞浸润，毛细血管增生，成纤维细胞增生活跃，肉芽组织形成。浆液渗出不明显，有肉芽组织包绕的小脓肿形成。牙髓形成溃疡是慢性溃疡性牙髓炎表现，故本题答案是C。

【破题思路】慢性闭锁性牙髓炎：血管扩张充血，炎症细胞浸润。毛细血管增生，成纤维细胞增生活跃，肉芽组织形成。浆液渗出不明显，有肉芽组织包绕的小脓肿形成。

17.患牙冷热刺激痛，刺激去除后疼痛消失，一般无自发痛。肉眼见牙呈红色，镜下表现为牙髓血管扩张呈树枝状，管周少量红细胞外渗。该疾病是
A.急性牙髓炎　　　　　　B.急性化脓性牙髓炎　　　　　　C.牙髓充血
D.牙髓网状萎缩　　　　　　E.牙髓坏死
【答案】C
【解析】牙髓充血光镜下：牙髓血管扩张充血呈树枝状，若刺激时间长，则扩张的血管通透性增加，血浆渗出、组织水肿，血管周围少量红细胞外渗。如血流缓慢，血管浓缩，可导致血栓形成。

18.下列哪项不符合牙髓变性的病理改变
A.钙盐沉积，形成钙化团块　　　　　　B.牙髓细胞退变，中性粒细胞聚集
C.成牙本质细胞间液体聚集　　　　　　D.牙髓细胞减少，纤维成分增多
E.牙髓细胞减少，出现空泡状间隙
【答案】B
【解析】常见的牙髓变性有成牙本质细胞空泡性变（是指成牙本质细胞间液体积聚形成水泡，C选项对）、牙髓钙化（A选项对）、牙髓纤维性变（牙髓细胞、血管、神经萎缩减少甚至消失，纤维成分增多，D选项对）和牙髓网状萎缩，牙髓网状萎缩时，牙髓组织出现大小不等的空泡状间隙（E选项对）。

【破题思路】牙髓变性病理特征：
成牙本质细胞空泡性：成牙本质细胞间液体聚集。
牙髓网状萎缩：牙髓组织中液体聚集，呈现纤维网状结构。
牙髓纤维性变：细胞成分变少，纤维成分增多（玻璃样变）。
牙髓钙化：钙盐沉积成钙化块，分为髓石和弥散性钙化。

19.急性牙髓炎的自然结局是
A.牙髓变性　　　　　　B.牙髓萎缩　　　　　　C.牙髓坏死
D.牙髓钙化　　　　　　E.牙髓充血
【答案】C
【解析】急性牙髓得不到治疗，最终的结局是牙髓坏死。

【破题思路】急性牙髓炎发展过程：
早期牙髓血管扩张充血、血管通透性增加、液体渗出、组织水肿，随着炎症加重、成牙本质细胞变性坏死，释放出大量的炎性介质和细胞因子。
炎性介质进一步增加血管的通透性，趋化更多的中性粒细胞向炎症中心集中，使局部组织液化坏死，形成脓肿。
若炎性渗出未得到及时引流，髓腔压力极度增加，最终使整个牙髓液化坏死。

20.急性牙髓炎的主要病理变化是
A.血管扩张、中性粒细胞浸润　　　　　　B.血浆渗出、淋巴细胞浸润
C.组织水肿、巨噬细胞浸润　　　　　　D.液体渗出、嗜酸性粒细胞浸润
E.纤维蛋白渗出、浆细胞浸润
【答案】A
【解析】在急性牙髓炎早期，牙髓血管扩张充血（A选项对），血管通透性增加，液体渗出，组织水肿，随着炎症加重，成牙本质细胞变性坏死，释放出大量的炎性介质和细胞因子。炎性介质进一步增加血管的通透性，趋化更多的中性粒细胞向炎症中心集中（A选项对），使局部组织液化坏死，形成脓肿。选A。

【破题思路】急性牙髓炎：早期牙髓血管扩张充血、血管通透性增加、液体渗出、组织水肿，随着炎症加重，成牙本质细胞变性坏死，释放出大量的炎性介质和细胞因子。

炎性介质进一步增加血管的通透性，趋化更多的中性粒细胞向炎症中心集中，使局部组织液化坏死，形成脓肿。

若炎性渗出未得到及时引流，髓腔压力极度增加，最终使整个牙髓液化坏死。

21. X线见患牙显示髓腔边缘不规则增大的透射区，镜检可见牙髓部分或全部由增生的毛细血管、成纤维细胞和弥漫浸润的中性粒细胞、淋巴细胞、浆细胞及巨噬细胞等构成的肉芽组织取代。牙髓腔面牙本质有吸收，呈不规则凹陷。其病理诊断为
    A. 急性牙髓炎　　　　　　　B. 慢性牙髓炎　　　　　　　C. 根尖周脓肿
    D. 牙内吸收　　　　　　　　E. 牙髓纤维样变

【答案】D

【解析】牙内吸收成因：某些刺激因素而致牙髓被肉芽组织取代，激活破骨细胞，导致从髓腔内壁开始由内向外的吸收过程。

牙内吸收影像学：吸收如发生在冠部，可使牙冠显示出粉红色斑点，X线片可见患牙显示圆形或卵圆形透射区。

牙内吸收病理检查特征：可见牙髓变成为肉芽组织，牙本质呈现凹陷性吸收，边缘可见多核的破骨细胞。慢性牙髓炎多继发于龋病，且病理检查中不会出现破骨细胞。

(22～23题共用题干)

男，18岁，右后牙疼痛半年，检查见右上第一磨牙殆面龋，龋洞中可见一团红色组织长出，触之易出血，疼痛不明显，完整摘除后病理检查，镜下见增生的肉芽组织，表面有不完整上皮覆盖。

22. 应诊断为
    A. 慢性增生性牙髓炎　　　　B. 慢性闭锁性牙髓炎　　　　C. 急性化脓性牙髓炎
    D. 牙髓变性　　　　　　　　E. 溃疡性牙髓炎

23. 该病变的形成条件
    A. 血运丰富并有粗大的穿髓孔　B. 牙髓组织血运不足　　　　C. 长期营养不良组织变性
    D. 牙髓代谢障碍出现退行性变　E. 根尖孔狭窄

【答案】A、A

【解析】慢性增生性牙髓炎又称为牙髓息肉，多见于儿童和青少年；患牙有较大穿髓孔，根尖孔大，牙髓血运丰富，使炎性牙髓组织增生呈息肉状，根据其构成成分不同可分为溃疡型和上皮型：溃疡型外观常呈红色或暗红色，镜下主要为增生的炎性肉芽组织；上皮型呈粉红色较坚实，镜下由大量成纤维细胞和胶原纤维构成。

(24～25题共用题干)

患者，男，12岁。前牙外伤后3个月牙齿冷热疼，并发现左侧中切牙逐渐变色，显出粉红色斑点，X线检查患牙牙冠显示卵圆形透影区，打开髓腔发现内为一团鲜红色肉芽组织。病理检查见牙髓被增生的肉芽组织替代，边缘可见多核的破骨细胞。

24. 应诊断为
    A. 慢性增生性牙髓炎　　　　B. 慢性闭锁性牙髓炎　　　　C. 急性化脓性牙髓炎
    D. 牙髓变性　　　　　　　　E. 牙内吸收

25. 该病变是由于
    A. 外伤后牙髓被肉芽组织替代，激活破骨细胞，使牙髓腔内壁向牙表面吸收
    B. 牙髓组织血运不足
    C. 长期营养不良组织变性
    D. 牙髓代谢障碍出现退行性变
    E. 根尖孔狭窄

【答案】E、A

【解析】牙内吸收是由于某些刺激因素而致牙髓被肉芽组织取代，而非牙髓血运不足导致的牙髓纤维性变。牙内吸收成因：某些刺激因素而致牙髓被肉芽组织取代，激活破骨细胞，导致从髓腔内壁开始由内向外的吸收过程；牙内吸收影像学：吸收如发生在冠部，可使牙冠显示出粉红色斑点，X线片可见患牙显示圆形或卵圆形透射区；牙内吸收病理检查特征：可见牙髓变成为肉芽组织，牙本质呈现凹陷性吸收，边缘可见多核的破骨细胞，故该题选E。慢性牙髓炎多继发于龋病，且病理检查中不会出现破骨细胞。

第十单元 根尖周炎

1. 根尖周囊肿中正确的病理改变是
   A. 基底层上皮细胞呈柱状，胞核呈栅栏状排列
   B. 囊壁内衬假复层扁平上皮
   C. 囊壁内常有淋巴滤泡
   D. 囊壁衬里上皮无钉突
   E. 常含胆固醇裂隙

   【答案】E
   【解析】基底层上皮细胞呈柱状，胞核呈栅栏状排列符合牙源性角化囊性瘤，根尖囊肿属于炎症性囊肿，多来源于 Malassez 上皮剩余。

   【破题思路】根尖囊肿：炎症性囊肿，镜下见囊壁的囊面内衬无角化的复层鳞状上皮，薄厚不一。囊壁中多有慢性炎症细胞浸润，有时衬里上皮和纤维囊壁内可见透明小体。囊腔和囊壁内可有针状胆固醇裂隙。

2. 根尖肉芽肿内的上皮可能主要来源于
   A. Serre 上皮剩余
   B. Malassez 上皮剩余
   C. 口腔黏膜上皮
   D. 呼吸道上皮
   E. 牙周袋壁上皮

   【答案】B
   【解析】根尖肉芽肿上皮可能来源于 Malassez 上皮剩余、经瘘道口长入的口腔黏膜上皮或皮肤、牙周袋壁上皮、呼吸道上皮。

3. 下列有关根尖肉芽肿的描述，错误的是
   A. 多数无明显自觉症状
   B. 表现为以增生为主的炎症反应，有肉芽组织形成
   C. 可见吞噬脂质的泡沫细胞
   D. 可见胆固醇结晶裂隙
   E. 不会见到增生的上皮

   【答案】E
   【解析】根尖肉芽肿内有时可见增生的上皮交织成网状，这些上皮可能来源于 Malassez 上皮剩余、经瘘道口长入的口腔黏膜上皮或皮肤、牙周袋壁上皮、呼吸道上皮。

4. 上皮性根尖肉芽肿转化成根尖囊肿的途径不包括
   A. 增生的纤维组织包绕脓肿而形成
   B. 增生的上皮中心部分因营养障碍，液化变性而形成
   C. 增生的上皮被覆脓腔，当炎症减轻后形成
   D. 增生的上皮包裹肉芽组织，发生退变坏死后形成
   E. B+C+D

   【答案】A
   【解析】肉芽肿转变为牙槽脓肿时，脓肿壁内的上皮增生并覆盖整个脓腔，当炎症减轻后形成。

   【破题思路】上皮性根尖肉芽肿转化成根尖囊肿的途径：增生的上皮中心部分因营养障碍，液化变性而形成。增生的上皮呈网状，网眼内包裹的肉芽组织变性坏死后形成。肉芽肿转变为牙槽脓肿时，脓肿壁内的上皮增生并覆盖整个脓腔，当炎症减轻后形成。

5. 下列哪项不是急性根尖周炎的病理变化
   A. 根尖牙周膜血管扩张充血
   B. 根尖牙周膜形成脓肿
   C. 根尖牙槽骨死骨形成
   D. 根尖牙槽脓肿
   E. 根尖牙周膜坏死

   【答案】C
   【解析】根尖牙槽骨死骨形成见于慢性根尖周炎。
   根尖周炎的炎症早期，根尖周组织血管扩张充血，浆液渗出，组织水肿，少量中性粒细胞游出血管，此阶段称急性浆液性根尖周炎，持续时间较短暂。患牙有轻微疼痛，咬紧患牙时疼痛有所缓解。但随着炎症的发展很快就进展为持续性钝痛。

【破题思路】

急性浆液性根尖周炎	急性化脓性根尖周炎
根尖周组织血管扩张充血，浆液渗出，组织水肿，少量中性粒细胞游出血管，持续时间较短，患牙有轻微疼痛，咬紧患牙时疼痛有所缓解，但随着炎症的发展很快就进展为持续性钝痛	以大量中性粒细胞为主，组织液化坏死形成脓肿，脓肿中心液化坏死组织，周围中性粒细胞围绕，边缘可见巨噬细胞、淋巴细胞浸润

6. 根尖囊肿表现下列病理改变，除了
   A. 囊壁内衬复层鳞状上皮
   B. 基底细胞呈柱状，胞核呈栅栏状排列
   C. 囊壁内常有慢性炎症细胞浸润
   D. 常含胆固醇裂隙
   E. 可见透明小体

【答案】B

【解析】根尖囊肿是炎症性囊肿，镜下见囊壁的囊面内衬无角化的复层鳞状上皮，薄厚不一。囊壁中多有慢性炎症细胞浸润，有时衬里上皮和纤维囊壁内可见透明小体，囊腔和囊壁内可有针状胆固醇裂隙。备选答案中，A、C、D、E都符合此囊肿的改变，唯有B项所叙述特点符合牙源性角化囊肿，一般不出现在根尖囊肿中。

【破题思路】根尖囊肿：
① 炎症性囊肿，镜下见囊壁的囊面内衬无角化的复层鳞状上皮，薄厚不一。
② 囊壁中多有慢性炎症细胞浸润，有时衬里上皮和纤维囊壁内可见透明小体。
③ 囊腔和囊壁内可有针状胆固醇裂隙。

7. 男，26岁，前牙残根，拔除后可见根尖附着一团组织，镜下见为增生的肉芽组织，内见淋巴细胞、浆细胞浸润，并见成纤维细胞和血管内皮细胞增生，并见泡沫细胞和上皮团块。可能的诊断为
   A. 慢性根尖周炎
   B. 牙周炎
   C. 根尖周脓肿
   D. 根尖周囊肿
   E. 根尖周肉芽肿

【答案】E

【解析】根尖周肉芽肿病理表现，镜下根尖区可见增生的肉芽组织团块，外有纤维组织包绕。有胆固醇结晶，呈针形裂隙，伴有聚集的泡沫细胞。

【破题思路】根尖周肉芽肿病理特征：根尖区可见增生的肉芽组织团块，外有纤维组织包绕。胆固醇结晶，呈针形裂隙，伴有聚集的泡沫细胞。内见淋巴细胞、浆细胞浸润，并见成纤维细胞和血管内皮细胞增生。

8. 男，45岁，自述后牙咬合无力，偶有疼痛。X线片示左下颌第二磨牙根尖有边界清楚的透射区。镜下可见边界清楚的炎性团块，内有新生的毛细血管、成纤维细胞及各种炎细胞。这是
   A. 慢性根尖周囊肿
   B. 慢性根尖周脓肿
   C. 慢性根尖周肉芽肿
   D. 慢性牙髓炎
   E. 以上都不是

【答案】C

【解析】边界清楚的透射区，无阻射白线提示为慢性根尖周肉芽肿。

【破题思路】

慢性根尖周炎影像学特征（临床诊断依据）		
根尖肉芽肿	根尖脓肿	根尖周囊肿
X线检查：根尖部有圆形，形态规则，边界清楚的透射区影像，直径小于1cm，周围骨质正常或稍致密	X线检查：根尖部有形态不规则，边界不清楚的透射区影像，呈云雾状	X线检查：根尖部有边缘整齐、轮廓清晰的圆形透射区影像，周围有白色阻射线

9. 患者主述经治疗后的死髓牙有咀嚼痛，拔牙后送检物为囊壁样组织。镜下囊壁内衬复层鳞状上皮，厚薄不均，有不规则上皮钉突形成；囊壁内常有炎细胞浸润，主要为淋巴细胞、浆细胞，也混有中性粒细胞，部分囊壁区域可见针形裂隙。其病理诊断为

A. 慢性牙周炎　　　　　　　B. 根尖囊肿　　　　　　　C. 牙槽脓肿
D. 根尖肉芽肿　　　　　　　E. 慢性根尖脓肿

【答案】B

【解析】根尖囊肿由衬里上皮、纤维囊壁、囊内容物组成。①炎症性囊肿，镜下见囊壁的囊面内衬无角化的复层鳞状上皮，薄厚不一。②囊壁中多有慢性炎症细胞浸润，有时衬里上皮和纤维囊壁内可见透明小体。③囊腔和囊壁内可有针状胆固醇裂隙。④炎症刺激上皮，上皮钉突不规则增生并融合成网状。⑤上皮和囊壁有淋巴细胞和浆细胞浸润；囊液是棕黄色透明状。

10. 根尖囊肿囊壁的病理特点不包括
A. 内衬上皮无上皮钉突　　　　B. 内衬复层鳞状上皮　　　　C. 囊壁内有胆固醇裂隙
D. 衬里上皮可见炎细胞浸润　　E. 能看到泡沫细胞

【答案】A

【解析】根尖囊肿内衬上皮有上皮钉突，炎症刺激上皮，上皮钉突不规则增生并融合成网状。

11. 下列哪项不符合慢性根尖周脓肿的病理改变
A. 根尖瘘管形成　　　　　　　B. 根尖大片钙化　　　　　　C. 根尖肉芽组织形成
D. 根尖牙槽骨吸收　　　　　　E. 根尖牙骨质破坏

【答案】B

【解析】慢性根尖周脓肿可见根尖有污秽的脓性分物，脓肿周围为炎性肉芽组织，根尖牙骨质和牙槽骨呈现不同程度的吸收，可表现为有瘘型和无瘘型两种，故选B。

【破题思路】慢性根尖周脓肿病理特征：
① 根尖有污秽的脓性物质。
② 脓肿周围为炎性肉芽组织。
③ 根尖牙骨质和牙槽骨呈现不同程度的吸收。
④ 可表现为有瘘型和无瘘型两种。

12. 下列关于镜下根尖周囊肿的病理特点叙述不正确的是
A. 镜下见囊壁的囊腔面内衬角化的复层鳞状上皮
B. 上皮钉突因炎性刺激发生不规则增生、伸长
C. 上皮有细胞间水肿和以中性粒细胞为主的炎症细胞浸润
D. 囊壁内可见含铁血黄素和胆固醇晶体沉积而留下裂隙
E. 炎性浸润细胞主要为淋巴细胞、浆细胞

【答案】A

【解析】根尖周囊肿镜下可见：①内衬上皮为无角化的复层鳞状上皮，厚薄不一，上皮钉突因炎症刺激发生不规则增生、伸长相互融合成网状。②纤维囊壁薄厚不一，上皮表现明显的细胞间水肿和以中性粒细胞为主的上皮内炎细胞浸润。③可见泡沫细胞、含铁血黄素和胆固醇结晶裂隙和透明小体。

第十一单元 牙周组织疾病

1. 以下说法错误的是
A. 慢性龈炎的病理变化主要是龈沟壁处炎症细胞浸润
B. 龈增生的病理变化主要是牙龈纤维结缔组织增生
C. 颌骨内最常见的牙源性囊肿是根尖囊肿
D. 急性根尖周炎病理变化可在根尖牙周膜形成脓肿
E. 慢性根尖周脓肿病理变化可见根尖区大面积钙化
【答案】E
【解析】慢性根尖周脓肿中央为坏死液化组织和脓细胞，脓肿周围为炎性肉芽组织。

【破题思路】慢性龈炎：龈沟壁处炎症细胞浸润。
龈增生：牙龈纤维结缔组织增生。
颌骨内最常见的牙源性囊肿：根尖囊肿。
急性根尖周炎：根尖牙周膜形成脓肿。
慢性根尖周脓肿：中央为坏死液化组织和脓细胞，脓肿周围为炎性肉芽组织。

2. 静止期牙周炎的病理变化不包括
A. 牙槽骨可见大量破骨细胞
B. 固有牙槽骨表面可见新的类骨质形成
C. 牙周袋与牙槽骨之间可见大量新生的纤维结缔组织
D. 牙骨质出现新生现象
E. 袋壁组织可见炎性肉芽组织
【答案】A
【解析】静止期牙周炎袋壁上皮及结合上皮周围炎症明显减少，在牙周袋与牙槽骨之间可见大量新生的纤维结缔组织。牙槽骨的吸收呈静止状态，一般看不到破骨细胞，原吸收陷窝区有新的类骨质形成。牙根面被吸收的牙骨质也出现新生现象。

【破题思路】

静止期牙周炎
① 袋壁上皮及结合上皮周围炎症明显减少。
② 在牙周袋与牙槽骨之间可见大量新生的纤维结缔组织。
③ 牙槽骨的吸收呈静止状态，一般看不到破骨细胞，原吸收陷窝区有新的类骨质形成。
④ 牙根面被吸收的牙骨质出现新生现象。

3. 下列哪项不是进展期牙周炎的病理变化
A. 结合上皮下方的胶原纤维水肿、变性、丧失
B. 牙槽嵴顶的固有牙槽骨吸收、消失
C. 结合上皮向根方增殖、延伸，形成深牙周袋
D. 牙周袋内有大量炎性渗出物
E. 结缔组织内少量的淋巴细胞
【答案】E
【解析】牙周袋壁内有大量T淋巴细胞浸润，因此此题选E。

【破题思路】

进展期牙周炎
① 牙面上有不同程度的菌斑、牙垢及牙石的堆积。
② 牙周袋内有大量炎性渗出物，可检测出多种免疫球蛋白及补体。
③ 沟内上皮出现糜烂或溃疡。
④ 结合上皮向根方增殖，形成深牙周袋，出现钉突，其周围有大量炎症细胞浸润。
⑤ 袋壁上皮下结缔组织内可见大量淋巴细胞浸润，为炎症中心区。
⑥ 牙槽骨出现活跃的破骨细胞性骨吸收。
⑦ 牙周膜主纤维束排列紊乱，胶原纤维疏松、水肿、变性，牙周膜间隙增宽，其间散在大量炎症细胞。
⑧ 根面暴露的牙骨质可见不同程度的吸收。

4. 牙周炎发展过程中的始发期一般持续
   A. 2~4 天　　　　　　　　B. 4~6 天　　　　　　　　C. 6~8 天
   D. 8~10 天　　　　　　　E. 1 个月

【答案】A

【解析】龈沟区的沟内上皮与结合上皮周围表现为急性渗出性炎症反应。中性粒细胞浸润，其下方可见少量淋巴细胞及巨噬细胞。一般持续 2~4 天。

5. 牙龈瘤的病变性质多属于
   A. 良性肿瘤　　　　　　　B. 恶性肿瘤　　　　　　　C. 局限性慢性炎性增生
   D. 发育畸形　　　　　　　E. 自身免疫性疾病

【答案】C

【解析】牙龈瘤的病变性质多属于局限性慢性炎性增生。

【破题思路】

牙龈瘤
① 是牙龈上特别是龈乳头处局限生长的慢性炎性反应性瘤样增生物。
② 它来源于牙周膜及牙龈的结缔组织。
③ 因其无肿瘤的生物学特征和结构，故为非真性肿瘤。
④ 切除后易复发。

6. 慢性龈炎时，自上皮下方的炎症细胞浸润层依次是
   A. 淋巴细胞、中性粒细胞　　　B. 中性粒细胞、淋巴细胞　　　C. 白细胞、淋巴细胞
   D. 淋巴细胞、巨噬细胞　　　　E. 肥大细胞、中性粒细胞

【答案】B

【解析】慢性龈炎时，自上皮下方的炎症细胞浸润层依次：中性粒细胞、淋巴细胞。

7. 慢性龈炎的病理变化主要有
   A. 牙龈上皮出血　　　　　　B. 牙龈上皮增生　　　　　　C. 牙龈上皮脓肿
   D. 龈沟壁处有炎症细胞浸润　　E. 沟内上皮向根方增殖

【答案】D

【解析】慢性龈炎的病理变化是龈沟壁处有炎症细胞浸润，故选 D。

8. 剥脱性龈病损的病理变化不包括
   A. 上皮萎缩　　　　　　　　B. 上皮增生　　　　　　　　C. 上皮内疱
   D. 基底细胞液化　　　　　　E. 基底细胞水肿

【答案】B

【解析】剥脱性龈病损镜下可分为疱型与苔藓型，疱型为上皮结缔组织间形成基底下疱，苔藓型者，上皮萎缩、棘层变薄、基底细胞水肿及液化。故选B。

(9～13题共用备选答案)
A. 嗜中性粒细胞　　　　　　B. 破骨细胞　　　　　　C. 髓石
D. 透明小体　　　　　　　　E. 牙周袋

9. 牙髓变性有
10. 牙周病有
11. 牙体吸收有
12. 牙髓脓肿有
13. 根尖囊肿有

【答案】C、E、B、A、D

【解析】牙髓变性有成牙本质细胞空泡性变、牙髓钙化、牙髓网状萎缩和牙髓纤维性变，其中牙髓钙化分为髓石和弥散性矿化两种。牙周病有牙槽骨吸收，牙周袋形成。牙体吸收时，成牙本质细胞和前期牙本质细胞消失，牙髓腔面牙本质有不同程度的吸收，呈现不规则凹陷，凹陷内可见破骨细胞。牙髓脓肿见于牙髓炎症，可致中性粒细胞增多。根尖囊肿可见透明小体。

> 【破题思路】牙髓变性：成牙本质细胞空泡性变、牙髓钙化、牙髓网状萎缩和牙髓纤维性变。
> 牙髓钙化：分为髓石和弥散性矿化。
> 牙周病典型表现：牙槽骨吸收，牙周袋形成。
> 牙体吸收：成牙本质细胞和前期牙本质细胞消失，牙髓腔面牙本质有不同程度的吸收，呈现不规则凹陷，凹陷内可见破骨细胞。
> 牙髓脓肿：见于牙髓炎症，中性粒细胞增多。
> 根尖囊肿：可见透明小体、胆固醇结晶。

14. 牙周炎发展过程中，较明显的牙槽骨吸收出现在
A. 始发期　　　　　　　　B. 早期病变　　　　　　　　C. 病损确立期
D. 进展期　　　　　　　　E. 静止期

【答案】D

【解析】牙周炎发展过程中，较明显的牙槽骨吸收出现在进展期。牙周炎进展期破骨细胞活跃，牙槽骨吸收明显，故本题答案是D。易误选E。

> 【破题思路】
>
> | 牙周炎的发展过程 |
> | --- |
> | ① 始发期：沟内上皮与结合上皮表现为急性炎症，大量中性粒细胞浸润。 |
> | ② 早期病变上皮下结缔组织内现大量淋巴细胞，主要是T细胞，渗出增多，结合上皮开始增生。 |
> | ③ 病损确立期：大量淋巴细胞，B细胞增多，多数为浆细胞，结合上皮继续向根方增殖，形成较浅的牙周袋。此时炎症仅限于软组织中，尚未见明显的牙槽骨吸收。 |
> | ④ 进展期：深牙周袋形成，明显的牙槽骨吸收，最终牙脱落。 |
> | ⑤ 静止期（修复期）：炎症减退，可见大量新生纤维结缔组织；牙槽骨吸收呈静止状态，破骨细胞少见，可见类骨质形成；见牙根部新生牙骨质。 |

15. 关于牙周炎，错误的是
A. 是由菌斑微生物引起的牙周组织炎症性破坏性疾病　　　B. 处于病损确立期的牙周炎不可发生逆转
C. 早期病变内即出现胶原的破坏丧失　　　　　　　　　　D. 静止期牙周炎牙槽骨吸收处于静止状态
E. 骨内袋的牙周袋底位于牙槽嵴顶的下方

【答案】B

【解析】病损确立期的牙周炎，结合上皮根方增殖形成较浅的牙周袋，无牙槽骨吸收破坏，是治疗的关键期，可发生逆转。

第十二单元　口腔黏膜病

1. 棘层松解主要见于
   A. 白斑　　　　　　　　B. 红斑　　　　　　　　C. 扁平苔藓
   D. 天疱疮　　　　　　　E. 类天疱疮

【答案】D

【解析】棘层松解是棘细胞之间张力原纤维及黏合物质发生变性、断裂，细胞间桥溶解，发生裂隙或上皮内疱。主要见于天疱疮。
A 选项——白斑主要表现为上皮增生，有过度正角化或过度不全角化，或者两者同时出现，排除 A。
B 选项——红斑可为上皮萎缩或异常增生，排除 B。
C 选项——扁平苔藓基底细胞液化可形成上皮下疱，排除 C。
E 选项——类天疱疮是基底膜的半桥粒受损，上皮全层剥脱，形成上皮下疱，排除 E。

【破题思路】

主要病理变化	常见疾病
角化不良	白斑
上皮萎缩或异常增生，原位癌	红斑
基底细胞液化，上皮下疱	扁平苔藓
棘层松解、上皮内疱	天疱疮
基底膜的半桥粒受损，上皮下疱	类天疱疮

2. 上皮棘层松解的定义是
   A. 棘层细胞排列疏松，形成棘层内疱
   B. 棘层细胞数目减少，液体聚集
   C. 棘层细胞间桥溶解，形成棘层裂隙
   D. 棘层细胞水肿，形成松散结构
   E. 棘层细胞间桥增粗，细胞减少

【答案】C

【解析】棘层松解是由于上皮棘层细胞间张力原纤维及黏合物质发生变性、断裂破坏，细胞间桥溶解，而使棘细胞间联系力松弛、断裂，严重时失去联系，解离，则在棘层形成裂隙或疱。选 C。

3. 女，48 岁。双颊黏膜白色病变 2 年。活检标本见上皮萎缩，表面不全角化，上皮钉突不规则延长，基底细胞层液化变性，固有层淋巴细胞带状浸润，病理诊断为
   A. 念珠菌病　　　　　　B. 扁平苔藓　　　　　　C. 寻常型天疱疮
   D. 慢性红斑狼疮　　　　E. 良性黏膜类天疱疮

【答案】B

【解析】扁平苔藓好发于中年女性，主要表现为黏膜的白色或灰白色网状或线状条纹。发病部位多见于颊、舌、唇及牙龈等黏膜，呈对称性分布，颊黏膜最多见。病理变化为上皮萎缩，表面不全角化，上皮钉突呈不规则延长，基底细胞层液化、变性，固有层密集淋巴细胞带状浸润。在上皮的棘层、基底层或固有层可见胶样小体。该患者符合扁平苔藓的诊断。因此选 B。

【破题思路】

口腔黏膜病	常见病理表现
念珠菌病	棘层增生、角化层内有微小脓肿
扁平苔藓	基底细胞层液化、变性，形成上皮下疱 固有层 T 淋巴细胞带状浸润
寻常型天疱疮	棘层松解、上皮内疱
慢性红斑狼疮	基底细胞层液化、变性，形成上皮下疱 血管周围淋巴细胞带状浸润
良性黏膜类天疱疮	基底膜的半桥粒受损，上皮下疱

4. 上皮异常增生的表现不包括
A. 基底细胞极性消失　　B. 上皮层次紊乱　　C. 上皮钉突呈滴状
D. 棘细胞增生　　E. 细胞多形性
【答案】D
【解析】此题为上皮异常增生表现的判断题。备选答案中棘细胞增生是一种黏膜的病理变化，但不属于异常增生的表现。其他的选项均为上皮异常增生的表现。

【破题思路】上皮异常增生主要有以下表现：①上皮基底细胞极性消失；②出现一层以上基底样细胞；③核质比例增加；④上皮钉突呈滴状；⑤上皮层次紊乱；⑥有丝分裂相增加，可见少数异常有丝分裂；⑦上皮浅表1/2出现有丝分裂；⑧细胞多形性；⑨细胞核浓染；⑩核仁增大；细胞黏着力下降；在棘细胞层中单个或成团细胞角化。根据以上表现出现的数目，可分为轻、中、重度上皮异常增生。

5. 关于糜烂和溃疡的叙述中，错误的是
A. 溃疡是黏膜或皮肤表层坏死而脱落形成凹陷　　B. 深层溃疡痊愈后遗留瘢痕
C. 糜烂是上皮浅层破坏，侵犯到上皮全层　　D. 糜烂愈后不遗留瘢痕
E. 浅层溃疡只破坏上皮层
【答案】C
【解析】糜烂和溃疡为上皮破坏性病变，上皮浅层破坏，未侵犯上皮全层叫糜烂，黏膜、皮肤表层坏死而脱落形成凹陷为溃疡。糜烂可由机械刺激和药物烧灼而引起，也可继发于水疱破溃后，如疱疹。糜烂面一般鲜红，表面平滑湿润，可有疼痛。以后由上皮细胞增殖而痊愈，并不遗留瘢痕。因此答案应选C。考试中常考查糜烂与溃疡相互间的鉴别。

【破题思路】

口腔黏膜病	主要病理变化
糜烂	上皮浅层破坏，而未侵犯上皮全层时称为糜烂。糜烂面愈合后不遗留瘢痕
溃疡	浅层溃疡：愈后不留瘢痕；深层溃疡：愈合后留有瘢痕

6. 口腔黏膜的自身免疫性疾病是
A. 白斑　　B. 扁平苔藓　　C. 慢性盘状红斑狼疮
D. 复发性坏死性黏膜腺周围炎　　E. 肉芽肿性唇炎
【答案】C
【解析】备选答案中的疾病中只有C选项慢性盘状红斑狼疮为明确的自身免疫性疾病。

【破题思路】慢性盘状红斑狼疮是自身免疫性疾病的一种，在临床上可分为六个亚型：盘状红斑狼疮、系统性红斑狼疮、亚急性皮肤型红斑狼疮、系统性红斑狼疮、红斑狼疮综合征、新生儿红斑狼疮。其中发生在口腔颌面部的是慢性盘状型，是狼疮病中最轻的一个亚型，病变较轻，以皮肤和口腔黏膜病变为主，多无全身性损害，血清学异常较少，预后较好。

7. 临床上表现为白色、非均质口腔黏膜病变，镜下见上皮层内的全部细胞均呈非典型性，即细胞恶变，而基底膜尚完整，此病例的诊断应为
A. 原位癌　　B. 浸润性癌　　C. 上皮中度异常增生
D. 角化不良　　E. 红斑
【答案】A
【解析】本题主要考查白斑的病理变化，白色、非均质口腔黏膜病变，镜下见上皮层内的全部细胞均呈非典型性，即细胞恶变，而基底膜尚完整符合重度异常增生的白斑即原位癌。

【破题思路】重度上皮异常增生实际上就是原位癌，其上皮层内细胞发生恶变，但基底膜尚完整，未侵犯结缔组织。非均质型白斑常与上皮异常增生、原位癌或鳞状细胞癌相关。

8. 组织学表现为恶性者所占比例很高的疾病是
A. 白斑
B. 红斑
C. 扁平苔藓
D. 慢性盘状红斑狼疮
E. 口腔黏膜下纤维化

【答案】B

【解析】红斑在组织学上表现为恶性者的比例很高，有的甚至为原位癌或早期浸润癌。故本题答案是B。易误选E。

【破题思路】红斑易癌变，不少红斑已经是原位癌。天鹅绒样的红。

9. 女，50岁，近口角处颊黏膜白色斑块近1年，不能擦去。组织学见上皮增生，内有中性粒细胞浸润和散在微小脓肿，角化层有垂直于上皮的PAS阳性菌丝，结缔组织内慢性炎细胞浸润。最可能的病理诊断是
A. 白斑
B. 红斑
C. 扁平苔藓
D. 念珠菌病
E. 慢性盘状红斑狼疮

【答案】D

【解析】口腔念珠菌病有多种表现形式，常见的有急性假膜性、慢性增殖性和慢性萎缩性。其中慢性增殖性念珠菌病又称念珠菌白斑，常发生在近口角的颊黏膜和舌背，表现为非均质性的白色斑块。病理变化较具特征性，有上皮增厚、表层中性粒细胞浸润和微脓肿形成、PAS阳性菌丝侵入上皮、固有层炎症细胞浸润，所以答案应选D。

10. 关于口腔毛状白斑以下哪项是错误的
A. 口腔分泌物常可查出EB病毒
B. 本病通常发生于牙龈
C. 上皮不全角化可发生刺状突起
D. 病变区T细胞功能降低
E. 靠近表面1/3的棘细胞层可见肿大的气球样细胞

【答案】B

【解析】毛状白斑通常发生于舌外侧缘，一般为双侧，故本题答案是B。

【破题思路】毛状白斑主要为EB病毒感染，通常发生于舌外侧缘，一般为双侧，白色绒毛状，不易被擦掉，一般无症状，也有烧灼感、疼痛或者味觉障碍，为艾滋病患者的特异性病变。镜下：上皮钉突肥厚伸长，棘层增生。表面薄厚不均的不全角化，粗糙褶皱绒毛状，表层1/3棘细胞层常可见肿大气球样细胞。电镜下：在上皮靠近表层部位的细胞之间及细胞的胞质内可见大量病毒颗粒。

11. 艾滋病患者在口腔可出现以下表现，除了
A. 坏死性牙龈炎
B. 毛状白斑
C. Kaposi肉瘤
D. Wegener肉芽肿
E. 非霍奇金淋巴瘤

【答案】D

【解析】本题主要考查艾滋病患者在口腔可出现的表现，包括毛状白斑、念珠菌病、HIV坏死性龈炎、HIV牙周炎、Kaposi肉瘤、非霍奇金淋巴瘤。故本题答案是D。

12. 肉芽肿性唇炎的典型病理改变为
A. 血管周围上皮样细胞、淋巴细胞及浆细胞聚集
B. 上皮下疱
C. 结节中心易发生坏死
D. 上皮内疱
E. 导管扩张，有慢性炎细胞浸润

【答案】A

【解析】肉芽肿性唇炎镜下见上皮下结缔组织内有弥漫性或灶性炎症细胞浸润，主要见于血管周围，有上皮样细胞、淋巴细胞及浆细胞呈结节样聚集，有时结节内有多核巨细胞，类似结节病的组织学表现，在结节中心部位无干酪样坏死。

【破题思路】

主要病理变化	口腔黏膜病
血管周围上皮样细胞、淋巴细胞及浆细胞聚集	肉芽肿性唇炎
上皮下疱	黏膜良性类天疱疮、口腔扁平苔藓

续表

主要病理变化	口腔黏膜病
结节中心易发生坏死	口腔软组织的结核病损
上皮内疱	天疱疮
导管扩张，有慢性炎细胞浸润	慢性唾液腺炎

13. 关于白斑的叙述，哪项是错误的
   A. 是指发生黏膜表面的白色斑块，不能擦掉
   B. 是一个组织学名词
   C. 分均质型和非均质型
   D. 临床和病理上不能诊断为其他疾病
   E. 可表现不同程度上的上皮异常增生

【答案】B

【解析】口腔白斑是口腔黏膜上出现的不能被擦去的白色斑块，而临床和病理上又不能诊断为其他疾病者。白斑是一个临床病名，不包含组织学含义。

【破题思路】临床将其分为均质型和非均质型两类。病理变化：①过度正角化或过度不全角化；②粒层明显；③棘层增厚；④基底膜清晰；⑤上皮钉突伸长，肥厚；⑥上皮下有少量炎细胞浸润；⑦可伴有上皮异常增生。

14. 下述哪种变化不是扁平苔藓的病理表现
   A. 基底细胞液化变性
   B. 上皮钉突不规则伸长
   C. 胶原纤维变性
   D. 上皮下疱形成
   E. 胶样小体出现

【答案】C

【解析】扁平苔藓的病理变化包括：
① 上皮不全角化（白色条纹处）或无角化（黏膜发红区）。
② 棘层增生，少数萎缩。
③ 上皮钉突不规则延长，少数呈锯齿状。
④ 基底层液化、变性，形成上皮下疱。
⑤ 固有层T淋巴细胞带状浸润。
⑥ 上皮棘层、基底层、固有层可见胶样小体。

【破题思路】

口腔黏膜病	主要病理变化
扁平苔藓	固有层淋巴细胞浸润带、基底层液化变性，形成上皮下疱、胶样小体、上皮钉突不规则延长，少数呈锯齿状
慢性盘状红斑狼疮	上皮萎缩，基底细胞液化变性。毛细血管扩张，血管周围淋巴结浸润、胶原蛋白发生变性，纤维水肿、断裂。上皮基底区有翠绿荧光带狼疮带。下唇、白色放射状条纹、蝴蝶斑、角质栓塞，上皮下疱

15. 以下为良性黏膜类天疱疮的病理特点，除了
   A. 形成基底层下疱
   B. 有时可发生上皮全层剥脱
   C. 组织愈合后形成瘢痕
   D. 上皮内出现棘层松解
   E. 固有层有大量淋巴细胞浸润

【答案】D

【解析】良性黏膜类天疱疮的病理变化：基底细胞变性，上皮全层剥脱，形成基层下疱，无周缘扩展现象；一般不侵犯口唇。直接免疫荧光检测，翠绿色的荧光带沿基底膜区伸展。上皮内出现棘层松解主要见于天疱疮。

【破题思路】

主要病理变化	口腔黏膜病
基底层下疱	黏膜良性类天疱疮、多形渗出性红斑
上皮全层剥脱	黏膜良性类天疱疮、多形渗出性红斑
组织愈合后形成瘢痕	黏膜良性类天疱疮、多形渗出性红斑
上皮内出现棘层松解	天疱疮
固有层有大量淋巴细胞浸润	黏膜良性类天疱疮、扁平苔藓

16. 角化鳞状上皮中，由2~3层扁平细胞组成，细胞质内含嗜碱性透明角质颗粒，表面为正角化时，此层明显；表面为不全角化时，此层不明显，该层是

A. 基底层　　　　　　　　B. 棘层　　　　　　　　C. 粒层
D. 角化层　　　　　　　　E. 中间层

【答案】C

【解析】过度角化：也称角化亢进，指黏膜或皮肤的角化层过度增厚。在口腔黏膜，指正常情况下有角化的区域角化层增厚或正常时无角化的区域出现角化。分为两种：

① 过度正角化：细胞界限不清，细胞核消失，形成角化物，伴有粒层增厚且透明角质颗粒异常明显。

② 过度不全角化：增厚的角化层中尚见残留的细胞核，粒层不明显。

【破题思路】

主要病理变化	特点
过度正角化	细胞核消失，常伴有颗粒层明显和棘层增厚
过度不全角化	细胞核未分解消失，粒层增厚不明显
角化不良也称错角化	棘层或基底层内出现个别细胞或一群细胞发生角化，可见于重度上皮异常、原位癌、鳞状细胞癌

17. 可用于鉴别扁平苔藓和慢性盘状红斑狼疮的病理特点是

A. 上皮表面过度角化，可发生糜烂或溃疡　　　B. 基底细胞发生液化变性，基底膜不清晰
C. 患者的自身循环抗体始终为阳性　　　　　　D. 可见角质栓塞，血管周围有淋巴细胞浸润
E. 上皮下裂隙形成

【答案】D

【解析】角质栓塞形成和血管周围有淋巴细胞浸润为慢性盘状红斑狼疮的特征性病理表现。扁平苔藓的特征性病理变化是形成上皮下疱，固有层T淋巴细胞带状浸润。

18. 下列哪项不是白斑上皮单纯增生的病理改变

A. 可有过度正角化或过度不全角化　　　　　B. 粒层明显
C. 可有非典型性细胞　　　　　　　　　　　D. 棘层增生
E. 固有层和黏膜下层有淋巴细胞和浆细胞浸润

【答案】C

【解析】白斑的病理改变无非典型细胞（单纯的增生——良性病变）。

【破题思路】白斑白色病变见上皮增生，过度正角化，粒层明显，棘层增生。上皮钉突伸长，基底膜清晰，固有层和黏膜下层有炎细胞浸润。无非典型细胞。

19. 上皮内形成微小脓肿的是

A. 肉芽肿性唇炎　　　　　　B. 念珠菌病　　　　　　C. 天疱疮
D. 扁平苔藓　　　　　　　　E. 慢性盘状红斑狼疮

【答案】B

【解析】A选项——主要表现为上皮下结缔组织内炎细胞浸润，血管周围有结节样聚集。

B选项——念珠菌病常在上皮内形成微小脓肿。
C选项——主要表现为棘层松解和上皮内疱。
D选项——主要表现为黏膜固有层有密集的淋巴细胞浸润。
E选项——病理特点为血管周围有淋巴细胞浸润。

【破题思路】

口腔黏膜病	主要病理变化
肉芽肿性唇炎	上皮下结缔组织内炎细胞浸润，血管周围有结节样聚集
念珠菌病	上皮内形成微小脓肿
天疱疮	棘层松解和上皮内疱
扁平苔藓	黏膜固有层有密集的淋巴细胞浸润
慢性盘状红斑狼疮	血管周围有淋巴细胞浸润

20. 红斑的病理变化不包括
    A. 原位癌　　　　　　　B. 早期浸润癌　　　　　　　C. 上皮萎缩
    D. 上皮不典型增生　　　E. 上皮单纯性增生
【答案】E
【解析】红斑的病理变化：上皮萎缩，上皮异常增生，原位癌，早期浸润癌。

【破题思路】红斑的病理变化：口腔黏膜的红斑虽然不如白斑多见，但在组织学上其恶性者所占的比例却很高。均质型红斑在镜下有的表现为上皮萎缩，有的为上皮异常增生或原位癌。颗粒型红斑大多为原位癌或已经突破基底膜的早期浸润癌，只有少数为上皮异常增生。
红斑的表面上皮由不全角化层覆盖，钉突之间的上皮萎缩变薄，结缔组织中血管增生且扩张充血，因此临床表现为红斑。红斑易癌变，不少红斑已经是原位癌。天鹅绒样的红。

21. 下列有关白斑的描述，不正确的是
    A. 白斑是一个临床病名　　　　　　　　B. 白斑恶变潜能随上皮异常增生程度的增加而增大
    C. 白斑上皮异常增生是指原位癌　　　　D. 非均质型白斑比均质型白斑恶变风险高
    E. 白斑上皮表面过度角化或过度不全角化
【答案】C
【解析】重度上皮异常增生才可称之为原位癌。

【破题思路】白斑病理变化：上皮增生，过度正角化或过度不全角化，或者两者同时出现为混合角化。

上皮单纯性增生	为良性病变，上皮过度角化，粒层明显，棘层增厚，没有非典型细胞，基底膜清晰，上皮钉突伸长，肥厚上皮下有少量炎细胞浸润
上皮疣状增生	见于疣状白斑，上皮表面高低不平呈刺状或乳头状增生，表层过度角化，粒层明显，棘层增厚，上皮下有少量炎细胞浸润
上皮异常增生	重度上皮异常增生实际上就是原位癌，其上皮层内细胞发生恶变，但基底膜尚完整，未侵犯结缔组织。非均质型白斑常与上皮异常增生、原位癌或鳞状细胞癌相关

22. 以下哪个为扁平苔藓的主要病理变化
    A. 基底细胞液化、变性　　　B. 出现棘层松解　　　　　　C. 上皮表面见角质栓塞
    D. 上皮内形成小脓肿　　　　E. 结缔组织发生纤维变性
【答案】A
【解析】扁平苔藓的主要病理改变包括基底细胞液化、变性，固有层淋巴细胞密集浸润带等。
B选项——出现棘层松解，为天疱疮的主要病理变化。
C选项——见角质栓塞，为慢性盘状红斑狼疮的主要病理变化。
D选项——上皮内形成小脓肿，为念珠菌病的主要病理变化。
E选项——结缔组织发生纤维变性，为口腔黏膜下纤维化的主要病理变化。

23. 下列有关慢性盘状红斑狼疮的描述，错误的是
A. 免疫荧光检测可见翠绿色狼疮带　　B. 面部鼻梁两侧出现蝴蝶斑
C. 属于癌前病变　　D. 基底细胞液化、变性
E. 上皮表面过度角化或不全角化
【答案】C
【解析】慢性盘状红斑狼疮为自身免疫性疾病。

【破题思路】

自身免疫性疾病	系统性红斑狼疮、天疱疮、类天疱疮
癌前病变（病损）	白斑、红斑
癌前状态	扁平苔藓、口腔黏膜下纤维性病变

24. 下列不属于扁平苔藓的病理变化的是
A. 上皮不全角化或无角化　　B. 上皮钉突不规则延长　　C. 基底膜界限不清
D. 上皮内疱形成　　E. 固有层出现密集的淋巴细胞浸润带
【答案】D
【解析】扁平苔藓的病理变化是基底层液化、变性，形成上皮下疱。上皮内疱形成主要见于天疱疮。

【破题思路】

上皮下疱	扁平苔藓、良性黏膜类天疱疮、多形渗出性红斑
上皮内疱	天疱疮、病毒性水疱

25. 增殖性红斑在临床表现为红色斑块的原因是
A. 上皮表层为不全角化层覆盖　　B. 钉突之间的上皮萎缩变薄
C. 结缔组织内血管增生，扩张充血　　D. 上皮钉突增大处的表面形成凹陷
E. 以上均是
【答案】C
【解析】增殖性红斑结缔组织内血管增生，扩张充血表现为红色斑块。

【破题思路】红斑：又称增殖性红斑、红色增殖性病变、也称奎来特红斑。
病理变化：均质型红斑在镜下有的表现为上皮萎缩，有的为上皮异常增生或原位癌。颗粒型红斑大多为原位癌或已经突破基底膜的早期浸润癌，只有少数为上皮异常增生。
红斑的表面上皮由不全角化层覆盖，钉突之间的上皮萎缩变薄，结缔组织中血管增生且扩张充血，因此临床表现为红斑。红斑易癌变，不少红斑已经是原位癌。天鹅绒样的红。

26. 口腔黏膜下纤维化病理表现为大量肌纤维坏死时临床表现为
A. 无症状　　B. 口腔有烧灼感　　C. 出现大疱
D. 有自发痛，口干，味觉减退　　E. 张口严重受限
【答案】E
【解析】口腔黏膜下纤维化临床上早期出现疱、溃疡；后期黏膜变白、硬，触诊有黏膜下纤维条索，可出现张口受限，上皮萎缩。

【破题思路】口腔黏膜下纤维化病理变化：主要变化为结缔组织发生纤维变性。
病变的发展可分为四个阶段：
① 最早期，固有层出现胶原纤维水肿，血管扩张充血，中性粒细胞浸润。
② 早期，紧接上皮下出现胶原纤维玻璃样变带，其下方胶原纤维水肿，淋巴细胞浸润。
③ 中期，固有层胶原纤维中度玻璃样变，轻度水肿，淋巴细胞、浆细胞浸润。

④晚期，胶原纤维全部玻璃样变，血管狭窄或闭塞。上皮萎缩，钉突变短或消失。有时上皮增生，钉突肥大并可出现异常增生。

27. 下述哪种变化不可能出现在天疱疮
    A. 天疱疮细胞　　　　　　　B. 棘层内疱　　　　　　　　C. 棘层松解
    D. 棘层增生　　　　　　　　E. 嗜酸性粒细胞浸润
【答案】D
【解析】天疱疮的病理特征为棘层松解和上皮内疱形成。

【破题思路】天疱疮的病理特征为棘层松解和上皮内疱形成。细胞间桥消失，使棘层细胞松解，彼此分离，在上皮内形成裂隙或出现大疱，其部位常在棘层内或棘层和基底层之间。

28. 慢性盘状红斑狼疮毛细血管病理改变不包括
    A. 毛细血管大量增生　　　　　B. 毛细血管扩张，管腔不整　　　C. 血管内可见玻璃样血栓
    D. 血管周围有类纤维蛋白沉积，PAS 染色阳性　　　　　　　　　E. 管周有淋巴细胞浸润
【答案】A
【解析】慢性盘状红斑狼疮毛细血管扩张，但没有出现毛细血管大量增生。

29. 关于增殖性红斑描述哪项是错误的
    A. 指口腔黏膜上出现的鲜红色、天鹅绒样斑块　　　B. 在临床和病理上不能诊断为其他疾病者
    C. 红斑边界清楚，范围固定　　　　　　　　　　　D. 红斑恶变率与白斑相似
    E. 红斑不如白斑多见
【答案】D
【解析】口腔黏膜的红斑虽然不如白斑多见，但在组织学上其恶性者所占的比例却很高。易癌变，不少红斑已经是原位癌。红斑恶变率比白斑高。

【破题思路】红斑指口腔黏膜上出现的鲜红色、天鹅绒样的红，不能诊断为其他疾病者。红斑边界清楚，范围固定，表面上皮由不全角化层覆盖，钉突之间的上皮萎缩变薄，结缔组织中血管增生且扩张充血，因此临床表现为红斑。

30. 以下哪项不是扁平苔藓的病理表现
    A. 上皮不全角化　　　　　　B. 基底细胞液化变性　　　　　C. 黏膜固有层淋巴细胞带状浸润
    D. 出现胶样小体　　　　　　E. 胶原纤维变性
【答案】E
【解析】口腔扁平苔藓的典型病理表现是上皮不全角化、基底层液化变性以及固有层有密集的淋巴细胞呈带状浸润。颗粒层明显，棘层肥厚者居多，上皮钉突呈不规则延长，其下端有时变尖呈锯齿状；在上皮的棘层、基底层或黏膜固有层可见圆形或卵圆形的胶样小体。

【破题思路】

口腔黏膜病	主要病理变化
扁平苔藓	固有层淋巴细胞浸润带、基底层液化变性，形成上皮下疱、胶样小体、上皮钉突不规则延长，少数呈锯齿状
口腔黏膜下纤维化	属于癌前状态，固有层结缔组织胶原纤维玻璃样变（纤维变性）触诊有纤维条索，张口受限

31. 关于白斑的病理变化，不正确的是
    A. 上皮细胞过度正角化和过度不全角化　　　B. 颗粒层增厚
    C. 棘层增厚　　　　　　　　　　　　　　　D. 基底细胞层液化变性
    E. 固有层炎细胞浸润
【答案】D

【解析】口腔白斑病理变化为：上皮增生，伴有过度正角化或过度角化不全；上皮粒层明显和棘层增生；上皮钉突可伸长且变粗，但仍整齐且基底膜清晰；固有层和黏膜下层淋巴细胞、浆细胞浸润。故选 D。基底细胞层液化变性常见于扁平苔藓和慢性盘状红斑狼疮。

32. 下列属于角化不良是
A. 角化层增厚　　　　　　B. 角化层变薄　　　　　　C. 基底层细胞角化
D. 透明角质颗粒明显　　　E. 角化细胞含细胞核
【答案】C
【解析】角化不良也称错角化，为上皮的异常角化，是指在上皮棘层或基底层内个别或一群细胞发生角化。角化不良有两种情况：一为良性角化不良，多在高度增生的上皮钉突中出现；另一种为恶性角化不良，有时可见胞核，细胞形态有一定异型性，见于原位癌及鳞状细胞癌。

33. 男，28岁，口腔烧灼感，口干，进食刺激痛一年，检查见患者口腔黏膜大部变白、发硬，触之有纤维条索样感，舌乳头萎缩。活检见黏膜下胶原纤维增生透明变性，血管狭窄闭锁，上皮萎缩变薄。该患者自幼有嚼槟榔习惯，本病应考虑为
A. 口腔黏膜下纤维化　　　B. 唇结核　　　　　　　　C. 扁平苔藓
D. 白色海绵状斑痣　　　　E. 血管神经性水肿
【答案】A
【解析】口腔黏膜下纤维化为癌前状态，病因不明，可能与食辣椒、嚼槟榔等刺激有关，B族维生素和蛋白质缺乏也与本病有关。临床上早期出现疱、溃疡；后期黏膜变白、硬，触诊有黏膜下纤维条索，可出现张口受限。

34. 男，70岁，牙龈上有一水疱，疱壁较厚，色灰白，有时溃破。镜下可见上皮基底层下疱，病损部位的上皮全层剥脱，结缔组织内有大量淋巴细胞浸润，免疫病理显示上皮基底膜区有翠绿色的荧光带。病理诊断为
A. 良性黏膜类天疱疮　　　B. 天疱疮　　　　　　　　C. 剥脱性龈炎
D. 复发性阿弗他溃疡　　　E. 慢性盘状红斑狼疮
【答案】A
【解析】良性黏膜类天疱疮病理变化：基底细胞变性，上皮全层剥脱，形成基层下疱，无周缘扩展现象；一般不侵犯口唇。直接免疫荧光检测，翠绿色的荧光带沿基底膜区伸展。

【破题思路】

口腔黏膜病	主要病理变化
良性黏膜类天疱疮	上皮松解，基层下疱。翠绿色的荧光带沿基底膜区伸展
天疱疮	棘层松解和上皮内疱形成。临床有周缘扩展现象（轻挑皮剥）、尼氏征阳性（刺激成疱脱皮）
剥脱性龈炎	许多疾病在牙龈上的表征，包括类天疱疮、扁平苔藓、天疱疮、红斑狼疮等
复发性阿弗他溃疡	只破坏上皮层，愈后不留瘢痕
慢性盘状红斑狼疮	上皮萎缩，基底细胞液化变性。毛细血管扩张，管周淋巴细胞浸润、胶原蛋白发生变性，纤维水肿、断裂。上皮基底区有翠绿荧光带狼疮带。唇红、白色放射状条纹、蝴蝶斑、角质栓塞，上皮下疱

35. 男，50岁，口腔黏膜发硬半年，有嚼槟榔史。活检标本见上皮萎缩，紧接上皮下出现胶原纤维玻璃样变带，其下方胶原纤维水肿，淋巴细胞浸润。病理诊断应为
A. 白斑　　　　　　　　　B. 红斑　　　　　　　　　C. 扁平苔藓
D. 口腔黏膜下纤维性变　　E. 白色海绵状斑痣
【答案】D
【解析】口腔黏膜下纤维性变病理变化：主要变化为结缔组织发生纤维变性。

36. 男，45岁，口腔内黏膜多处起疱，疱破后形成结痂。镜下见病变浅层上皮脱落，仅见基底细胞附着于结缔组织上方，呈绒毛状，其上方见个别松散的圆形细胞，胞核圆形，大而肿胀，染色质多，胞核周围有窄的晕。上述表现提示的病理诊断为
A. 寻常性天疱疮　　　　　B. 良性黏膜类天疱疮　　　C. 艾滋病的口腔表现
D. 扁平苔藓　　　　　　　E. 肉芽肿性唇炎
【答案】A

【解析】天疱疮临床以软腭、颊及龈黏膜最多见；有周缘扩展现象（轻挑皮剥）、尼氏征阳性（刺激成疱脱皮）。病理特征为棘层松解和上皮内疱形成。可见天疱疮细胞。

【破题思路】

口腔黏膜病	主要病理变化
寻常性天疱疮	棘层松解和上皮内疱形成。临床有周缘扩展现象（轻挑皮剥）、尼氏征阳性（刺激成疱脱皮）
良性黏膜类天疱疮	上皮松解，基层下疱。翠绿色的荧光带沿基底膜区伸展
艾滋病的口腔表现	包括毛状白斑，念珠菌病，龈炎，坏死性龈炎，牙周炎，Kaposi肉瘤，非霍奇金淋巴瘤
扁平苔藓	固有层淋巴细胞浸润带、基底层液化变性，形成上皮下疱、胶样小体、上皮钉突不规则延长，少数呈锯齿状
肉芽肿性唇炎	有上皮样细胞、淋巴细胞及浆细胞呈结节样聚集，有时结节内有多核巨细胞

37. 男，32岁，舌侧缘白色毛绒状表现，不易被擦掉，局部有溃疡形成。镜下见上皮钉突肥厚并伸长，棘层明显增生，表面为厚薄不均的不全角化，呈粗糙的皱褶或毛绒状，多为过度不全角化形成的刺状突起，靠近表层1/3的棘细胞层常可见肿大的气球样细胞，电镜证实细胞间及胞浆内有大量病毒颗粒。应提示下列哪种诊断

  A. 白斑   B. 鳞状细胞乳头状瘤   C. 毛状白斑
  D. 念珠菌病   E. 白色水肿

【答案】C

【解析】毛状白斑镜下：上皮钉突肥厚伸长，棘层增生。表面薄厚不均的不全角化，粗糙褶皱绒毛状，表层1/3棘细胞层常可见肿大气球样细胞。电镜下：在上皮靠近表层部位的细胞之间及细胞的胞质内可见大量病毒颗粒。

38. 女，45岁，牙龈起疱半年，色灰白，不易破溃。镜下见上皮基底层下疱，基底细胞变性，部分区域上皮全层剥脱，结缔组织表面平滑，胶原纤维水肿，其中有大量淋巴细胞、浆细胞及嗜酸性粒细胞浸润。最可能的病理诊断为

  A. 复发性阿弗他溃疡   B. 寻常性天疱疮   C. 良性黏膜类天疱疮
  D. 艾滋病的口腔表现   E. 肉芽肿性唇炎

【答案】C

【解析】天疱疮临床以软腭、颊及龈黏膜最多见；有周缘扩展现象（轻挑皮剥）、尼氏征阳性（刺激成疱脱皮）。病理特征为棘层松解和上皮内疱形成。可见天疱疮细胞。

【破题思路】

口腔黏膜病	主要病理变化
复发性阿弗他溃疡	只破坏上皮层，愈后不留瘢痕
寻常性天疱疮	棘层松解和上皮内疱形成。临床有周缘扩展现象（轻挑皮剥）、尼氏征阳性（刺激成疱脱皮）
良性黏膜类天疱疮	上皮松解，基层下疱。翠绿色的荧光带沿基底膜区伸展
艾滋病的口腔表现	包括毛状白斑，念珠菌病，龈炎，坏死性龈炎，牙周炎，Kaposi肉瘤，非霍奇金淋巴瘤
肉芽肿性唇炎	有上皮样细胞、淋巴细胞及浆细胞呈结节样聚集，有时结节内有多核巨细胞

39. 男，23岁，颊部黏膜近口角处白色斑块数月，质硬、不易擦去。镜下见上皮表层水肿，角化层内有中性粒细胞浸润，常形成微小脓肿。上皮棘层增生，上皮钉突呈圆形，基底膜部分被炎症破坏。PAS染色见角化层有垂直于上皮表面的丝状阳性着色物，结缔组织中有充血的毛细血管及大量淋巴细胞、浆细胞和中性粒细胞浸润。病理诊断应为

  A. 白斑   B. 红斑   C. 肉芽肿性唇炎
  D. 白念珠菌病   E. 口腔结核

【答案】D

【解析】白念珠菌病的主要病理变化：念珠菌侵入组织，引起上皮表层水肿，角化层内有中性粒细胞浸润，常形成微小脓肿。上皮棘层增生，上皮钉突呈圆形，基底膜部分被炎症破坏。在角化层或上皮的外1/3处可见菌丝，HE染色不甚清晰，PAS染色为强阳性。结缔组织中有充血的毛细血管及大量淋巴细胞、浆细胞和中性粒细胞浸润。

【破题思路】

口腔黏膜病	主要病理变化
白斑	上皮增生，粒层明显，棘层增厚
红斑	天鹅绒样的红、上皮萎缩、原位癌、早期浸润癌
肉芽肿性唇炎	有上皮样细胞、淋巴细胞及浆细胞呈结节样聚集，有时结节内有多核巨细胞
白念珠菌病	微小脓肿、菌丝PAS阳性染色

40. 女，45岁，颊黏膜有红斑样病损，表面糜烂，周围有白色放射状条纹。鼻梁两侧皮肤有蝴蝶斑。镜下可见上皮层萎缩变薄，表层过度角化，可见角质栓，基底细胞层液化变性，固有层浅层胶原纤维水肿，变性。小血管周围有慢性炎细胞浸润，以淋巴细胞为主。病理诊断是

　　A. 白斑　　　　　　　　　　B. 扁平苔藓　　　　　　　　　C. 天疱疮
　　D. 红斑　　　　　　　　　　E. 慢性盘状红斑狼疮

【答案】E

【解析】慢性盘状红斑狼疮的病理变化：角质栓塞，基底细胞空泡变性、液化，上皮与固有层之间可形成裂隙和小水疱，基底膜不清。

41. 女，50岁，牙龈红肿，有一1cm大小的疱，色灰白，无周缘扩展现象。镜下可见基层下疱，基底细胞变性，上皮全层剥脱，胶原纤维水肿，有大量淋巴细胞浸润。免疫病理显示，上皮基底膜区域有免疫球蛋白及补体沉积，抗基底膜抗体阳性。病理诊断为

　　A. 白斑　　　　　　　　　　B. 扁平苔藓　　　　　　　　　C. 天疱疮
　　D. 良性黏膜类天疱疮　　　　E. 慢性盘状红斑狼疮

【答案】D

【解析】良性黏膜类天疱疮病理变化：基底细胞变性，上皮全层剥脱，形成基层下疱，无周缘扩展现象；一般不侵犯口唇。直接免疫荧光检测，翠绿色的荧光带沿基底膜区伸展。

42. 女，48岁，颊黏膜上有灰白色的树枝状条纹。镜下可见，上皮不全角化，变薄，上皮钉突不规则延长，基底细胞排列紊乱，部分基底细胞出现液化变性，固有层有密集的淋巴细胞浸润带。病理诊断为

　　A. 白斑　　　　　　　　　　B. 扁平苔藓　　　　　　　　　C. 慢性盘状红斑狼疮
　　D. 红斑　　　　　　　　　　E. 天疱疮

【答案】B

【解析】扁平苔藓的病理表现上皮不全角化，变薄，上皮钉突不规则延长，基底细胞排列紊乱，部分基底细胞出现液化变性，固有层有密集的淋巴细胞浸润带。

43. 女，37岁，下唇黏膜糜烂半年，检查见下唇中部1cm×0.8cm病变区，黏膜糜烂、充血、结痂，可见灰白色放射状条纹。活检镜下可见上皮变薄，上皮钉突呈锯齿状，基底细胞水肿液化，结缔组织内可见大量淋巴细胞围绕血管浸润，血管不规则扩张，管壁不完整。应诊断为

　　A. 白斑　　　　　　　　　　B. 慢性盘状红斑狼疮　　　　　C. 扁平苔藓
　　D. 口腔黏膜下纤维化　　　　E. 上皮异常增生

【答案】B

【解析】慢性盘状红斑狼疮的病理变化：角质栓塞，基底细胞空泡变性、液化，上皮与固有层之间可形成裂隙和小水疱，基底膜不清。

44. 男，45岁，颊黏膜上白色病变半年，边界清楚，与黏膜平齐，舌舔时有粗涩感。镜下见上皮增生，过度正角化，粒层明显，棘层增生。上皮钉突伸长，基底膜清晰，固有层和黏膜下层有炎细胞浸润。病理诊断为

　　A. 红斑　　　　　　　　　　B. 扁平苔藓　　　　　　　　　C. 白斑
　　D. 白色水肿　　　　　　　　E. 慢性盘状红斑狼疮

【答案】C

【解析】白色病变见上皮增生，过度正角化，粒层明显，棘层增生。上皮钉突伸长，基底膜清晰，固有层和黏膜下层有炎细胞浸润。

45. 患者男，47岁，双侧舌侧缘白色斑块半年，检查见双侧舌侧缘白色绒毛状斑块，不易被擦掉，镜检可见黏膜表面薄厚不均的过度不全角化，并呈毛刺状突起，上皮钉突肥厚延长，棘细胞层明显增生，可见肿大的气球样细胞，应考虑为

A. 白斑 B. 扁平苔藓 C. 毛状白斑
D. 白色水肿 E. 念珠菌病

【答案】C

【解析】毛状白斑镜下：上皮钉突肥厚伸长，棘层增生。表面薄厚不均的不全角化，粗糙褶皱绒毛状，表层1/3棘细胞层常可见肿大气球样细胞。电镜下：在上皮靠近表层部位的细胞之间及细胞的胞质内可见大量病毒颗粒。

【破题思路】

口腔黏膜病	主要病理变化
白斑	上皮增生，粒层明显，棘层增厚
扁平苔藓	固有层淋巴细胞浸润带、基底层液化变性，形成上皮下疱、胶样小体、上皮钉突不规则延长，少数呈锯齿状
毛状白斑	表层1/3棘细胞层常可见肿大气球样细胞
念珠菌病	微小脓肿、菌丝PAS阳性染色

(46～50题共用备选答案)

A. 常见角化不良 B. 常见棘层增生 C. 常见棘层内疱
D. 常见基层下疱 E. 常见基底细胞空泡性变及液化

46. 黏膜良性类天疱疮
47. 天疱疮
48. 原位癌
49. 扁平苔藓
50. 白斑

【答案】D、C、A、E、B

【解析】黏膜良性类天疱疮基层下疱，天疱疮棘层内疱，白斑棘层增生，扁平苔藓基底细胞空泡性变及液化，原位癌角化不良。

51. 以下口腔黏膜病中属于自身免疫性疾病的是

A. 口腔黏膜下纤维化 B. 念珠菌病 C. 天疱疮
D. 白斑 E. 白色海绵状斑痣

【答案】C

【解析】天疱疮是一种严重的皮肤黏膜疱性疾病。一般分为寻常型、增殖型、落叶型和红斑型四型。口腔常见的是寻常型天疱疮。本病是自身免疫性疾病。40%的患者在活动期可检测到抗上皮细胞间桥粒蛋白抗体。

【破题思路】

口腔黏膜病	考点
口腔黏膜下纤维化	癌前状态
念珠菌病	真菌感染
天疱疮	自身免疫性疾病
白斑	癌前病变
白色海绵状斑痣	遗传性疾病或家族性疾病

52. 以下口腔黏膜病中癌变风险最高的是
A. 白斑　　　　　　　　　B. 白色海绵状斑痣　　　　　C. 白色水肿
D. 慢性盘状红斑狼疮　　　E. 天疱疮

【答案】A

【解析】白色海绵状斑痣不是癌前病变，不发生恶性变，排除B。白色水肿未发现上皮增生或癌变，排除C。慢性盘状红斑狼疮癌变少见，排除D。天疱疮属于自身免疫性疾病，排除E。白斑属于癌前病变，尤其是非均质性白斑和发生在口底、舌腹和舌侧缘的白斑要特别警惕，癌变率为3%～5%。

【破题思路】

癌前病变	白斑、红斑
癌前状态	口腔黏膜下纤维化、扁平苔藓

53. 患者，女，28岁。下唇肿胀并有硬结。活检见镜下血管周围有类上皮细胞、淋巴细胞、浆细胞聚集成结节样。结节内偶见多核巨细胞，固有层水肿，并可见肥大细胞。本病应诊断为
A. 肉芽肿性唇炎　　　　　B. 唇结核　　　　　　　　　C. 腺性唇炎
D. 扁平苔藓　　　　　　　E. 血管神经性水肿

【答案】A

【解析】唇结核抗酸染色可见到结核菌，排除B。腺性唇炎早期为腺组织增生，腺管扩张。在唇红边缘及其邻近黏膜可见增大的唾液腺，其导管扩张。表皮不规则增生，伴有海绵形成，棘层肥厚，并有淋巴细胞和浆细胞浸润，或呈肉芽肿性改变，有的部位有大量中性粒细胞浸润，排除C。扁平苔藓角化过度与角化不全，伴粒层肥厚基底细胞坏死液化变性，及基底膜下有大量淋巴细胞浸润，排除D。血管神经性水肿上唇较下唇多发，深层结缔组织内可见毛细血管增生，有少量炎细胞浸润，排除E。肉芽肿性唇炎镜下可见上皮下结缔组织内有弥漫性或灶性炎症细胞浸润，主要见于血管周围为上皮样细胞、淋巴细胞及浆细胞呈结节样聚集，有时结节内有多核巨细胞。故选A。

【破题思路】肉芽肿性唇炎：有上皮样细胞、淋巴细胞及浆细胞呈结节样聚集，有时结节内有多核巨细胞。

54. 上皮异常增生的病理变化不包括
A. 基底细胞呈栅栏状排列　　B. 基底细胞极性紊乱　　　　C. 细胞多形性
D. 上皮钉突呈滴状　　　　　E. 有丝分裂象增多

【答案】A

【解析】上皮异常增生的病理变化不包括基底细胞呈栅栏状排列。

【破题思路】上皮异常增生（反复看，知道谁是不正常）
（1）上皮的变化
①上皮基底细胞极性消失；②出现一层以上基底样细胞；③在棘细胞层中单个或成团细胞角化；④上皮浅表1/2出现有丝分裂；⑤上皮层次紊乱。
（2）细胞的变化
①有丝分裂相增加，可见少数异常有丝分裂；②核质比例增加；③细胞多形性；④细胞核浓染；⑤核仁增大；⑥细胞黏着力下降；⑦上皮钉突呈滴状。
根据以上表现出现的数目，可分为轻、中、重度上皮异常增生。

55. 重度上皮异常增生的疾病是
A. 早期浸润癌　　　　　　B. 原位癌　　　　　　　　　C. 进展期癌
D. 转移癌　　　　　　　　E. 破坏期癌

【答案】B

【解析】重度上皮异常增生实际上就是原位癌，其上皮层内细胞发生恶变，但基底膜尚完整，未侵犯结缔组织。

【破题思路】	
上皮单纯性增生	为良性病变，上皮过度角化，粒层明显，棘层增厚，没有非典型细胞，基底膜清晰，上皮钉突伸长，肥厚上皮下有少量炎细胞浸润
上皮疣状增生	见于疣状白斑，上皮表面高低不平呈刺状或乳头状增生，表层过度角化，粒层明显，棘层增厚，上皮下有少量炎细胞浸润
上皮异常增生	重度上皮异常增生实际上就是原位癌，其上皮层内细胞发生恶变，但基底膜尚完整，未侵犯结缔组织。非均质型白斑常与上皮异常增生、原位癌或鳞状细胞癌相关

56. 溃疡的定义为
A. 上皮表层坏死或脱落　　　B. 上皮浅层坏死或脱落　　　C. 上皮及上皮下坏死或脱落
D. 上皮下坏死或脱瘠　　　　E. 上皮全层剥脱
【答案】A
【解析】溃疡是黏膜或皮肤表层坏死而脱落形成凹陷，按其破坏组织的程度，可分为浅层溃疡和深层溃疡。

57. 口腔黏膜下纤维化的主要病理特征是
A. 黏膜上皮高度增生　　　　B. 黏膜上皮萎缩　　　　　　C. 黏膜结缔组织发生钙化
D. 黏膜结缔组织发生纤维变性　E. 黏膜结缔组织出血水肿
【答案】D
【解析】口腔黏膜下纤维化的主要病理变化为结缔组织发生纤维变性，可分为四个阶段：最早期，早期，中期，晚期。

【破题思路】口腔黏膜下纤维化病理变化：主要变化为结缔组织发生纤维变性。
病变的发展可分为四个阶段：
①最早期，固有层出现胶原纤维水肿，血管扩张充血，中性粒细胞浸润；②早期，紧接上皮下出现胶原纤维玻璃样变带，其下方胶原纤维水肿，淋巴细胞浸润；③中期，固有层胶原纤维中度玻璃样变，轻度水肿，淋巴细胞、浆细胞浸润；④晚期，胶原纤维全部玻璃样变，血管狭窄或闭塞。上皮萎缩，钉突变短或消失。有时上皮增生，钉突肥大并可出现异常增生。

58. 口腔念珠菌病的主要病理特征是
A. 上皮变性坏死　　　　　　B. 上皮内念珠菌的菌丝　　　C. 上皮内微小脓肿
D. 上皮内念珠菌的白色斑膜　E. 上皮角化层水肿
【答案】B
【解析】念珠菌病由白念珠菌感染，念珠菌侵入组织，引起上皮表层水肿，角化层内有中性粒细胞浸润，常形成微小脓肿，镜下见上皮变性坏死，并有大量念珠菌的菌丝及孢子。

【破题思路】念珠菌病由白念珠菌感染，寄生于人体的皮肤和黏膜。

第十三单元　颌骨疾病

1. 骨纤维异常增生症的特点是
A. 骨小梁增生
B. 骨内纤维组织减少
C. 骨内纤维组织增多
D. 骨膜增生
E. 骨皮质增生
【答案】C
【解析】骨纤维异常增生症的特点是：纤维结缔组织增多，可见较多幼稚骨小梁。

【破题思路】骨纤维异常增生症病理变化：
① 纤维结缔组织增多，可见较多幼稚骨小梁。
② 幼稚骨小梁，类似O、C、V、W等英文字母的形态。
③ 骨小梁无层板结构，无方向，分布较均匀，周围有骨样组织。
④ 缺乏成排的成骨细胞。
⑤ 增生的纤维结缔组织富含血管，有时可见软骨岛、多核巨细胞、骨样组织、泡沫细胞和破骨细胞。

2. 朗格汉斯细胞组织细胞增生症的慢性局限型是
A. 嗜酸性淋巴肉芽肿
B. 嗜酸性肉芽肿
C. 汉-许-克病
D. 勒-雪病
E. 巨细胞肉芽肿
【答案】B
【解析】嗜酸性肉芽肿属于慢性局限型；汉-许-克病属于慢性播散型；勒-雪病属于急性播散型。

3. 关于骨纤维异常增生症描述哪项是错误的
A. 病变内有囊腔形成
B. 病变包膜完整
C. 病变内有大量成纤维细胞
D. 病变内有大量纤维组织
E. 病变内有新骨形成
【答案】B
【解析】骨纤维异常增生症的特点是：纤维结缔组织增多，可见较多幼稚骨小梁。无包膜。

4. 慢性化脓性颌骨骨髓炎特征性表现是
A. 大量中性粒细胞浸润
B. 坏死的炎症细胞和液化的组织共同形成脓液
C. 无死骨形成
D. 有新骨形成
E. 窦道流脓，经久不愈
【答案】E
【解析】慢性化脓性骨髓炎特征性表现是窦道流脓经久不愈，感染性骨腔或死骨存在。

【破题思路】

颌骨骨髓炎	病理表现
急性化脓性颌骨骨髓炎	大量的中性粒细胞浸润；形成脓肿；形成死骨，其周围有炎性肉芽组织
慢性化脓性骨髓炎	窦道流脓经久不愈，死骨形成
慢性骨髓炎伴增生性骨膜炎	骨膜下密质骨表面有反应性新骨形成
慢性局灶性硬化性骨髓炎	骨小梁不规则，其厚度和数量增加
结核性骨髓炎	典型的结核性肉芽肿，中心常见干酪样坏死
放射性骨坏死	骨的变性和坏死

5. 朗格汉斯细胞胞浆中的 Birbeck 颗粒特点不包括

A. 杆状　　　　　　　　　　B. 有界膜　　　　　　　　　　C. 有规律间隔的横纹
D. 一端膨大呈网球拍状　　　E. 强嗜酸性

【答案】E

【解析】电镜下朗格汉斯细胞胞质中有特征性的 Birbeck 颗粒。Birbeck 颗粒多位于胞核凹陷附近的胞质内，呈杆状，中央有一细丝，其上有约 6nm 的周期性横纹，有时可见杆的一端有突出的球形泡，呈现网球拍样的结构。

> 【破题思路】电镜下朗格汉斯细胞胞浆电子密度较低，又称明细胞，细胞核的核膜内陷形成缺痕，胞浆内含有朗格汉斯颗粒，又称 Birbeck 颗粒。

6. 患者，女，23岁。下颌骨区疼痛1年余。检查可见右下颌骨膨隆。X线片可见境界明显的密度降低区。病理可见骨质膨隆，有点状出血。镜下可见病变区域大量的纤维结缔组织，含有多核巨细胞。多核巨细胞较小。则患者所患疾病为

A. 朗格汉斯细胞组织细胞增生症　　B. 巨细胞肉芽肿　　　　　　　C. 骨纤维结构不良
D. 颌骨骨髓炎　　　　　　　　　　E. 颌骨创伤

【答案】B

【解析】巨细胞肉芽肿好发于下颌骨的前牙区，颌骨吸收破坏，并使颌骨膨隆。病理变化为肉眼观骨质膨隆，可有出血、坏死和囊性变。镜下见病变由纤维结缔组织构成，其中含有多核巨细胞。血管较丰富，并常见出血。巨细胞分布不均匀，数量少，而且多核巨细胞较小，所含细胞核的数量也少。

7. 男，14岁，下颌骨后区无痛性肿胀，进展缓慢。X线咬合片显示外骨皮质板呈灶性骨膜下骨质增生。镜下见骨膜下密质骨反应性新骨形成，其中有少量淋巴细胞和浆细胞浸润，无化脓及死骨形成。最可能的疾病是

A. Garré 骨髓炎　　　　　　　B. 致密性骨炎　　　　　　　　C. 慢性化脓性骨髓炎
D. 结核性骨炎　　　　　　　　E. 慢性局灶性骨髓炎

【答案】A

【解析】慢性骨髓炎伴增生性骨膜炎又称 Garré 骨髓炎或骨化性骨膜炎，主要表现为双层骨皮质，表面平滑，反应性新骨形成，无化脓及死骨形成。

8. 男，20岁，右下颌第一磨牙区轻微疼痛，X线见第一磨牙根尖有一圆形界线清楚的阻射区，镜下见骨小梁的厚度和数量增加，骨髓腔窄小，腔内有纤维组织及少量炎细胞浸润。最可能的疾病是

A. Garré 骨髓炎　　　　　　　B. 致密性骨炎　　　　　　　　C. 慢性化脓性骨髓炎
D. 结核性骨炎　　　　　　　　E. 慢性局灶性骨髓炎

【答案】B

【解析】慢性局灶性硬化性骨髓炎又称致密性骨炎，20岁以前的年轻人常见，好发于下颌第一恒磨牙，主要表现为骨小梁的厚度和数量增加。

9. 骨皮质表面有反应性新骨形成，新生骨小梁间为纤维结缔组织，少量淋巴细胞和浆细胞浸润，无化脓和死骨的表现见于

A. 结核性骨髓炎　　　　　　B. 放射性骨坏死　　　　　　　C. 致密性骨炎
D. 家族性巨颌症　　　　　　E. 慢性骨髓炎伴增生性骨膜炎

【答案】E

【解析】慢性骨髓炎伴增生性骨膜炎病理变化：骨膜下密质骨表面有反应性新骨形成，形成双层骨皮质，在类骨质周围有成骨细胞，新生的骨小梁与骨面垂直，小梁间为纤维结缔组织，其中有少量淋巴细胞和浆细胞浸润。

10. 哪种不是汉-许-克病的表现

A. 牙齿松动脱落　　　　　　B. 突眼　　　　　　　　　　　C. 颅骨病变
D. 眶距过宽　　　　　　　　E. 尿崩症

【答案】D

【解析】汉-许-克病三大特征：颅骨损伤、突眼、尿崩。病变侵犯眶骨可引起眼球突起，病变位于蝶鞍时，可侵犯垂体而引起尿崩症。病变侵犯牙龈时，可引起牙松动或过早脱落。

【破题思路】

嗜酸性肉芽肿	汉-许-克病	勒-雪病
慢性局限型	慢性播散型	急性播散型
好发儿童青少年	好发儿童	好发婴幼儿
多发生于骨内，颅骨、下颌骨、肋骨多发，口腔多侵犯颌骨和牙龈	多骨性、骨外病变	不仅骨病变，还有内脏破坏
常见牙龈肿痛，颌骨肿大和牙松动	三大特征：颅骨损伤、突眼、尿崩	—
X线：有溶骨性或穿凿性表现	X线：颅骨不规则穿凿性破坏	X线：明显骨质破坏
嗜酸性粒细胞最多见	大量泡沫细胞	大量朗格汉斯细胞，多核巨细胞；无泡沫细胞

11.关于放射性骨坏死的临床病理表现，错误的是

A. 间断性疼痛　　　　　　B. 继发细菌感染　　　　　　C. 骨松质变化较重

D. 病理性骨折　　　　　　E. 瘘管形成

【答案】C

【解析】放射性骨坏死临床表现

主要病变：骨的变形和坏死，骨髓炎或细菌感染为继发病变，多位于骨组织的暴露部分。

主要临床表现：局部间断性疼痛，开口受限，口臭，有瘘形成，死骨逐渐暴露，周界不清，也不易分离。

病理：皮质骨（密质骨）早期——层板骨纹理粗糙，骨纤维空虚。

晚期——层板骨结构消失或断裂，形成死骨。

第十四单元　唾液腺疾病

1. 舍格伦综合征的病理表现不包括
   A. 淋巴细胞浸润　　　　　　B. 小叶轮廓仍保留　　　　　　C. 形成上皮岛
   D. 病变常从小叶周边开始　　E. 导管增生扩张
   【答案】D
   【解析】舍格伦综合征的病变从小叶中心开始，小叶轮廓存在（淋巴细胞浸润，腺泡全部消失）。

   【破题思路】舍格伦综合征的病理改变
   ①腺体肿胀，与正常腺体间无明显界限。②病变从小叶中心开始，小叶轮廓存在（淋巴细胞浸润，腺泡全部消失）。③腺小叶缺乏结缔组织修复。④小叶导管上皮增生形成肌上皮岛。⑤导管可扩张形成囊腔。

2. 慢性涎腺炎表现以下病理变化，除了
   A. 导管扩张　　　　　　　　B. 腺泡萎缩　　　　　　　　　C. 胶原纤维增生
   D. 腺小叶坏死　　　　　　　E. 玻璃样变性
   【答案】D
   【解析】腺小叶坏死是坏死性涎腺化生的病理改变。

   【破题思路】慢性涎腺炎镜下见唾液腺导管扩张，导管内有炎症细胞；导管周围及纤维间质淋巴细胞和浆细胞浸润，或形成淋巴滤泡；腺泡萎缩、消失，被增生的纤维结缔组织取代，导管周围纤维化，出现玻璃样病变；小叶内导管上皮增生，并可见鳞状化生。

3. 坏死性涎腺化生的病理改变不包括
   A. 腺小叶坏死　　　　　　　B. 上皮出现明显异型性　　　　C. 上皮呈假上皮瘤样增生
   D. 鳞状细胞团块　　　　　　E. 鳞状化生
   【答案】B
   【解析】坏死性涎腺化生腺导管上皮呈明显的鳞状化生，但无核异型性或间变。

   【破题思路】坏死性涎腺化生镜下见溃疡周围的表面上皮呈假上皮瘤样增生，腺小叶坏死，腺泡壁溶解消失，黏液外溢形成黏液池；腺导管上皮呈明显的鳞状化生，但无核异型性或间变；有的腺小叶完全被鳞状细胞团片取代。

4. 舍格伦综合征与其他腺体慢性炎症的区别是
   A. 腺泡破坏、消失　　　　　　　　　　　B. 淋巴细胞浸润
   C. 腺小叶内缺乏纤维结缔组织修复　　　　D. 导管上皮增生
   E. 导管扩张
   【答案】C
   【解析】舍格伦综合征病变严重时，小叶内腺泡全部消失，而为淋巴细胞、组织细胞所取代，但小叶外形轮廓仍保留。腺小叶内缺乏纤维结缔组织修复，此表现可区别于腺体其他慢性炎症。

   【破题思路】舍格伦综合征肉眼观察，唾液腺腺体弥漫性肿大或呈结节状包块，剖面呈灰白色。弥漫性者腺小叶境界清楚；结节状包块者腺小叶不明显，但仔细观察仍可辨认。与周围病变轻者或正常腺小叶有界限，但两者之间无被膜间隔。镜下见病变从小叶中心开始。早期淋巴细胞浸润于腺泡之间，将腺泡分开，进而使腺泡破坏、消失，密集的淋巴细胞形成滤泡。病变严重时，小叶内腺泡全部消失，而为淋巴细胞、组织细胞所取代，但小叶外形轮廓仍保留。腺小叶内缺乏纤维结缔组织修复，此表现可区别于腺体其他慢性炎症。

5. 常用于诊断舍格伦综合征的病理取材部位是
A. 腮腺
B. 下颌下腺
C. 舌下腺
D. 颊腺
E. 唇腺

【答案】E

【解析】舍格伦综合征患者唇腺的病理变化与大涎腺基本相似，因此多取唇腺组织做病理检查。病变处仍保留腺小叶轮廓，小叶中心病变较重，并有导管扩张及囊腔形成，浸润细胞破坏基膜进入导管壁深层。

【破题思路】唇腺活检是舍格伦综合征的确诊方法——唇腺几乎始终可见局灶性导管周围淋巴细胞浸润。

6. 下列涎腺肿瘤中不含肌上皮细胞的是
A. 多形性腺瘤
B. 肌上皮瘤
C. 腺样囊性癌
D. 黏液表皮样癌
E. 多形性低度恶性腺癌

【答案】D

【解析】多形性腺瘤其基本结构为腺上皮、肌上皮、黏液、黏液样组织和软骨样组织，排除A。肌上皮瘤具有双相性结构：导管内层衬覆上皮细胞，透明的肌上皮细胞，排除B。腺样囊性癌光镜观察，肿瘤实质细胞主要为导管内衬上皮细胞和变异肌上皮细胞，排除C。多形性低度恶性腺癌肿瘤细胞主要由肿瘤性肌上皮细胞和肿瘤性导管上皮细胞构成，排除E。黏液表皮样癌由黏液细胞、表皮样细胞和中间细胞组成。

【破题思路】

唾液腺肿瘤	肿瘤细胞	来源
多形性腺瘤	上皮、肌上皮、黏液、黏液样组织和软骨样组织	闰管
肌上皮瘤	导管内层衬覆上皮细胞，透明的肌上皮细胞	闰管
腺样囊性癌	导管内衬上皮细胞和变异肌上皮细胞	闰管
黏液表皮样癌	黏液样细胞、表皮样细胞和中间细胞	闰管、排泄管
多形性低恶度腺癌	肿瘤性肌上皮细胞和肿瘤性导管上皮细胞	闰管

7. 常发生神经浸润的涎腺肿瘤是
A. 腺样囊性癌
B. 腺泡细胞癌
C. 黏液表皮样癌
D. 囊腺癌
E. 上皮-肌上皮癌

【答案】A

【解析】腺样囊性癌肿瘤常沿神经扩散，腺泡细胞癌、黏液表皮样癌、囊腺癌、上皮-肌上皮癌都不沿神经浸润。

【破题思路】腺样囊性癌生物学行为：此瘤为恶性肿瘤，生长虽慢，但无包膜而且侵袭性强，可沿神经、血管及纤维组织蔓延，术后常有复发。

8. 下列哪种细胞不是多形性腺瘤中肌上皮细胞可能出现的形态
A. 浆细胞样细胞
B. 梭形细胞
C. 嗜酸性粒细胞
D. 透明肌上皮细胞
E. 上皮样细胞

【答案】C

【解析】嗜酸性粒细胞见于腺淋巴瘤及嗜酸性腺瘤。

【破题思路】多形性腺瘤其基本结构为腺上皮、肌上皮、黏液、黏液样组织和软骨样组织。腺上皮形成腺管样结构，腺管的外围为梭形的肌上皮细胞或柱状的基底细胞。管腔内有粉染的均质性黏液。肌上皮细胞可分为浆细胞样、梭形、透明和上皮样四种形态，肌上皮细胞常与黏液样组织和软骨样组织相互过渡，即逐渐移行为黏液样组织和软骨样组织。肿瘤的间质较少，纤维结缔组织常发生玻璃样变性。

9. 多形性低度恶性腺癌的病理学特点是
   A. 细胞多形性
   B. 细胞一致、结构多形和转移率低
   C. 细胞多形、结构一致和转移率低
   D. 细胞和结构多形，而恶性度低
   E. 低度恶性的多形性腺瘤

   【答案】B

   【解析】多形性低度恶性腺癌表现为组织结构的多样性，而细胞形态却表现为一致性，容易与细胞形态和结构都多样的多形性腺瘤混淆，但其实两者是截然不同的两种肿瘤。该肿瘤恶性度低，转移率也很低，故排除A、C、D、E。

   【破题思路】

多形性低度恶性腺癌	组织结构多样性，细胞形态一致性
多形性腺瘤	组织结构多型性，细胞形态多样性

10. 腺泡细胞癌表现下列生长方式，除了
    A. 实体型
    B. 筛管状
    C. 微囊型
    D. 乳头囊状
    E. 滤泡型

    【答案】B

    【解析】腺泡细胞癌肿瘤细胞排列为四种组织类型，即实体型（腺泡细胞为主）、微囊型、滤泡型和乳头囊状型。

    【破题思路】

肿瘤细胞	腺泡样细胞、闰管样细胞、空泡样细胞、透明细胞和非特异性腺样细胞
肿瘤细胞排列	实体型（腺泡细胞为主）、微囊型、滤泡型和乳头囊状型

11. 腺样囊性癌可表现以下组织学类型，除了
    A. 腺状
    B. 筛孔状
    C. 乳头状
    D. 小管状
    E. 实性

    【答案】C

    【解析】腺样囊性癌根据肿瘤细胞类型和排列方式分为三种组织类型：腺性（筛状型）、管状型、实性。

    【破题思路】

	肿瘤细胞排列
腺泡细胞癌	实体型（腺泡细胞为主）、微囊型、滤泡型和乳头囊状型
腺样囊性癌	腺性（筛状型）、管状型、实性

12. 关于腺淋巴瘤，以下哪项是错误的
    A. 最常见于腮腺
    B. 女性多见
    C. 肿瘤部分呈囊性
    D. 由上皮和淋巴样组织组成
    E. 肿瘤上皮细胞排列成双层（假复层）

    【答案】B

    【解析】腺淋巴瘤好发于老年男性。

    【破题思路】腺淋巴瘤（Warthin瘤）好发于老年男性，腮腺后下极。有消长史。病理变化：腺样、实性囊性结构、乳头状结构构成，被覆双层上皮细胞，腔面侧柱状嗜酸性细胞。镜下：腺上皮和淋巴样间质组成。

13. 低分化黏液表皮样癌的病理特点是
    A. 黏液细胞成分少
    B. 中间细胞成分少
    C. 表皮样细胞成分少
    D. 多形成囊腔
    E. 鳞状上皮化生

【答案】A

【解析】黏液表皮样癌镜下由三种细胞成分构成，即黏液细胞、表皮样细胞和中间细胞。根据三种细胞成分的比例及分化程度不同，将此癌分为高、中和低分化三型：

① 高分化型：以黏液细胞和表皮样细胞为主，中间细胞较少，黏液细胞和表皮样细胞占50%以上。
② 低分化型：以表皮样细胞和中间细胞为主，黏液细胞较少，低于10%。
③ 中分化型：介于上述两型之间，黏液细胞大于10%。

【破题思路】

高分化	主要为黏液细胞、表皮样细胞	黏液细胞表皮样细胞50%以上	低度恶性
低分化	主要为表皮样细胞、中间细胞	黏液细胞10%以下	高度恶性
中分化	介于之间	黏液细胞大于10%	中度

14. 多形性腺瘤的上皮性成分可排列成
A. 筛孔状结构　　　　　　　　　　　　B. 玫瑰花样结构　　　　　　　　C. 滤泡状结构
D. 腺管样结构、肌上皮细胞和鳞状细胞团片　　E. 不规则大腺管或囊腔呈乳头状

【答案】D

【解析】多形性腺瘤基本结构为上皮性成分形成的腺管样结构、肌上皮细胞、鳞状细胞团片、黏液样组织和软骨样组织。

【破题思路】

腺样囊性癌	肿瘤细胞排列方式：腺性（筛状型），管状型，实性
牙源性腺样瘤	肿瘤上皮结构：玫瑰花样结构，腺管样结构，梁状或筛状结构
多形性腺瘤	基本结构为上皮性成分形成的腺管样结构、肌上皮细胞、鳞状细胞团片、黏液样组织和软骨样组织

15. 腺样囊性癌的生物学行为为
A. 生长缓慢，无包膜，侵袭性强，容易向神经、血管和骨呈浸润性和破坏性生长，局部淋巴结转移较少见
B. 生长缓慢，有包膜，侵袭性弱，容易向神经、血管和骨呈浸润性和破坏性生长，局部淋巴结转移较少见
C. 生长缓慢，有包膜，侵袭性强，容易向神经、血管和骨呈浸润性和破坏性生长，局部淋巴结转移较少见
D. 生长迅速，无包膜，侵袭性弱，容易向神经、血管和骨呈浸润性和破坏性生长，局部淋巴结转移较少见
E. 生长迅速，无包膜，侵袭性强，容易向神经、血管和骨呈浸润性和破坏性生长，局部淋巴结转移较常见

【答案】A

【解析】腺样囊性癌生长缓慢，无包膜；侵袭性强，容易向神经、血管和骨呈浸润性和破坏性生长。术后常有复发，局部淋巴结转移较少见，可发生肺、骨、脑、肝等远处转移。

16. 黏液表皮样癌的主要构成细胞是
A. 黏液细胞、嗜酸细胞、表皮样细胞　　　　B. 黏液细胞、透明细胞、表皮样细胞
C. 黏液细胞、中间细胞、透明细胞　　　　　D. 黏液细胞、中间细胞、表皮样细胞
E. 中间细胞、嗜酸细胞、表皮样细胞

【答案】D

【解析】黏液表皮样癌是由黏液细胞、中间细胞和表皮样细胞构成的恶性涎腺肿瘤。

【破题思路】黏液表皮样癌镜下由三种细胞成分构成，即黏液细胞、表皮样细胞和中间细胞。根据三种细胞成分的比例及分化程度不同，将此癌分为高度、中度和低度分化三型。

17. 早期浸润邻近的神经和血管的肿瘤是
A. 多形性腺瘤　　　　　　B. 黏液表皮样癌　　　　　　C. 恶性混合瘤
D. 腺样囊性癌　　　　　　E. 基底细胞腺癌

【答案】D

【解析】腺样囊性癌生长虽慢，但无包膜而且侵袭性强，可沿神经、血管及纤维组织蔓延，引起疼痛、麻木或面瘫等症状。可侵入血管发生转移，常转移至肺、肝、骨及脑等部位，患者可带瘤生存多年。

【破题思路】腺样囊性癌生物学行为：此瘤为恶性肿瘤，生长虽慢，但无包膜而且侵袭性强，可沿神经、血管及纤维组织蔓延，术后常有复发。

18. 根据半多能双储备细胞理论，多形性腺瘤来源于
A. 腺上皮细胞　　　　　　B. 肌上皮细胞　　　　　　C. 闰管细胞
D. 闰管储备细胞　　　　　E. C+D
【答案】E
【解析】多形性腺瘤组织发生：闰管或闰管储备细胞。

【破题思路】多形性腺瘤组织来源根据半多能双储备细胞理论，来自闰管或闰管储备细胞。

19. 以下哪项不是多形性腺瘤的病理表现
A. 上皮和肌上皮细胞形成条索　　　　B. 上皮和肌上皮细胞形成片块、密集排列
C. 与黏液样或软骨样组织混合　　　　D. 鳞状化生
E. 包膜完整、厚薄一致
【答案】E
【解析】多形性腺瘤由于包膜内常有瘤细胞侵入，近黏液样成分包膜薄、不完整或无包膜，术后容易复发。

【破题思路】多形性腺瘤生物学行为良性肿瘤，生长缓慢。虽然包膜较完整，但包膜内常有瘤细胞侵入。手术严禁使用剜除术，应在正常组织范围内切除。

20. 肿瘤细胞团块周边细胞主要呈栅栏状排列的涎腺肿瘤是
A. 腺淋巴瘤　　　　　　B. 多形性腺瘤　　　　　　C. 嗜酸性腺瘤
D. 腺泡细胞癌　　　　　E. 基底细胞腺瘤
【答案】E
【解析】基底细胞腺瘤由肿瘤性上皮细胞和少量结缔组织构成。肿瘤细胞密集成团或呈条索状，细胞为圆形、卵圆形或梭形，胞质少，呈嗜碱性，核圆形、染色深，核仁不明显。有时上皮团块的外周部位呈单层栅栏状排列，颇似皮肤的基底细胞癌，符合题目描述。

【破题思路】

腺淋巴瘤	上皮和淋巴样间质→嗜伊红颗粒
多形性腺瘤	上皮导管样结构、黏液样区域、软骨样区域
嗜酸性腺瘤	由胞质内含大量特征鲜明的嗜伊红颗粒的上皮细胞（大嗜酸性粒细胞）构成的唾液腺良性肿瘤，可见明、暗细胞
腺泡细胞癌	镜下见，肿瘤实质细胞有腺泡样细胞、闰管样细胞、空泡样细胞、透明细胞和非特异性腺样细胞。细胞内含微嗜碱性酶原颗粒。肿瘤细胞排列为四种组织类型，即实体型、微囊型、滤泡型和乳头囊状型
基底细胞腺瘤	细胞为基底样细胞，排列成实性、梁状、管状和膜性结构

21. 混合瘤的病理学特征是
A. 肿瘤细胞含特征性嗜碱性颗粒　　　　B. 由肿瘤上皮与黏液样、软骨样结构构成
C. 细胞形态学上的一致性与组织结构的多样性　　D. 由含嗜酸性颗粒的柱状细胞和淋巴样组织构成
E. 由黏液细胞，表皮样细胞和中间细胞构成
【答案】B
【解析】多形性腺瘤又叫混合瘤，镜下肿瘤细胞的类型多样，组织结构复杂。其基本结构为腺上皮、肌上皮、黏液、黏液样组织和软骨样组织。

【破题思路】多形性腺瘤基本结构为腺上皮、肌上皮、黏液、黏液样组织和软骨样组织。腺上皮形成腺管样结构,腺管的外围为梭形的肌上皮细胞或柱状的基底细胞。管腔内有粉染的均质性黏液。肌上皮细胞可分为浆细胞样、梭形、透明和上皮样四种形态,肌上皮细胞常与黏液样组织和软骨样组织相互过渡,即逐渐移行为黏液样组织和软骨样组织。

22. 腺泡细胞癌的病理学特征是
A. 肿瘤细胞含特征性嗜碱性颗粒
B. 由肿瘤上皮与黏液样、软骨样结构构成
C. 细胞形态学上的一致性与组织结构的多样性
D. 由含嗜酸性颗粒的柱状细胞和淋巴样组织构成
E. 由黏液细胞,表皮样细胞和中间细胞构成

【答案】A

【解析】腺泡细胞癌病理可见肿瘤细胞呈圆形或多边形,大小一致,多具有特征性的微嗜碱性颗粒状胞质,似正常腺泡细胞。颗粒PAS染色阳性。无颗粒的细胞也可存在,甚至可成为肿瘤的主要成分。瘤细胞核小而深染,偏心位,核仁偶见,核分裂象罕见。瘤细胞多排成片块、软骨样或腺泡状,并具有分泌功能。

【破题思路】

腺泡细胞癌	肿瘤细胞含特征性微嗜碱性颗粒
多形性腺瘤	由肿瘤上皮与黏液样、软骨样结构构成
多形性低度恶性腺瘤	细胞形态学上的一致性与组织结构的多样性
腺淋巴瘤	由含嗜酸性颗粒的柱状细胞和淋巴样组织构成
黏液表皮样癌	由黏液细胞,表皮样细胞和中间细胞构成

23. 男,13岁,双侧腮腺区弥漫性肿大8年,反复发作,有胀痛感,唾液混浊黏稠。病理检查见导管上皮增生,囊性扩张,周围有淋巴细胞浸润或形成淋巴滤泡。最可能的诊断是
A. 流行性腮腺炎　　　B. 慢性复发性腮腺炎　　　C. 急性腮腺炎
D. 涎石病　　　　　　E. 巨细胞包涵体病

【答案】B

【解析】慢性复发性腮腺炎临床反复发作,镜下见小叶内导管囊状扩张,导管上皮增生,囊壁为一层至数层扁平上皮,囊腔可融合;附近导管周围有淋巴细胞浸润或淋巴滤泡形成;腺泡细胞萎缩。

【破题思路】

疾病	病理表现
慢性唾液腺炎	浆细胞浸润
慢性复发性腮腺炎	小叶内管扩张
慢性硬化性下颌下腺炎	导管周围纤维化,玻璃样变性
坏死性涎腺化生	腺小叶坏死,鳞状化生
舍格伦综合征	病变从小叶中心开始,腺小叶缺乏结缔组织修复

24. 女,46岁,双侧腮腺肿大7年,自觉口干。病理检查见腺体内淋巴细胞及组织细胞增生浸润,侵犯腺小叶,腺泡破坏、消失,密集的淋巴细胞可形成淋巴滤泡,小叶内导管上皮增生,形成实性上皮团。最可能的病理诊断是
A. 流行性腮腺炎　　　B. 慢性复发性腮腺炎　　　C. 急性腮腺炎
D. 涎石病　　　　　　E. 舍格伦综合征

【答案】E

【解析】舍格伦综合征的病理改变
①腺体肿胀,与正常腺体间无明显界限。

②病变从小叶中心开始，小叶轮廓存在（淋巴细胞浸润，腺泡全部消失）。

③腺小叶缺乏结缔组织修复。

④小叶导管上皮增生形成肌上皮岛。

⑤导管可扩张形成囊腔。

25. 男，33岁，腮腺区渐进性肿大2年，无痛。镜下可见肿瘤细胞由黏液细胞、表皮样细胞和中间细胞组成。肿瘤细胞形成大小不等的腺腔或囊腔。囊壁上可见立方形或杯状黏液细胞，腔内有红染的黏液。病理诊断为

A. 肌上皮瘤　　　　　　　　B. 黏液表皮样癌　　　　　　　　C. 腺淋巴瘤
D. 多形性腺瘤　　　　　　　E. 腺样囊性癌

【答案】B

【解析】黏液表皮样癌镜下由三种细胞成分构成，即黏液细胞、表皮样细胞和中间细胞。

26. 男，50岁。腮腺区渐进性肿块2年，界限清楚，活动，与皮肤无粘连，活动度良好。表面光滑，呈结节状，触之质硬。镜下可见肿瘤性上皮细胞形成不规则的腺管样结构或实性条索，还可见黏液样组织和软骨样组织，各种结构之间无明显界限。病理诊断为

A. 黏液表皮样癌　　　　　　B. 腺样囊性癌　　　　　　　　C. 多形性腺瘤
D. 肌上皮瘤　　　　　　　　E. 恶性多形性腺瘤

【答案】C

【解析】多形性腺瘤镜下：肿瘤性上皮细胞，黏液样组织和软骨样组织混合构成。

27. 男，54岁，腮腺区无痛性包块2年。镜下可见肿瘤由上皮和淋巴样组织组成。上皮成分形成不规则的囊腔并突入管腔内，其上皮细胞排列成假复层。病理诊断为

A. 多形性腺瘤　　　　　　　B. 腺淋巴瘤　　　　　　　　　C. 肌上皮瘤
D. 嗜酸性腺瘤　　　　　　　E. 黏液表皮样癌

【答案】B

【解析】腺淋巴瘤镜下：腺上皮和淋巴样间质组成。

28. 男，70岁。腮腺区有一包块，质硬，不活动，面部有麻木感。镜下可见肿瘤组织中与上皮细胞构成的实性团片，偶见筛孔状结构。病理诊断可考虑为

A. 多形性腺瘤　　　　　　　B. 上皮肌上皮癌　　　　　　　C. 黏液表皮样癌
D. 腺泡细胞癌　　　　　　　E. 腺样囊性癌

【答案】E

【解析】腺样囊性癌镜下见，肿瘤实质细胞主要为导管内衬上皮细胞和变异肌上皮细胞，这两种细胞排列成管状、筛状和实性结构。

29. 男，50岁，腮腺区无痛渐进性肿物1年，近日出现疼痛。镜下可见肿瘤组织由中间或表皮样细胞组成，形成实性团片，瘤细胞间变明显，可见核分裂象。病理诊断为

A. 多形性腺瘤　　　　　　　B. 腺淋巴瘤　　　　　　　　　C. 黏液表皮样癌
D. 肌上皮瘤　　　　　　　　E. 嗜酸性腺瘤

【答案】C

【解析】黏液表皮样癌镜下由三种细胞成分构成，即黏液细胞、表皮样细胞和中间细胞。

【破题思路】

疾病	病理表现
多形性腺瘤	上皮导管样结构、黏液样区域、软骨样区域
腺淋巴瘤	上皮和淋巴样间质
黏液表皮样癌	黏液细胞、表皮样细胞、中间细胞
嗜酸性腺瘤	由胞质内含大量特征鲜明的嗜伊红颗粒的上皮细胞（大嗜酸性粒细胞）构成的唾液腺良性肿瘤，可见明、暗细胞
肌上皮瘤	几乎全部由具有肌上皮分化特点的细胞构成的良性唾液腺肿瘤，肿瘤细胞可以呈梭形、浆细胞样、上皮样或胞质透明样，呈片状、岛或条索状排列

30. 腮腺肿瘤镜下见肿瘤性上皮组织与黏液样、软骨样组织混杂在一起，上皮成分形成腺管样结构和肌上皮细胞以及鳞状细胞团块。最可能的病理诊断是

A. 黏液表皮样癌　　　　　　B. 腺样囊腺癌　　　　　　C. 多形性腺瘤
D. 单形性腺瘤　　　　　　　E. 肌上皮瘤

【答案】C

【解析】多形性腺瘤镜下：肿瘤性上皮细胞，黏液样组织和软骨样组织混合构成。

31. 腮腺肿瘤镜下见典型的筛状结构，肿瘤细胞排列呈圆形或卵圆形上皮团块，其间含大小不等的囊性腔隙，与藕的断面相似。最可能的病理诊断是

A. 黏液表皮样癌　　　　　　B. 腺样囊腺癌　　　　　　C. 多形性腺瘤
D. 单形性腺瘤　　　　　　　E. 肌上皮瘤

【答案】B

【解析】腺样囊性癌镜下见，肿瘤实质细胞主要为导管内衬上皮细胞和变异肌上皮细胞，这两种细胞排列成管状、筛状和实性结构。筛孔状最常见，与藕的断面相似，筛孔中充满嗜碱性或嗜酸性黏液样物质。

32. 腮腺肿瘤镜下见肿瘤细胞呈圆形或多边形，大小一致，胞浆含嗜碱性颗粒，瘤细胞排列成片块，具有分泌功能，但缺乏导管系统。最可能的病理诊断是

A. 多形性腺瘤　　　　　　　B. 单形性腺瘤　　　　　　C. 肌上皮瘤
D. 腺泡细胞癌　　　　　　　E. 多形性低度恶性腺癌

【答案】D

【解析】腺泡细胞癌镜下见，肿瘤有腺泡样细胞、闰管样细胞、空泡样细胞、透明细胞和非特异性腺样细胞（无肌上皮）。腺泡样细胞呈圆形或多边形，内含微嗜碱性酶原颗粒，细胞核较小。

【破题思路】

疾病	病理表现
多形性腺瘤	上皮导管样结构、黏液样区域、软骨样区域
肌上皮瘤	几乎全部由具有肌上皮分化特点的细胞构成的良性唾液腺肿瘤，肿瘤细胞可以呈梭形、浆细胞样、上皮样或胞质透明样，呈片状、岛或条索状排列
腺泡细胞癌	镜下见，肿瘤实质细胞有腺泡样细胞、闰管样细胞、空泡样细胞、透明细胞和非特异性腺样细胞。细胞内含微嗜碱性酶原颗粒。肿瘤细胞排列为四种组织类型，即实体型、微囊型、滤泡型和乳头囊状型
多形性低度恶性腺癌	组织结构多样性，细胞形态一致性

33. 腮腺肿瘤镜下见肿物由黏液细胞、鳞状细胞和体积较小、核深染的细胞组成，形成大小不等的囊性腔隙，有黏液聚积并有间质炎症反应。最可能的病理诊断是

A. 黏液表皮样癌　　　　　　B. 腺样囊腺癌　　　　　　C. 多形性腺瘤
D. 单形性腺瘤　　　　　　　E. 肌上皮瘤

【答案】A

【解析】黏液表皮样癌镜下由三种细胞成分构成，即黏液细胞、表皮样细胞和中间细胞。

【破题思路】

疾病	病理表现
黏液表皮样癌	黏液细胞、表皮样细胞、中间细胞
腺样囊腺癌	神经浸润早，分为：筛状、管状、实性；筛孔状最常见，与藕的断面相似
多形性腺瘤	上皮导管样结构、黏液样区域、软骨样区域
肌上皮瘤	几乎全部由具有肌上皮分化特点的细胞构成的良性唾液腺肿瘤，肿瘤细胞可以呈梭形、浆细胞样、上皮样或胞质透明样，呈片状、岛或条索状排列

34. 男，59岁，腭部无痛性包块半年。镜下见肿瘤细胞形态一致，但组织结构表现多样性，可见实性胞巢、条索、筛孔状、小梁状、管状和乳头状结构等，肿瘤周边可见单列的瘤细胞浸润。最可能的病理诊断是

A. 多形性腺瘤　　　　　　B. 单形性腺瘤　　　　　　C. 乳头状囊腺瘤
D. 腺泡细胞癌　　　　　　E. 多形性低度恶性腺癌

【答案】E

【解析】光镜下多形性低度恶性腺癌的形态学特点是浸润性生长、组织病理表现的多样性和细胞学形态的一致性。肿瘤界限一般清楚，但无包膜，浸润生长到周围组织，包括上皮、周围腺体及结缔组织、骨骼等。组织病理在同一肿瘤中可以有不同表现，如实性细胞团、腺体或导管样结构、筛孔状、小梁状或囊腔样等。神经或血管周围浸润生长也常见。

35. 腮腺肿瘤镜下见肿瘤细胞体积小、核深染，密集成团，团片周边部细胞呈单层柱状排列，基底膜增厚明显。最可能的病理诊断是

A. 基底细胞腺瘤　　　　　B. 管状腺癌　　　　　　　C. 乳头状囊腺瘤
D. 腺泡细胞癌　　　　　　E. 多形性低度恶性腺癌

【答案】A

【解析】基底细胞腺瘤镜下见，肿瘤细胞为基底样细胞，细胞呈立方形或柱状，边界不清楚，胞质较少，嗜伊红，细胞核较大，圆形或卵圆形。肿瘤细胞排列成实性、梁状、管状和膜性结构，在实性中呈栅栏状排列，在这些肿瘤上皮结构基底部还存在肌上皮细胞。

36. 男，65岁，右腮腺肿物4年，近半年来生长加快。镜下见部分区域呈典型的多形性腺瘤的结构，肿瘤的一侧见瘤细胞表现明显的异型性，大量玻璃样变和灶性坏死。最可能的病理诊断是

A. 腺样囊性癌　　　　　　B. 黏液表皮样癌　　　　　C. 腺泡细胞癌
D. 恶性多形性腺瘤　　　　E. 上皮-肌上皮癌

【答案】D

【解析】多形性腺瘤具有腺管样结构，肌上皮团块，鳞状化生，软骨样基质。典型的临床表现是长期存在的肿块生长突然加快，如果浸润神经和周围组织，可伴有疼痛、面瘫、固定和溃疡形成。

37. 女，50岁，右耳下肿物3年，无痛性生长，检查见右耳下一结节状肿物，活动，肉眼观察肿物有薄层包膜，不完整，切面实性，镜下见肿瘤细胞圆形，核小偏位，胞浆内含嗜碱性颗粒。首先应考虑为

A. 腺淋巴瘤　　　　　　　B. 腺泡细胞癌　　　　　　C. 腺样囊性癌
D. 多形性腺瘤　　　　　　E. 嗜酸性腺瘤

【答案】B

【解析】腺泡细胞癌病理可见肿瘤细胞呈圆形或多边形，大小一致，多具有特征性的微嗜碱性颗粒状胞质，似正常腺泡细胞。颗粒PAS染色阳性。无颗粒的细胞也可存在，甚至可成为肿瘤的主要成分。瘤细胞核小而深染，偏心位，核仁偶见，核分裂象罕见。瘤细胞多排成片块、软骨样或腺泡状，并具有分泌功能。

38. 女，50岁，自觉口眼干燥半年，涎腺造影显示腮腺主导管扩张，末梢导管扩张成点状或球状。唇腺活检，镜下可见，腺体内淋巴细胞及组织细胞增生浸润。小叶内导管增生，小叶内部分腺泡消失。这是

A. 涎腺症　　　　　　　　B. 舍格伦综合征　　　　　C. 多形性腺瘤
D. 白塞综合征　　　　　　E. 以上都不是

【答案】B

【解析】舍格伦综合征的病理改变：
①腺体肿胀，与正常腺体间无明显界限；②病变从小叶中心开始，小叶轮廓存在（淋巴细胞浸润，腺泡全部消失）；③腺小叶缺乏结缔组织修复；④小叶导管上皮增生形成肌上皮岛；⑤导管可扩张形成囊腔。

39. 男，35岁，腭部黏膜溃疡6周，位于软硬腭交界处。溃疡表面呈火山口样。镜下见溃疡周围的表面上皮呈假上皮瘤样增生，腺小叶坏死，腺导管有明显的鳞状化生，形成大小不等的上皮岛或上皮条索，腺体内见弥漫的中性粒细胞、淋巴细胞及浆细胞浸润。最可能的病理诊断是

A. 变性型涎腺肿大症　　　B. 复发性阿弗他溃疡　　　C. 复发性坏死性黏膜腺周围炎
D. 坏死性涎腺化生　　　　E. 巨细胞包涵体病

【答案】D

【解析】坏死性唾液腺化生镜下见溃疡周围的表面上皮呈假上皮瘤样增生，腺小叶坏死，腺泡壁溶解消失，黏液外溢形成黏液池；腺导管上皮呈明显的鳞状化生，但无核异型性或间变。有的腺小叶完全被鳞状细胞团片取代。

【破题思路】坏死性涎腺化生病理表现：腺小叶坏死，鳞状化生。

（40～43题共用备选答案）
A. S-100蛋白　　　　　　　　B. 淀粉酶　　　　　　　　C. 角蛋白
D. 波形丝蛋白　　　　　　　　E. 癌胚抗原（CEA）和甲状腺球蛋白

40. 鉴别原发性涎腺腺癌和转移性甲状腺癌的是
41. 确定腺泡细胞癌的透明细胞变异型的是
42. 用于鉴别肌上皮细胞的是
43. 区别未分化癌和恶性淋巴瘤与肉瘤的是

【答案】E、B、A、C
【解析】鉴别原发性涎腺腺癌和转移性甲状腺癌的是癌胚抗原（CEA）和甲状腺球蛋白。
确定腺泡细胞癌的透明细胞变异型的是淀粉酶。
用于鉴别肌上皮细胞的是S-100蛋白。
区别未分化癌和恶性淋巴瘤与肉瘤的是角蛋白。

【破题思路】

免疫组织化学技术常用于唾液腺肿瘤鉴别诊断	
淀粉酶	腺泡细胞癌与其他透明细胞性肿瘤的鉴别
Calponin、S-100蛋白、肌动蛋白、肌球蛋白	用于肌上皮细胞肿瘤的鉴别
细胞角蛋白	用于未分化癌与恶性淋巴瘤和其他肉瘤的鉴别
CEA和甲状腺球蛋白	用于原发腮腺腺癌和转移性甲状腺癌的鉴别
线粒体	用于大嗜酸性粒细胞分化的肿瘤的鉴别

44. 有关舍格伦综合征的叙述，错误的是
　A. 是一种自身免疫性疾病　　　　　　　　B. 临床上多发于女性
　C. 腺泡破坏消失，但小叶外形轮廓仍保留　D. 小叶内导管上皮增生，形成上皮-肌上皮岛
　E. 表现为唾液分泌量增多
【答案】E
【解析】舍格伦综合征即干燥综合征，表现为唾液分泌量减少，口干。

【破题思路】舍格伦综合征即干燥综合征，是一种自身免疫性疾病。临床上多发于女性，表现为唾液分泌量减少，口干。泪液分泌量减少，眼干、干燥性角膜、结膜炎。病理变化：病变从腺小叶中心开始，淋巴细胞浸润。腺泡破坏消失，但小叶外形轮廓仍保留。小叶内导管上皮增生，形成上皮-肌上皮岛。

45. 关于涎腺肿瘤免疫组化染色叙述恰当的是
　A. 淀粉酶鉴别腺泡细胞癌中透明细胞　　　B. S-100鉴别导管细胞
　C. 角蛋白鉴别肉瘤和恶性淋巴瘤　　　　　D. Myosin鉴别腺泡细胞
　E. Vimentin鉴别涎腺癌与转移性甲状腺癌
【答案】A
【解析】免疫组织化学技术常用于唾液腺肿瘤鉴别诊断的有：
淀粉酶→腺泡细胞癌与其他透明细胞性肿瘤的鉴别。
Calponin、S-100蛋白、肌动蛋白、肌球蛋白→用于肌上皮细胞肿瘤的鉴别。
细胞角蛋白→用于未分化癌与恶性淋巴瘤和其他肉瘤的鉴别。
CEA和甲状腺球蛋白→用于原发腮腺腺癌和转移性甲状腺癌的鉴别。
线粒体→用于大嗜酸性粒细胞分化的肿瘤的鉴别。

46. 舍格伦综合征病理检查部位多选择
　A. 唇腺　　　　　　　　B. 磨牙后腺　　　　　　　　C. 舌下腺
　D. 颌下腺　　　　　　　E. 腭腺

【答案】A

【解析】舍格伦综合征在口腔颌面部的主要表现是大唾液腺、泪腺的肿大，其病理学基础是唾液腺组织内有大量的淋巴细胞浸润。实际上部分小唾液腺也同时具有淋巴细胞浸润的病理变化，所以临床上为明确诊断，往往选择唇腺进行活体组织检查，主要因为唇腺的位置较表浅，容易切取并可以反映肿大的大唾液腺的病理变化。

47. 多形性腺瘤的肌上皮细胞形态多样，不包括
   A. 浆细胞样细胞   B. 梭形细胞   C. 透明细胞
   D. 上皮样细胞   E. 空泡样细胞

【答案】E

【解析】多形性腺瘤的基本结构是腺上皮、肌上皮、黏液、黏液样组织和软骨样组织。肌上皮结构有时成为多形性腺瘤的主要结构成分。根据细胞形态，肿瘤性肌上皮细胞区分为浆细胞样细胞、梭形细胞、透明肌上皮细胞、上皮样细胞。

【破题思路】

疾病	细胞类型
多形性腺瘤	肿瘤性肌上皮细胞区分为浆细胞样细胞、梭形细胞、透明肌上皮细胞、上皮样细胞
腺泡细胞癌	肿瘤有腺泡样细胞、闰管样细胞、空泡样细胞、透明细胞和非特异性腺样细胞（无肌上皮）

48. 哪种细胞不是腺泡细胞癌的构成细胞
   A. 闰管样细胞   B. 空泡样细胞   C. 透明细胞
   D. 腺泡样细胞   E. 肌上皮细胞

【答案】E

【解析】腺泡细胞癌镜下见，肿瘤有腺泡样细胞、闰管样细胞、空泡样细胞、透明细胞和非特异性腺样细胞（无肌上皮）。

49. 组织发生来自闰管储备细胞的肿瘤是
   A. 基底细胞腺瘤   B. 嗜酸性腺瘤   C. Warthin 瘤
   D. 管状腺瘤   E. 乳头状囊腺瘤

【答案】A

【解析】基底细胞腺瘤组织来源闰管或闰管储备细胞。

【破题思路】

肿瘤	组织发生
基底细胞腺瘤	闰管或闰管储备细胞
嗜酸性腺瘤	上皮细胞、纹管
Warthin 瘤（淋巴乳头状囊腺瘤）	纹管

50. 腺样囊腺癌的细胞成分主要为
   A. 导管内衬上皮和肌上皮细胞   B. 鳞状细胞和肌上皮细胞   C. 黏液细胞和导管内衬上皮细胞
   D. 肌上皮细胞和纤维细胞   E. 黏液细胞和软骨样细胞

【答案】A

【解析】腺样囊性癌镜下见，肿瘤实质细胞主要为导管内衬上皮细胞和变异肌上皮细胞，这两种细胞排列成管状、筛状和实性结构。

51. 发生于唾液腺的圆柱瘤又称
   A. 基底细胞腺瘤   B. 嗜酸性腺瘤   C. 腺样囊性癌
   D. 肌上皮瘤   E. 多形性腺瘤

【答案】C

【解析】腺样囊性癌肿瘤实质细胞主要为导管内衬上皮细胞和变异肌上皮细胞，这两种细胞排列成管状、筛状和实性结构。又称唾液腺的圆柱瘤。

【破题思路】

疾病	别称
嗜酸性腺瘤	大嗜酸性粒细胞腺瘤、大嗜酸性粒细胞瘤
多形性腺瘤	唾液腺混合瘤
腺淋巴瘤	Warthin 瘤

52. 下列哪项不是舍格伦综合征的病理表现
A. 腺泡萎缩、变性、消失　　　　　　　　　B. 导管扩张
C. 大量淋巴细胞浸润　　　　　　　　　　　D. 导管细胞增生，形成上皮细胞岛
E. 小叶间隔破坏、消失
【答案】E
【解析】舍格伦综合征的病变从小叶中心开始，小叶轮廓存在。

53. 患者，男，45岁。左口底肿块1年，有疼痛及麻木感。病理检查见肿物呈灰白色，无包膜，镜下见肿物由立方状及多角形细胞组成小腺管状及实性团块结构，可见围绕神经生长。首先应该考虑的是
A. 腺淋巴瘤　　　　　　B. 腺泡细胞癌　　　　　　C. 多形性腺瘤
D. 鳃裂囊肿　　　　　　E. 腺样囊性癌
【答案】E
【解析】腺样囊性癌可发生于任何年龄，但以40～60岁居多。无明显性别差异，可发生于任何唾液腺，但以腮腺和腭腺居多，发生于舌下腺者首先应考虑为腺样囊性癌。其早期即可侵袭神经出现麻木、疼痛感。肉眼观察为圆形、结节状或不规则形，无包膜、界限不清，切面灰白，可见出血和囊性变。镜下可见导管内衬上皮细胞和变异肌上皮细胞，导管内衬上皮细胞呈立方状，卵圆形。瘤细胞大小一致，异型性不明显，常见侵袭神经及其他周围组织，根据肿瘤细胞的类型及排列方式分为三种组织类型腺性、管状型、实性。

(54～56题共用备选答案)
A. 肿瘤中有软骨样组织　　B. 肿瘤中有牙乳头样组织　　C. 肿瘤中有筛孔样结构
D. 肿瘤中有牙体组织　　　E. 肿瘤由黏液样细胞、表皮样细胞和中间细胞组成.
54. 腺样囊性癌
55. 黏液表皮样癌
56. 多形性腺瘤
【答案】C、E、A
【解析】

疾病	病理表现
多形性腺瘤	肿瘤中有软骨样组织
腺样囊性癌	肿瘤中有筛孔样结构
黏液表皮样癌	肿瘤由黏液样细胞、表皮样细胞和中间细胞组成

57. 高分化黏液表皮样癌病理学表现为
A. 中间细胞较多，黏液细胞较少　B. 表皮样细胞较多，中间细胞少　C. 黏液细胞较多，中间细胞少
D. 中间细胞和黏液细胞较多　　　E. 表皮样细胞和黏液细胞较多
【答案】E
【解析】黏液表皮样癌由黏液细胞、表皮样细胞、中间细胞组成，低分化者黏液细胞少，中间表皮样细胞形成实性团片。高分化者黏液细胞多，中间样细胞少，表皮样细胞分化好。本题考查病理表现，为常考点，应该牢固掌握。

58. 黏液表皮样癌内，瘤细胞为
A. 黏液样表皮细胞　　　　　　　　　　　B. 产黏液样表皮细胞
C. 黏液细胞和表皮细胞　　　　　　　　　D. 黏液细胞、表皮样细胞和中间细胞
E. 鳞状细胞和腺上皮细胞
【答案】D

【解析】黏液表皮样癌：由黏液细胞、表皮样细胞和中间细胞组成，根据黏液细胞的比例、细胞的分化、有丝分裂象的多少，以及肿瘤的生长方式，分为高分化和低分化两类。

59.下列哪项不是唾液腺多形性腺瘤的病理特征
A. 双层导管结构　　　　　　B. 成片增生的肌上皮细胞　　　　　C. 鳞状化生
D. 黏液软骨样区域　　　　　E. 骨样区域
【答案】E
【解析】多形性腺瘤肉眼观察，多呈不规则结节状。剖面多为实性，光镜观察，其基本结构为腺上皮、肌上皮、黏液、黏液样组织和软骨样组织。肌上皮结构中可见巢状鳞状上皮化生。

【破题思路】多形性腺瘤镜下：肿瘤性上皮细胞，黏液样组织和软骨样组织混合构成。
① 表面光滑有完整包膜，多呈结节状或分叶状，剖面呈实性灰白色，浅蓝色透明的软骨样组织。有囊性变时，囊腔大小不一，内含无色透明或褐色液体。
② 肿瘤细胞形态多样性。
③ 肿瘤组织结构多型性。
④ 黏液样组织和软骨样组织基质均由肌上皮细胞分泌。

60.唾液腺腺样囊性癌筛孔状结构形成的机制是
A. 肿瘤细胞坏死脱落　　　　B. 肿瘤细胞退行性变　　　　　C. 肿瘤细胞凋亡形成
D. 腺上皮细胞分泌产生　　　E. 肌上皮细胞分泌产生
【答案】E
【解析】唾液腺腺样囊性癌是一种基底细胞样肿瘤，由于上皮细胞核肌上皮细胞排列成管状、筛状和实性等不同的形态结构。筛状结构为唾液腺腺样囊性癌中最典型和常见的结构，是由肌上皮细胞分泌产生。

第十五单元 口腔颌面部囊肿

1. 纤维囊壁内含有大量淋巴样组织并形成淋巴滤泡的囊肿是
   A. 黏液囊肿　　　　　　　　B. 萌出囊肿　　　　　　　　C. 鳃裂囊肿
   D. 含牙囊肿　　　　　　　　E. 甲状舌管囊肿

【答案】C

【解析】A 选项黏液囊肿内容物为黏液组织，外渗性可见炎性细胞和泡沫细胞；B 选项萌出囊肿内容物为萌出牙的缩余釉上皮与釉质之间液体；C 选项鳃裂囊肿的纤维囊壁内含有大量淋巴样组织并形成淋巴滤泡；D 选项含牙囊肿同 B 选项；E 选项内容物为甲状腺滤泡或黏液腺组织。

【破题思路】鳃裂囊肿常位于颈上部近下颌角处，胸锁乳突肌上 1/3 前缘，95% 来源于第二鳃裂，纤维囊壁内含有大量淋巴样组织并形成淋巴滤泡。

2. 下列说法错误的是
   A. 含牙囊肿多见于下颌第三磨牙
   B. 含牙囊肿的囊壁附着于牙齿的根尖部
   C. 萌出囊肿位于正在萌出的乳牙或恒牙的牙冠表面（缩余釉上皮和釉质之间液体潴留）
   D. 球上颌囊肿位于侧切牙和尖牙之间
   E. 甲状舌管囊肿多发生于甲状舌管区

【答案】B

【解析】含牙囊肿以下颌第三磨牙区最常见，其次为上颌尖牙区，上颌第三磨牙和下颌前磨牙区，故 A 选项表述正确；囊壁较薄，囊腔内含有牙冠，囊壁附着于牙颈部，即釉牙骨质界，故 B 选项表述错误；C、D、E 选项均为正确表述。

【破题思路】含牙囊肿又称滤泡囊肿，牙颈部的囊肿，囊壁包含有一个牙齿（严格说是牙冠），但是含有牙齿的囊肿或病变并不一定都是含牙囊肿。因此不能仅仅通过 X 线表现做含牙囊肿的诊断。若囊肿位于软组织时，称为萌出囊肿。下颌第三磨牙区最常见，囊壁附着于牙颈部，即釉牙骨质界。囊壁较薄，仅由 2～5 列扁平细胞或矮立方形细胞构成，表层无角化，上皮厚薄较一致，无上皮钉突，类似于缩余釉上皮。

3. 下列有关鳃裂囊肿的描述，不正确的是
   A. 可来自第一、第二、第三、第四鳃裂　　　B. 常发生于颈中部
   C. 第一鳃裂来源的囊肿壁缺乏淋巴样组织　　D. 多数内衬复层鳞状上皮
   E. 术后几乎无复发

【答案】B

【解析】在发育过程中各鳃弓相互融合形成面下部和颈部的各个结构和器官，鳃裂消失，如果鳃裂没有完全消失，则有上皮组织残留形成囊肿和瘘。鳃裂囊肿又称为颈部淋巴上皮囊肿。鳃裂囊肿常位于颈上部近下颌角处，胸锁乳突肌上 1/3 前缘，95% 来源于第二鳃裂，纤维囊壁内含有大量淋巴样组织并形成淋巴滤泡。囊性肿物柔软，界限清楚，可活动，一般发生于单侧颈部，少数情况可双侧颈部同时发生。鳃裂囊肿手术摘除后，几乎无复发，但可癌变。90% 以上的囊壁内衬复层鳞状上皮。第一鳃裂来源的囊肿壁缺乏淋巴样组织。鳃裂囊肿发生于下颌角以上和鳃腺者为第一鳃裂来源；发生于肩胛舌骨肌以上为第二鳃裂来源；发生于颈根区为第三、第四鳃裂来源。

4. 含牙囊肿囊壁与所含牙齿的位置关系是
   A. 囊壁附着于牙冠　　　　　　B. 囊壁附着于牙颈部　　　　　　C. 囊壁附着于牙根中部
   D. 囊壁附着于牙齿任何部位　　E. 牙齿完全位于囊腔内

【答案】B

【解析】含牙囊肿又称滤泡囊肿，牙颈部的囊肿，囊壁包含有一个牙齿（严格说是牙冠），但是含有牙齿的囊肿或病变并不一定都是含牙囊肿。因此不能仅仅通过 X 线表现做含牙囊肿的诊断。若囊肿位于软组织时，称为萌出囊肿。

【破题思路】含牙囊肿的病理表现，常见部位是牙颈部。

5. 肉眼观察，含牙囊肿的囊壁附着于
   A. 牙冠1/2处
   B. 牙根冠方1/3处
   C. 牙根根方1/3处
   D. 釉牙骨质界
   E. 釉牙本质界

【答案】D

【解析】含牙囊肿以下颌第三磨牙区最常见，囊壁附着于牙颈部，即釉牙骨质界。

6. 下列有关根尖周囊肿的描述，错误的是
   A. 是一种炎症性囊肿
   B. 纤维囊壁内炎细胞浸润
   C. 内衬复层鳞状上皮
   D. 内衬上皮无上皮钉突
   E. 囊壁内可见胆固醇结晶裂隙

【答案】D

【解析】根尖囊肿是颌骨内最常见的牙源性囊肿，属于炎症性囊肿，故A表述正确。镜下可见：内衬上皮为无角化的复层鳞状上皮；纤维囊壁较厚，大量慢性炎症细胞浸润；可见含铁血黄素、泡沫细胞、胆固醇结晶裂隙和透明小体（Rushton body）。根尖周囊肿内衬无角化复层鳞状上皮，上皮钉突因炎症刺激发生不规则增生、伸长、相互融合成网状。

【破题思路】牙源性囊肿 [婴儿龈囊肿（Epstein珠）、牙源性角化囊肿、含牙囊肿（滤泡囊肿）、萌出囊肿、发育性根侧囊肿、成人龈囊肿、腺牙源性囊肿]；炎症性囊肿（牙源性根尖和根尖侧囊肿、残余囊肿、牙旁囊肿）。

7. 根尖周囊肿的纤维囊壁内不见
   A. 泡沫状吞噬细胞
   B. 多核巨细胞
   C. 胆固醇结晶裂隙
   D. 影细胞
   E. 透明小体

【答案】D

【解析】根尖囊肿镜下可见：内衬上皮为无角化的复层鳞状上皮；纤维囊壁较厚，大量慢性炎症细胞浸润；可见含铁血黄素、泡沫细胞、胆固醇结晶裂隙和透明小体（Rushton body）。D选项为牙源性钙化囊肿的特征性病理表现。

8. 球状上颌囊肿诊断条件不包括
   A. 囊肿位于上颌恒侧切牙和尖牙之间
   B. 邻近牙齿为活髓牙
   C. 呈边界清楚的倒置的梨形放射透光区
   D. 有时可见含有未萌出牙的牙冠
   E. 组织学上可能是牙源性囊肿

【答案】D

【解析】球上颌囊肿位于上颌恒侧切牙和单尖牙牙根之间，内衬上皮多为复层鳞状上皮和（或）纤毛柱状上皮（邻牙活髓、倒梨状）；故A、B、C、E选项表述正确。D选项为含牙囊肿的特征性病理表现。

9. 囊壁内衬2~4层扁平上皮的囊肿，最可能是
   A. 牙源性角化囊肿
   B. 鼻唇囊肿
   C. 根尖周囊肿
   D. 含牙囊肿
   E. 皮样囊肿

【答案】D

【解析】含牙囊肿镜下上皮衬里是复层扁平上皮，较薄，由2~5层扁平或矮立方状细胞组成，无角化，无上皮钉突。纤维囊壁有牙源性上皮岛、皮脂腺细胞，符合题目描述，所以D选项正确，选项中的其他囊肿没有2~4层薄层扁平上皮内衬。

10. 根尖周囊肿表现为下列病理改变，除了
    A. 囊壁内衬复层鳞状上皮
    B. 基底细胞呈柱状，胞核呈栅栏状排列
    C. 囊壁内常有慢性炎症细胞浸润
    D. 常含胆固醇裂隙
    E. 可见透明小体

【答案】B

【解析】根尖周囊肿镜下可见内衬上皮多为来自上皮剩余的复层鳞状上皮，囊壁中多有慢性炎症细胞浸润，上皮内可见透明小体，囊腔和囊壁内可有针状胆固醇裂隙。备选答案中A、C、D、E选项都符合此囊肿的改变，唯有B选项所叙述的特点符合牙源性角化囊肿，一般不出现在根尖周囊肿中。

【破题思路】根尖周囊肿是炎症性囊肿。

11. 以下囊肿中不属于发育性牙源性囊肿的是
A. 含牙囊肿
B. 成人龈囊肿
C. 萌出囊肿
D. 腺牙源性囊肿
E. 根尖周囊肿

【答案】E
【解析】发育性牙源性囊肿包括婴儿龈囊肿，含牙囊肿，成人龈囊肿，萌出囊肿，腺牙源性囊肿，发育性根侧囊肿。故 A、B、C、D 正确。根尖周囊肿属于炎症性囊肿。

12. 多数情况下，无上皮衬里的囊肿是
A. 牙源性角化囊肿
B. 甲状舌管囊肿
C. 含牙囊肿
D. 鳃裂囊肿
E. 黏液囊肿

【答案】E
【解析】黏液囊肿可分为外渗性黏液囊肿及潴留性黏液囊肿：①外渗性黏液囊肿，占黏液囊肿的 80% 以上，病理特点表现为无上皮衬里，外渗性黏液囊肿是由创伤引起的；②潴留性黏液囊肿，有上皮衬里、潴留的黏液团块及结缔组织被膜，发病原因主要是导管系统的阻塞，其余 A、B、C、D 选项内衬皆有内衬上皮。

【破题思路】囊肿（cyst）是一种非脓肿性病理性囊腔，它由囊壁和囊腔组成，囊壁一般分为两层，内层，即朝向囊腔侧，为上皮衬里；外层为环形排列的纤维结缔组织，囊腔内含有流体或半固体样物质。少数囊肿无上皮衬里，称为假性囊肿（pseudocyst）。

13. 残余上皮可发生囊肿或鳃瘘的结构是
A. 咽囊
B. 原腭
C. 嗅窝
D. 颈窦
E. 奇结节

【答案】D
【解析】颈窦：第 2 鳃弓，覆盖 2、3、4 鳃沟和 3、4、5 鳃弓并在颈部融合形成的腔。其残余上皮可发生囊肿或鳃瘘。如果囊肿与外部相通，即形成鳃瘘，其开口可位于颈部胸锁乳突肌前缘任何部位。所以 D 正确，其他结构不能形成，所以排除 A、B、C、E 选项。

【破题思路】咽囊：相邻的鳃弓之间有浅沟，在体表侧者称鳃沟；与之相对应的鳃沟的内侧是原始咽部，其表面衬覆的内胚层上皮向侧方增生呈囊样，形成与鳃沟相对应的浅沟，称咽囊。原腭为腭部发育时最先形成的部位，胚胎第 4 周时中鼻突形成。

14. 患者男，10 岁。右下颌肿胀 1 年余，检查见右下颌前磨牙区膨隆，手术见右下颌囊性肿物，内含一牙冠，囊壁附着于牙齿颈部，应首先考虑为
A. 萌出囊肿
B. 成人龈囊肿
C. 发育性根侧囊肿
D. 含牙囊肿
E. 根尖周囊肿

【答案】D
【解析】萌出囊肿即萌出牙的缩余釉上皮与釉质之间液体潴留而形成的囊肿，排除 A。成人龈囊肿位于软组织，X 线片常无异常，当囊肿较大时可压迫骨皮质，导致其表面侵蚀性吸收，排除 B。发育性根侧囊肿发生于萌出牙根侧，排除 C。根尖周囊肿牙周膜内的上皮残余增生，增生的上皮团中央发生变性与液化，周围组织液不断渗出，逐渐形成囊肿，排除 E。含牙囊肿多发生于 10～39 岁患者，男性多见，发病部位以下颌第三磨牙区最常见，囊腔内可含一个未萌的牙冠。

【破题思路】含牙囊肿的病理学表现：内衬上皮在镜下表现为复层鳞状上皮，上皮较薄，由 3～4 层扁平细胞构成，无角化，类似于缩余釉上皮。

15. 患者，男，29 岁。腭前部肿胀 3 个月，X 线片见腭中线前部一圆形透射区。镜下见衬里上皮为复层鳞状上皮和假复层纤毛柱状上皮。最可能的病理诊断是
A. 鼻腭管囊肿
B. 鼻唇囊肿
C. 球状上颌囊肿
D. 根尖周囊肿
E. 牙源性角化囊肿

【答案】A

【解析】鼻腭管囊肿在X线片上可见上颌骨中线卵圆形放射透射区，镜下囊肿可内衬复层鳞状上皮和假复层纤毛柱状上皮、立方上皮或柱状上皮，因此A正确。鼻唇囊肿属软组织囊肿，在X线片上不易发现，因此B错误。球状上颌囊肿位于上颌侧切牙和单尖牙牙根之间，因此C错误。根尖周囊肿位于牙齿根尖部，因此D错误。牙源性角化囊肿多位于下颌骨，且衬里为较薄的复层鳞状上皮，无假复层纤毛柱状上皮，因此E错误。

16. 男，20岁，颈部肿物10个月，无痛性生长。检查：胸锁乳突肌前缘可触及一柔软肿物，活动、边界清楚。病理学检查见囊性肿物，囊肿为复层鳞状上皮衬里，囊壁可见大量淋巴细胞，局部见淋巴滤泡形成。应诊断为

A. 鳃裂囊肿 B. 黏液囊肿 C. 皮样囊肿
D. 多形性腺瘤 E. 黏液表皮样癌

【答案】A

【解析】鳃裂囊肿含有淋巴滤泡；黏液囊肿含黏液，外渗性无上皮衬里；皮样囊肿含皮肤附属器；多形性腺瘤含腺上皮，肌上皮，黏液软骨样物质；黏液表皮样癌由黏液细胞、表皮样细胞、中间细胞构成。

17. X线检查见颌骨囊肿包含一个牙冠，内衬上皮在镜下表现为复层鳞状上皮，上皮较薄，由3～4层扁平细胞构成，无角化，类似于缩余釉上皮。最可能的病理诊断是

A. 含牙囊肿 B. 牙源性角化囊肿 C. 牙旁囊肿
D. 根尖囊肿 E. 根侧囊肿

【答案】A

【解析】含牙囊肿又称滤泡囊肿，牙颈部的囊肿，囊壁包含有一个牙齿（严格说是牙冠），但是含有牙齿的囊肿或病变并不一定都是含牙囊肿。因此不能仅仅通过X线表现做含牙囊肿的诊断。若囊肿位于软组织时，称为萌出囊肿。下颌第三磨牙区最常见，囊壁附着于牙颈部，即釉牙骨质界。囊壁较薄，仅由2～5列扁平细胞或矮立方形细胞构成，表层无角化，上皮厚薄较一致，无上皮钉突，类似于缩余釉上皮。

【破题思路】牙源性角化囊肿上皮衬里薄，5～8层细胞构成。

18. 下唇囊肿直径约0.5cm，镜下见囊肿无衬里上皮，由炎性肉芽组织包绕，其中见大量泡沫细胞。最可能的病理诊断是

A. 甲状舌管囊肿 B. 黏液囊肿 C. 鳃裂囊肿
D. 鼻唇囊肿 E. 表皮样囊肿

【答案】B

【解析】A甲状舌管囊肿含甲状腺滤泡；B黏液囊肿中的外渗型，无上皮衬里，含炎性细胞和泡沫细胞；C鳃裂囊肿含淋巴滤泡；D鼻唇囊肿属于软组织囊肿；E表皮样囊肿无皮肤附属器。

【破题思路】泡沫细胞见于根尖肉芽肿（囊肿）、黏液囊肿、汉-许-克病。

19. 男，30岁，将残冠拔除后创口不愈合，X线检查见根方有一卵圆形透光区，周围可见薄层阻射线，手术见囊性肿物，囊壁不完整。镜下见囊壁内衬复层鳞状上皮，薄厚不一，上皮钉突不规则延长，纤维囊壁内可见大量炎细胞浸润，并见泡沫细胞和胆固醇结晶裂隙。应诊断为

A. 萌出囊肿 B. 成人龈囊肿 C. 发育性根侧囊肿
D. 含牙囊肿 E. 根尖周囊肿

【答案】E

【解析】含牙囊肿又称滤泡囊肿，牙颈部的囊肿，囊壁包含有一个牙齿（严格说是牙冠），但是含有牙齿的囊肿或病变并不一定都是含牙囊肿。因此不能仅仅通过X线表现做含牙囊肿的诊断。若囊肿位于软组织时，称为萌出囊肿。下颌第三磨牙区最常见，囊壁附着于牙颈部，即釉牙骨质界。囊壁较薄，仅由2～5列扁平细胞或矮立方形细胞构成，表层无角化，上皮厚薄较一致，无上皮钉突，类似于缩余釉上皮。故A、D不符合题意；根尖囊肿镜下可见：内衬上皮为无角化的复层鳞状上皮；纤维囊壁较厚，大量慢性炎症细胞浸润；可见含铁血黄素、泡沫细胞、胆固醇结晶裂隙和透明小体。

【破题思路】根尖囊肿是颌骨内最常见的牙源性囊肿，属于炎症性囊肿。

20. 女，10岁，下唇结节半年，时大时小，切除后制片检查，镜下可见组织内大量黏液及泡沫细胞，本病应诊断为
   A. 纤维瘤　　　　　　　　　B. 黏液囊肿　　　　　　　　C. 皮样囊肿
   D. 多形性腺瘤　　　　　　　E. 黏液表皮样癌

【答案】B

【解析】A 纤维瘤含纤维样组织；B 黏液囊肿中的外渗型，无上皮衬里，含炎性细胞和泡沫细胞；C 皮样囊肿含皮肤附属器；D 多形性腺瘤含腺上皮，肌上皮，黏液软骨样物质；E 黏液表皮样癌由黏液细胞、表皮样细胞、中间细胞构成。

【破题思路】黏液囊肿分为外渗性和潴留性，下唇常见，浅蓝色，易复发。

21. 女，左颈部肿物一年，检查见颈部中线处一2cm×3cm大小的肿物，囊性，表面光滑，边界清楚，触之有波动感，并随吞咽上下活动，应首先考虑为
   A. 鳃裂囊肿　　　　　　　　B. 黏液囊肿　　　　　　　　C. 含牙囊肿
   D. 甲状舌管囊肿　　　　　　E. 畸胎样囊肿

【答案】D

【解析】A 鳃裂囊肿常见于胸锁乳突肌上1/3前缘；B 黏液囊肿下唇多见；C 含牙囊肿常见于下颌第三磨牙区；D 甲状舌管囊肿常位于颈部中线或近中线处，以甲状舌骨区发生者最多见，一般无自觉症状能随吞咽上下活动。符合题意。

【破题思路】甲状舌管囊肿内含甲状腺滤泡或黏液腺组织。

(22～26题共用备选答案)
   A. 由牙板上皮剩余形成的、复发率高达5%～62%的囊肿
   B. 在缩余釉上皮和发育成熟的牙釉质表面之间或缩余釉上皮之间液体聚集而成的囊肿
   C. 囊肿衬里上皮变异较大，且结缔组织囊壁内特征性地含有较大的血管和神经的囊肿
   D. 位于牙槽突表面近鼻孔基部软组织内，来源于胚胎性鼻泪管剩余或成熟管的下前部
   E. 一般认为其来源于鳃裂或咽囊的上皮剩余，也有人认为是胚胎时期陷入颈淋巴结内的涎腺上皮囊变而成

22. 牙源性角化囊肿
23. 含牙囊肿
24. 鼻腭管囊肿
25. 鳃裂囊肿
26. 鼻唇囊肿

【答案】A、B、C、E、D

【解析】牙源性角化囊肿组织学来源于牙板上皮。含牙囊肿又称滤泡囊肿或牙颈部的囊肿，囊壁包含有一个牙齿（严格说是牙冠），但是含有牙齿的囊肿或病变并不一定都是含牙囊肿。因此不能仅仅通过X线表现做含牙囊肿的诊断。若囊肿位于软组织时，称为萌出囊肿。下颌第三磨牙区最常见，囊壁附着于牙颈部，即釉牙骨质界。囊壁较薄，仅由2～5列扁平细胞或矮立方形细胞构成，表层无角化，上皮厚薄一致，无上皮钉突，类似于缩余釉上皮。鼻腭管囊肿常见于切牙管位置，有鼻腭神经，血管。鳃裂囊肿主要来源于第二鳃裂。鼻唇囊肿为软组织囊肿，X线无意义。

27. 外渗性黏液囊肿的特点为
   A. 复层鳞状上皮衬里　　　　B. 假复层纤毛柱状上皮衬里　　　C. 扁平上皮衬里
   D. 矮柱状上皮衬里　　　　　E. 无上皮衬里

【答案】E

【解析】黏液囊肿在其形成机制上有两种情况，一种是腺导管破裂后，涎液直接进入组织间隙而形成，此种即外渗性黏液囊肿；另一种形成方式是腺导管阻塞，在导管内有涎液的潴留，此为潴留囊肿。外渗性黏液囊肿在病理上没有上皮衬里，潴留囊肿可有上皮衬里。

【破题思路】外渗性黏液囊内含泡沫细胞。炎性细胞，下唇常见，易复发，浅蓝色。

28. 根尖囊肿组织病理学表现为
    A. 囊壁内层为复层鳞状上皮衬里　　B. 囊壁外层为疏松结缔组织　　C. 上皮内大量中性粒细胞浸润
    D. 中央囊腔有部分脓液　　E. 根尖部牙槽骨完好
    【答案】A
    【解析】根尖囊肿由上皮衬里、纤维囊壁、囊内容物组成。上皮是无角化的复层鳞状上皮；外有纤维囊壁，上皮和囊壁有淋巴细胞、浆细胞浸润；囊液是棕黄色透明状。

    【破题思路】根尖囊肿属于炎症性囊肿，可见泡沫细胞、透明小体、含铁血黄素、胆固醇结晶。

29. 假性囊肿是
    A. 非脓肿性病理性囊腔　　B. 含囊液或半流体物质的囊肿　　C. 纤维结缔组织囊壁包绕的囊腔
    D. 无上皮衬里的囊肿　　E. 囊壁无炎症细胞浸润的囊肿
    【答案】D
    【解析】囊肿是一种非脓肿性病理性囊腔，内含囊液或半流体物质，通常由纤维结缔组织囊壁包绕，绝大多数囊肿的囊内壁有上皮衬里，少数无上皮衬里者又称为假性囊肿。

30. 囊壁内衬2～4层扁平上皮的囊肿，最可能是
    A. 牙源性角化囊肿　　B. 鼻唇囊肿　　C. 根尖囊肿
    D. 含牙囊肿　　E. 皮样囊肿
    【答案】D
    【解析】A选项牙源性角化囊肿其实是良性牙源性上皮肿瘤，不属于囊肿，故不选A。B选项鼻唇囊肿衬里上皮一般是无纤毛的假复层柱状上皮，故不选B。C选项根尖囊肿一般内衬无角化复层鳞状上皮，厚薄不一，故C也不符合。E选项皮样囊肿内衬角化的复层鳞状上皮，含有皮肤附属器，故E也不选。D选项含牙囊肿内衬较薄的复层鳞状上皮，仅由2～5列扁平细胞构成，无角化。

    【破题思路】含牙囊肿的上皮来源于缩余釉上皮。

31. 下列哪项不是牙源性囊肿
    A. 牙源性钙化囊肿　　B. 萌出囊肿　　C. 牙源性角化囊肿
    D. 含牙囊肿　　E. 成人龈囊肿
    【答案】A
    【解析】牙源性囊肿分为发育性牙源性囊肿和炎症性牙源性囊肿。前者包括：含牙囊肿、婴儿龈囊肿、成人龈囊肿、发育性根侧囊肿、萌出囊肿、腺牙源性囊肿。后者包括：根尖周囊肿、牙旁囊肿。

    【破题思路】牙源性钙化囊肿为混合性牙源性肿瘤，特征性结构为影细胞。

(32～34题共用题干)
患者，女，38岁。左侧下颌骨无痛性肿胀半年余，检查见双侧下颌不对称，左侧下颌角处膨隆，X线检查见一圆形透影区，边界清楚，口腔内含牙齿一枚。术中见囊壁较薄，囊腔内含有一牙冠，囊壁附着于牙齿颈部，囊液呈黄褐色。镜下见纤维囊壁内衬复层鳞状上皮，上皮扁平，无角化，无上皮钉突，纤维囊壁内可见牙源性上皮团块。

32. 患者应诊断为
    A. 含牙囊肿　　B. 萌出囊肿　　C. 腺牙源性囊肿
    D. 甲状舌管囊肿　　E. 畸胎样囊肿
    【答案】A
    【解析】A选项含牙囊肿又称滤泡囊肿，指包含一个未萌牙齿的牙冠并且附着于该牙牙颈部的囊肿。多发生于10～39岁患者，发病部位以下颌第三磨牙区多见，X线检查为一境界清楚的透光区，内含未萌出牙的牙冠。肉眼见囊壁较薄，内含牙冠，囊壁附着于牙颈部，囊液多黄色。
    B选项萌出囊肿见于软组织内。
    D选项甲状舌管囊肿见于颈中线处，随吞咽上下移动，内含甲状腺滤泡。
    E选项畸胎样囊肿常见于舌体、口底部。

【破题思路】含牙囊肿镜下见纤维结缔组织囊壁内衬较薄的复层鳞状上皮,仅由2～5层扁平细胞或矮立方细胞构成,无角化,没有上皮钉突,类似于缩余釉上皮;囊壁内可有牙源性上皮岛。

33. 形成含牙囊肿的原因是
A. 牙冠形成后,缩余釉上皮和牙面之间液体积聚形成
B. 甲状舌管残余上皮发生
C. 舌下腺或颌下腺导管破裂渗出所致
D. 位于软组织缩余釉上皮和牙面之间液体潴留
E. 来自鳃裂或咽囊的上皮残余
【答案】A
【解析】含牙囊肿一般发生于牙冠形成后,缩余釉上皮和牙面之间液体蓄积而成囊肿,该题选A。B项为甲状舌管囊肿的病因。C项为黏液囊肿的病因。D项为萌出囊肿的病因。E项为鳃裂囊肿的病因。

34. 鳃裂囊肿发生于肩胛舌骨肌以上者多为第几鳃裂来源
A. 第1　　　　　　　B. 第2　　　　　　　C. 第3
D. 第4　　　　　　　E. 第5
【答案】B

第十六单元　牙源性肿瘤

1. 关于良性成牙骨质细胞瘤描述哪项是错误的
   A. 通常相关牙牙根吸收而变短，并与肿瘤性硬组织融合
   B. 软组织成分为血管性疏松的纤维组织
   C. 牙骨质常为圆形或卵圆形矿化团块
   D. 团块周边为嗜碱性的牙本质样组织和成牙本质细胞
   E. 新形成的未矿化组织在钙化团块的周边部常呈放射状骨小梁样排列，没有改建

   【答案】D
   【解析】成牙骨质细胞瘤（cementoblastoma）又称为真性牙骨质瘤，是一种以形成牙骨质样组织为特征的肿瘤，可见较多嗜碱性反折线，有的呈圆形或卵圆形矿化团块，似牙骨质小体。常与一颗牙的牙根相连，X 线片显示肿物为界限清楚的致密钙化团块，在钙化团块的周围有一带状放射透光区环绕。相关牙根吸收而变短，并与肿瘤性硬组织融合。故 A、B、C、E 正确，D 选项错误，即成牙骨质细胞瘤与牙骨质有关，和牙本质成分没有相关性。

2. 下列哪项不属于牙瘤组成成分
   A. 牙釉质　　　　　　　　B. 牙本质　　　　　　　　C. 牙骨质
   D. 牙周膜　　　　　　　　E. 牙髓

   【答案】D
   【解析】牙瘤不是真性肿瘤。组织排列结构不同而分为混合性牙瘤和组合性牙瘤。混合性牙瘤由排列紊乱、相互混杂的牙釉质、牙本质、牙骨质和牙髓所构成，无典型排列的牙结构。而组合性牙瘤由排列有序的牙釉质、牙本质、牙骨质和牙髓所组成，如同正常牙的排列方式。

3. 属于牙源性上皮和外胚间充质性良性肿瘤的是
   A. 牙源性腺样瘤　　　　　B. 成釉细胞纤维瘤　　　　C. 牙源性钙化上皮瘤
   D. 牙源性透明细胞瘤　　　E. 牙源性黏液瘤

   【答案】B

4. 成釉细胞瘤有下列组织学分型，除了
   A. 滤泡型　　　　　　　　B. 丛状型　　　　　　　　C. 梭形细胞型
   D. 基底细胞型　　　　　　E. 棘皮瘤型

   【答案】C
   【解析】成釉细胞瘤分为实性或多囊性成釉细胞瘤（滤泡型、丛状型、棘皮瘤型、颗粒细胞型、基底细胞型、角化型）；骨外或外周型；促结缔组织增生型；单囊性。A、B、D、E 选项均为实性或多囊性成釉细胞瘤的具体分型。

5. 以下说法错误的是
   A. Pindborg 瘤是指牙源性钙化上皮瘤
   B. 牙源性腺样瘤好发于 10～19 岁，男性多见
   C. 牙源性钙化上皮瘤可见圆形嗜伊红均质
   D. 成釉细胞瘤的生物学特点是良性有浸润性
   E. 成牙本质影细胞瘤是指肿瘤型牙源性钙化囊肿

   【答案】B
   【解析】牙源性钙化上皮瘤又名 Pindborg 瘤，肿瘤细胞呈多边形，胞浆嗜酸性特征性表现为淀粉样物质呈同心圆状排列，故 A、C 正确。牙源性腺样瘤年轻发病，女性多见，上颌尖牙区多见。故 B 选项表述错误；成釉细胞瘤为临界瘤，有局部浸润性，故 D 选项正确；牙源性钙化囊肿的特征性结构为影细胞，故 E 选项正确。

6. 以下可能是牙源性角化囊肿复发的原因，除了
   A. 手术难以完整摘除　　　B. 衬里上皮生长活跃　　　C. 囊肿部分区域癌变
   D. 囊壁内有卫星囊　　　　E. 口腔黏膜基底细胞增殖

   【答案】C
   【解析】牙源性角化囊肿复发的原因为：①囊壁薄，易破碎，②囊壁内含有微小子囊或卫星囊，③具有局

部侵袭性或向骨小梁间呈指状外突性生长特点，④病变区具有高度增殖能力的口腔黏膜基底细胞未彻底切除，会引起复发。A、B、D、E 选项正确。

7. 牙源性角化囊肿有以下病理改变，除了
   A. 复层鳞状上皮衬里
   B. 基底细胞栅栏状排列
   C. 表面不全角化
   D. 腺上皮样分化
   E. 伴卫星囊形成

【答案】D

【解析】牙源性角化囊肿的病理变化为：①衬里上皮为较薄均匀的复层鳞状上皮；②内衬上皮表层角化，多为不全角化，表面呈波浪状或皱褶状；③棘细胞层较薄；④基底细胞界限清楚，排列整齐，由柱状或立方状细胞组成，胞核深染且远离基底膜，呈栅栏状排列；⑤纤维性囊壁较薄；⑥纤维组织囊壁内可见微小子囊和上皮岛；⑦囊腔内含有角化物。选项 A、B、C、E 为正确表述。

8. 下列关于成釉细胞瘤的描述，错误的是
   A. 实性成釉细胞瘤生长具有局部侵袭性，易复发
   B. 单囊性成釉细胞瘤临床表现和 X 线表现类似颌骨囊肿
   C. 单囊性成釉细胞瘤伴囊腔内瘤结节增殖者生物学行为类似于实性成釉细胞瘤
   D. 成釉细胞瘤组织结构和细胞形态变异较大
   E. 棘皮瘤型成釉细胞瘤肿瘤上皮岛内呈现广泛的鳞状化生

【答案】C

【解析】单囊性成釉细胞瘤它是指临床和 X 线表现单囊性颌骨改变，类似于颌骨囊肿，但组织学检查见其囊腔的衬里上皮可表现成釉细胞瘤样改变，增生的肿瘤结节可突入囊腔内和（或）浸润纤维组织囊壁。由于第 Ⅰ、第 Ⅱ 型肿瘤仅表现囊性或囊腔内生长，其生物学行为类似发育性牙源性囊肿，故单纯刮治后一般不复发；但第 Ⅲ 型肿瘤因其纤维囊壁内存在肿瘤浸润，局部侵袭性可能类似于实性成釉细胞瘤，因此其治疗原则应与后者相同。故 C 选项表述错误，A、B、D、E 选项皆为正确表述。

9. 下列病理学变化属于混合型牙瘤的是
   A. 形成滤泡状上皮岛
   B. 形成玫瑰花样结构
   C. 出现大量影细胞和钙化灶
   D. 由许多牙样结构组成
   E. 牙体组织成分紊乱排列

【答案】E

【解析】混合性牙瘤由排列紊乱、相互混杂的牙釉质、牙本质、牙骨质和牙髓所构成，无典型排列的牙结构。组合性牙瘤由排列有序的牙釉质、牙本质、牙骨质和牙髓所组成，如同正常牙的排列方式。A 选项为成釉细胞瘤表现，B 选项为牙源性腺样瘤表现，C 选项为牙源性钙化囊性瘤表现，D 选项为组合型牙瘤表现。

10. 以下病变中术后较易复发的是
    A. Warthin 瘤
    B. 含牙囊肿
    C. 外周型成釉细胞瘤
    D. 牙源性角化囊性瘤
    E. 牙源性腺样瘤

【答案】D

【解析】C 选项外周型成釉细胞瘤发生于软组织中，预后较好，不复发。B 选项含牙囊肿为囊肿性疾病，手术后不复发。AE 选项皆为良性肿瘤，同样预后较好，不复发。牙源性角化囊性瘤由于壁薄，易破碎；纤维囊壁囊壁内含有微小子囊等因素容易复发。

11. 以下哪种病变中能够见到玫瑰花样结构
    A. 牙源性腺样瘤
    B. 成釉细胞纤维瘤
    C. 牙源性钙化上皮瘤
    D. 多形性腺瘤
    E. 鳞状细胞癌

【答案】A

【解析】牙源性腺样瘤肿瘤上皮可形成玫瑰花样结构、腺管样结构以及梁状或筛状结构。C 选项牙源性钙化上皮瘤可见淀粉样物质呈同心圆状排列；D 选项多形性腺瘤可见腺上皮、黏液样物质、软骨样区域。E 选项鳞状细胞癌可见癌珠。

12. 下列哪一项不属于一般型成釉细胞瘤的分类
    A. 周边型
    B. 滤泡型
    C. 丛状型
    D. 颗粒细胞型
    E. 棘皮瘤型

【答案】A

【解析】一般型成釉细胞瘤为实性或多囊性成釉细胞瘤（滤泡型、丛状型、棘皮瘤型、颗粒细胞型、基底细胞型、角化型）。

13. 不侵袭骨组织的成釉细胞瘤是
    A. 基底细胞型成釉细胞瘤
    B. 角化成釉细胞瘤
    C. 促结缔组织增生型成釉细胞瘤
    D. 周边型成釉细胞瘤
    E. 单囊性成釉细胞瘤
    【答案】D
    【解析】骨外或外周型成釉细胞瘤发生于牙龈或牙槽黏膜，未侵犯颌骨，肿瘤可完全位于牙龈的结缔组织内，与表面上皮无联系，由于其生长局限于牙龈，易于早期发现和手术切除，因此术后无复发。其余分型皆侵犯颌骨。

14. 在牙周膜中，哪一种细胞能增殖成颌骨囊肿或牙源性肿瘤
    A. 成纤维细胞
    B. 间质细胞
    C. 成骨细胞
    D. Malassez 上皮剩余
    E. 成牙骨质细胞
    【答案】D
    【解析】牙源性肿瘤是由成牙组织发生的一组肿瘤，它包括真性肿瘤和发育异常。成牙组织包括牙源性上皮（成釉器、牙板及残余、缩余釉上皮、Malassez 上皮剩余）和牙源性间充质（牙乳头、牙囊）。

15. 下列哪项不是牙源性腺样瘤与含牙囊肿的区别点
    A. 肿瘤上皮为结节状实性细胞巢，可形成玫瑰花样结构
    B. 肿瘤上皮为立方或柱状细胞，形成环状腺管样结构
    C. 由多边形嗜酸性鳞状细胞组成小结节
    D. 肿瘤为梁状或筛状
    E. 肿瘤腔内可含牙
    【答案】E
    【解析】牙源性腺样瘤的病理：包膜完整，切面囊性或者实性。实性灰白色，囊液为淡黄色胶冻状或者血性液体。腔内可以含牙。镜下可见：玫瑰花样结构，腺管状结构，多边形嗜伊红鳞状细胞组成的结节，梁状或者筛状结构。E选项二者皆可含牙。

16. 牙源性腺样瘤好发部区域
    A. 上颌尖牙区
    B. 下颌尖牙区
    C. 上颌前磨牙区
    D. 下颌前磨牙区
    E. 上颌磨牙区
    【答案】A
    【解析】牙源性腺样瘤年轻发病，女性多见，上颌尖牙区多见。

17. 牙源性钙化上皮瘤中的钙化物质来源于
    A. 淀粉样物质钙化
    B. 肿瘤上皮细胞钙化
    C. 上皮角化物质钙化
    D. 纤维结缔组织钙化
    E. A+B
    【答案】A
    【解析】牙源性钙化上皮瘤，又名Pindborg瘤。特征性结构：淀粉样物质，可以发生钙化，钙化物同心圆状。

18. 下列有关成釉细胞瘤的描述错误的是
    A. 主要含成釉器样结构，但无釉质或其他牙体硬组织形成
    B. 多发生于颌骨内，但也可发生于骨外
    C. 组织结构和细胞形态变异较大，可有多种表现
    D. 滤泡型和丛状型是实性成釉细胞瘤最常见的组织学亚型
    E. 目前认为促结缔组织增生型成釉细胞瘤的治疗方法与单囊性成釉细胞瘤相同
    【答案】E
    【解析】成釉细胞瘤约80%发生于下颌骨，其中下颌磨牙区和下颌升支部为最常见发病部位；主要含成釉器样结构，但无釉质或其他牙体硬组织形成，组织结构和细胞形态变异较大，可有多种表现，根据临床病理表现的不同WHO将成釉细胞瘤分为四型：实性/多囊性、单囊型成釉细胞瘤、骨外或外周型成釉细胞瘤、转移性成釉细胞瘤。

19. 以下肿瘤中没有角质形成的是
    A. 鳞状细胞瘤
    B. 成釉细胞瘤
    C. 牙源性角化囊性瘤
    D. 多形性腺瘤
    E. 腺样囊性癌
    【答案】E
    【解析】A选项鳞状细胞瘤表皮角化，中心部有角化性癌珠。B选项成釉细胞瘤内出现广泛角化。C选项

牙源性角化囊性瘤的特征为不全角化的复层鳞状上皮衬里。D 选项多形性腺瘤有时可见浅蓝色透明的软骨样组织或黄色的角化物。腺样囊性癌没有角质形成。

20. 成釉细胞纤维瘤最常见的部位是
A. 上颌磨牙区　　　　　　　　　B. 上颌尖牙区　　　　　　　　　C. 下颌尖牙区
D. 下颌前磨牙区　　　　　　　　E. 下颌磨牙区

【答案】E

【解析】成釉细胞纤维瘤多见于儿童和青年人，最常见的部位是下颌磨牙区，肿瘤生长缓慢，除颌骨膨大外，无明显症状。其主要特征是牙源性上皮和间叶组织同时增殖，但不伴牙本质和釉质形成。

21. 以下病变属于混合性牙源性肿瘤的是
A. 牙源性钙化囊性瘤　　　　　　B. 成釉细胞瘤　　　　　　　　　C. 牙源性腺样瘤
D. 牙源性钙化上皮瘤　　　　　　E. 牙源性纤维瘤

【答案】A

【解析】此题考查牙源性肿瘤的组织来源。成釉细胞瘤、牙源性腺样瘤、牙源性钙化上皮瘤属于上皮性牙源性肿瘤。牙源性纤维瘤属于间叶性牙源性肿瘤。牙源性钙化囊性瘤来源于牙源性上皮和外间充质。

22. 女，18 岁，上颌肿胀 2 年，检查左上颌单尖牙根部膨隆，X 线检查可见边界清楚的单囊性阴影，内含散在不透光的钙化颗粒，并见一埋伏牙。肿物切面大部实性，可见大小不等囊腔。镜检见肿瘤由梭形及立方上皮组成，排列成腺管状或玫瑰花样。应诊断为
A. 牙源性腺样瘤　　　　　　　　B. 成釉细胞纤维瘤　　　　　　　C. 牙源性钙化上皮瘤
D. 牙瘤　　　　　　　　　　　　E. 牙源性角化瘤

【答案】A

【解析】牙源性腺样瘤年轻发病，女性多见，上颌多见，上颌尖牙区多见，可以含牙。镜下可见：玫瑰花样结构，腺管状结构，多边形嗜伊红鳞状细胞组成的结节，梁状或者筛状结构。

23. 男，38 岁，右下颌角及升支处无痛性、渐进性颌骨膨大 8 年，X 线见多囊性骨损害，有受累牙的根吸收。病理检查见病变由孤立的上皮岛组成，上皮岛的中心部细胞呈星形，排列疏松，其周边部围绕一层柱状细胞，核远离基底膜呈栅栏状排列。最可能的病理诊断是
A. 滤泡型成釉细胞瘤　　　　　　B. 丛状型成釉细胞瘤　　　　　　C. 牙源性钙化上皮瘤
D. 牙源性腺样瘤　　　　　　　　E. 牙源性鳞状细胞瘤

【答案】A

【解析】滤泡型成釉细胞瘤：①肿瘤细胞形成孤立型上皮岛，②中心类似成釉器的星网状层，③周边由一层立方或柱状上皮细胞，类似成釉器内釉上皮，或前成釉上皮，④中心部可囊变，⑤间质为疏松结缔组织。B 选项丛状型成釉细胞瘤肿瘤上皮增殖呈网状连接的上皮条索，其周边部位是一层立方或柱状细胞，被周边细胞包围的中心部细胞类似于星网状层细胞，囊性变是在肿瘤间质内。C 选项可见淀粉样物质呈同心圆状排列。D 选项特征性结构为玫瑰花样结构。

24. 男，29 岁，左下颌角渐进性颌骨膨大 2 年，X 线见单囊性透射区，含有一牙冠。病检见病变主要为囊性肿物，内衬复层上皮，基底层细胞呈柱状，核深染呈栅栏状排列，远离基底膜，部分区域见上皮呈结节状增生，表现丛状型成釉细胞瘤的特点，突入囊腔。最可能的病理诊断是
A. 丛状型成釉细胞瘤　　　　　　B. 单囊性成釉细胞瘤　　　　　　C. 牙源性钙化囊肿
D. 含牙囊肿　　　　　　　　　　E. 牙源性腺样瘤

【答案】B

【解析】单囊性成釉细胞瘤是指临床和 X 线表现单囊性颌骨改变，类似于颌骨囊肿，但组织学检查见其囊腔的衬里上皮可表现成釉细胞瘤样改变，增生的肿瘤结节可突入囊腔内和（或）浸润纤维组织囊壁。其中第Ⅰ型单纯囊性型，囊壁仅见上皮衬里：①囊腔衬里上皮基底层细胞核染色质增加，着色深；②基底细胞呈栅栏状排列，核远离基底膜，极性倒置；③基底细胞胞浆空泡变。第Ⅱ型伴囊腔内瘤结节增殖：瘤结节多呈丛状型成釉细胞瘤的特点。第Ⅲ型纤维囊壁内有肿瘤浸润岛。

25. 女，12 岁，上颌右前磨牙区肿胀，X 线见界限清楚的放射透光区，内含大小不等的钙化物质。病检见肿物呈囊性，内衬上皮部分类似缩余釉上皮，部分类似成釉细胞瘤，灶性影细胞团块见于衬里上皮内或纤维囊壁内，部分影细胞可发生钙化。最可能的病理诊断是
A. 单囊性成釉细胞瘤　　　　　　B. 牙源性钙化囊肿　　　　　　　C. 牙源性钙化上皮瘤
D. 牙源性角化囊肿　　　　　　　E. 牙源性腺样瘤

【答案】B

【解析】单囊性成釉细胞瘤囊壁上皮衬里符合V-G标准（核深染远离基底膜），A选项不符合题意；牙源性钙化囊肿是一种牙源性肿瘤，X线见界限清楚的投射影，腔内含大小不等的钙化团块，特征性表现可见影细胞，B选项符合题意；A选项单囊性成釉细胞瘤囊壁上皮衬里符合V-G标准（核深染远离基底膜）；C选项牙源性钙化上皮瘤特征性结构淀粉样物质呈同心圆状排列；D选项可见子囊等；E选项可见玫瑰花样结构。

26. 男，42岁，右侧下颌升支部渐进性膨隆2年，无明显疼痛。镜下可见肿瘤性上皮形成大小不等的上皮岛或滤泡，形态类似成釉器，滤泡之间为疏松的结缔组织。病理诊断为

  A. 成釉细胞瘤   B. 牙源性钙化囊肿   C. 牙源性角化囊肿
  D. 牙源性钙化上皮瘤   E. 成釉细胞纤维瘤

【答案】A

【解析】根据题干中出现的镜下可见肿瘤性上皮形成大小不等的上皮岛或滤泡，形态类似成釉器，滤泡之间为疏松的结缔组织可确定为成釉细胞瘤。其余选项中皆含有不同的特征性结构。

27. 男，20岁，无明显症状，拔除左侧第三磨牙时发现下颌升支部有一大的阴影。镜下可见囊肿衬里上皮为一薄层复层鳞状上皮，无上皮钉突。基底细胞层界限清楚，棘层较薄。衬里上皮表面常呈波状或皱褶状。病理诊断为

  A. 成釉细胞瘤   B. 含牙囊肿   C. 球状上颌囊肿
  D. 牙源性钙化囊肿   E. 牙源性角化囊肿

【答案】E

【解析】牙源性角化囊肿镜下具有独特的组织学特点：衬里上皮为较薄的厚薄均匀的复层鳞状上皮；内衬上皮表层角化，表面呈波浪状或皱褶状；棘细胞层较薄；基底细胞界限清楚，排列整齐，由柱状或立方状细胞组成，胞核深染且远离基底膜，呈栅栏状排列；纤维性囊壁较薄；纤维组织囊壁内可见微小子囊和上皮岛；囊腔内含有角化物。A、B、C、D选项皆不符合题意，E符合题干表述。

28. 女，18岁，上颌尖牙区有1cm大小的包块，X线片显示包块中有不透光的钙化颗粒。镜下可见4种结构：①肿瘤上皮组成的玫瑰花样结构。②腺管样结构由立方状细胞组成腺管样结构组成。③由多边形嗜酸性鳞状细胞组成的小结节。④肿瘤的周边部有筛状结构。病理诊断为

  A. 成釉细胞瘤   B. 牙源性腺样瘤   C. 含牙囊肿
  D. 牙源性钙化上皮瘤   E. 牙源性钙化囊肿

【答案】B

【解析】牙源性腺样瘤年轻多发，女性多见，常发生于上颌尖牙区。镜下可见：玫瑰花样结构，腺管状结构，多边形嗜伊红鳞状细胞组成的结节，梁状或者筛状结构。符合题意。其余A、C、D、E皆不符合题意。

29. 男，40岁，左下颌磨牙区颌骨逐渐膨胀1年。X线片显示下颌骨磨牙区有不规则透光区，内含有大小不等的不透光团块。镜下可见肿瘤有多边形上皮细胞组成，细胞间桥清晰，上皮细胞排列成片状或岛状，细胞之间可见圆形嗜酸性均质性物质。病理诊断为

  A. 成釉细胞瘤   B. 牙源性角化囊肿   C. 牙源性钙化上皮瘤
  D. 成釉细胞纤维瘤   E. 牙源性腺样瘤

【答案】C

【解析】牙源性钙化上皮瘤，又名Pindborg瘤，颌骨膨胀，X线可见不规则透光影，内有大小不等不透光团块。病理：肿瘤细胞呈多边形，胞浆嗜酸性。特征性结构：淀粉样物质，可以发生钙化，钙化物同心圆状。

30. 男，26岁，X线检查根尖周时发现下颌骨单囊性改变，可见下颌磨牙区一单囊性透光区，术后病理检查见肿物囊性，囊壁部分不光滑。镜下见大部分囊壁为牙源性囊肿样表现，局部囊腔内有成釉细胞瘤样增殖。应诊断为

  A. 牙源性黏液瘤   B. 成釉细胞瘤   C. 单囊性成釉细胞瘤
  D. 混合性牙瘤   E. 牙源性角化瘤

【答案】C

【解析】单囊性成釉细胞瘤临床和X线表现为单囊性颌骨改变，类似于颌骨囊肿，但组织学检查见其囊腔的衬里上皮可表现成釉细胞瘤样改变，增生的肿瘤结节可突入囊腔内和（或）浸润纤维组织囊壁。C选项符合题意。

31. 患者，女，20岁，自觉左下颌肿大三周，检查见左下颌磨牙区肿胀，X线片见边界清楚的放射透光区，其间见放射阻射性结节状钙化物，术后见肿物有完整包膜，内有一钙化团块，磨片检查发现为杂乱排列的牙体组织，相互混杂。应诊断为

A. 组合性牙瘤　　　　　　　　B. 混合性牙瘤　　　　　　　　C. 成釉细胞牙瘤
D. 成釉细胞纤维牙瘤　　　　　E. 牙成釉细胞牙瘤

【答案】B

【解析】混合性牙瘤：X线表现为境界清楚的放射透光区，可见放射性结节状钙化物。镜下所见混合性牙瘤由排列紊乱、相互混杂的牙釉质、牙本质、牙骨质和牙髓所构成，无典型排列的牙结构。组合性牙瘤由排列有序的牙釉质、牙本质、牙骨质和牙髓所组成，如同正常牙的排列方式。

32. 男，38岁，下颌肿胀2年，检查见左下颌角处膨隆，压之有乒乓球样感，X光检查可见下颌角处呈多房性阴影，边界清楚，内可见埋伏牙，镜检见肿瘤由上皮团块组成，上皮团块周边为整齐的立方状细胞，核远离基底，中心处细胞多角形排列疏松。应首先考虑为

A. 成釉细胞瘤　　　　　　　　B. 成釉细胞纤维瘤　　　　　　C. 牙源性钙化上皮瘤
D. 牙瘤　　　　　　　　　　　E. 牙源性角化瘤

【答案】A

【解析】成釉细胞瘤是最常见的牙源性肿瘤，病理表现为肿瘤上皮增殖呈网状连接的上皮条索或滤泡状，其周边部位是一层立方或柱状细胞，被周边细胞包围的中心部细胞类似于星网状层细胞。A选项符合题意表述。

33. 患者，男，16岁，自觉右下颌肿大三周，检查见右下颌磨牙区肿胀，X线片见境界清楚的放射透光区间有阻射性团块，术后见肿物有完整包膜，内含大小不等的牙齿样物。应首先考虑为

A. 组合性牙瘤　　　　　　　　B. 混合性牙瘤　　　　　　　　C. 成釉细胞牙瘤
D. 成釉细胞纤维牙瘤　　　　　E. 牙成釉细胞牙瘤

【答案】A

【解析】组合性牙瘤包膜完整，内含大小不一、数量不等、形态不同的牙样小体。组合性牙瘤由排列有序的牙釉质、牙本质、牙骨质和牙髓所组成，如同正常牙的排列方式。

34. 男，45岁，下颌骨升支部区无痛性肿大。镜下可见肿瘤上皮增殖呈网状连接，周边不是一层柱状细胞，中心部细胞类似于星网层细胞。上皮岛内呈现广泛的鳞状化生，可见角化珠的形成，病理诊断为

A. 牙源性腺样瘤　　　　　　　B. 牙源性鳞状细胞瘤　　　　　C. 成釉细胞瘤
D. 鳞状细胞癌　　　　　　　　E. 以上都不是

【答案】C

【解析】A选项牙源性腺样瘤镜下表现为特征性玫瑰花样结构，排除A；B选项牙源性鳞状细胞瘤有角化，肿瘤上皮不会呈网状连接，周边不是一层柱状细胞，中心部细胞类似于星网状层细胞，排除B；C选项符合题意。D选项可见癌珠，不可见成釉器样物质，排除D。

35. 女，13岁，右下颌磨牙区肿胀1年，X线见边界清楚的透射区，其中有大量大小不一的牙齿样钙化结构。镜下见每个牙齿样结构中牙体组织的排列方式类似于正常牙齿。病理诊断应为

A. 巨大型牙骨质瘤　　　　　　B. 成釉细胞瘤　　　　　　　　C. 混合性牙瘤
D. 组合性牙瘤　　　　　　　　E. 成釉细胞纤维瘤

【答案】D

【解析】组合性牙瘤包膜完整，内含大小不一、数量不等、形态不同的牙样小体。组合性牙瘤由排列有序的牙釉质、牙本质、牙骨质和牙髓所组成，如同正常牙的排列方式。

36. 男，11岁，左上颌前磨牙区膨大2年，X线见边界清楚的透射区，其中有结节状钙化物。镜下见肿物有排列紊乱，互相混杂的牙齿组织，无典型的牙齿结构。病理诊断应为

A. 巨大型牙骨质瘤　　　　　　B. 成釉细胞瘤　　　　　　　　C. 混合性牙瘤
D. 组合性牙瘤　　　　　　　　E. 成釉细胞纤维瘤

【答案】C

【解析】混合性牙瘤：X线表现为境界清楚的放射透光区，可见放射性结节状钙化物。镜下所见混合性牙瘤由排列紊乱、相互混杂的牙釉质、牙本质、牙骨质和牙髓所构成，无典型排列的牙结构。

(37～39题共用备选答案)

A. 腺样囊性癌　　　　　　　　B. 腺泡细胞癌　　　　　　　　C. 混合性牙瘤
D. 牙源性钙化囊肿　　　　　　E. 牙源性角化瘤

37. 恶性肿瘤早期即可有疼痛、麻木等神经症状的为
38. 镜下可见影细胞的肿瘤为
39. 由各种牙齿组织混杂排列而成的为

【答案】A、D、C

【解析】腺样囊性癌又名圆柱瘤，早期即可有疼痛、麻木等神经症状；镜下可分为筛状型（最常见），管状型、实性（恶性程度最高）；腺泡细胞癌检查淀粉酶阳性，无肌上皮成分，含嗜碱性酶原颗粒；牙源性钙化囊肿含特征性结构灶性影细胞；混合性牙瘤由各种牙齿组织混杂排列。牙源性角化囊肿含微小子囊和上皮岛等结构。

（40～42题共用备选答案）
A. 成牙组织的错构或发育畸形
B. 良性、单囊或多囊、发生于颌骨内的牙源性肿瘤
C. 肿瘤生长缓慢，可侵犯包膜，易复发
D. 有完整包膜，术后很少复发
E. 为良性肿瘤，呈局部浸润性生长

40. 牙源性角化囊性瘤
41. 成釉细胞瘤
42. 牙瘤

【答案】B、E、A

【解析】牙源性角化囊性瘤是良性、单囊或多囊、发生于颌骨内的牙源性肿瘤；成釉细胞瘤是牙源性肿瘤中最常见的良性、上皮性肿瘤，约占牙源性肿瘤的60%以上，虽然属良性肿瘤，但其生长具有局部侵袭性特点；牙瘤是成牙组织发育异常或发育畸形所致，不是真性肿瘤，组织排列结构不同而分为混合性牙瘤和组合性牙瘤。

（43～44题共用备选答案）
A. 成釉细胞癌
B. 牙源性钙化囊肿
C. 牙源性角化囊肿
D. 牙源性透明细胞癌
E. 良性成牙骨质细胞瘤

43. 含有透明细胞的疾病是
44. 与受累牙牙根融合的疾病是

【答案】D、E

【解析】成釉细胞癌可见典型的成釉细胞瘤形态的同时，还可见非典型性核分裂相增加的肿瘤上皮岛；牙源性钙化囊肿可见影细胞；牙源性角化囊肿可见微小子囊及上皮岛等结构；牙源性透明细胞癌可见透明细胞；成牙骨质细胞瘤（cementoblastoma）又称为真性牙骨质瘤，是一种以形成牙骨质样组织为特征的肿瘤，常与一颗牙的牙根相连。

（45～49题共用备选答案）
A. 胶样小体
B. 黏液样区域
C. 同心圆钙化
D. 玫瑰花样结构
E. 角化珠

45. 牙源性钙化上皮瘤有
46. 鳞状细胞癌有
47. 涎腺肌上皮瘤有
48. 扁平苔藓有
49. 牙源性腺样瘤有

【答案】C、E、B、A、D

【解析】牙源性钙化上皮瘤（Pindborg瘤）特征性结构淀粉样物质可发生钙化，钙化呈同心圆状；鳞状细胞癌特征性结构为癌珠（角化珠）；涎腺肌上皮瘤可分泌黏液样物质；扁平苔藓可见上皮钉突呈滴状，基底细胞液化变性，黏膜下层有密集的T淋巴细胞浸润带，可见胶样小体；牙源性腺样瘤女性多发，常见于上颌尖牙区，可见玫瑰花样结构。

50. 成釉细胞瘤肿瘤上皮增殖呈网状连接的上皮条索者为
A. 滤泡型
B. 丛状型
C. 棘皮瘤型
D. 基底细胞型
E. 颗粒细胞型

【答案】B

【解析】此题为成釉细胞瘤组织学分型的判断题。肿瘤上皮增殖呈网状连接的上皮条索，其周边部位是一层立方状或柱状细胞，被周边细胞包围的中心部细胞类似于星网状层细胞，囊性变发生于间质内，具有此种组织学特点的为丛状型。A选项的病理表现为形成孤立的上皮岛，囊性变发生于上皮内；C选项出现鳞状化生；D选项出现基底细胞样结构；E选项出现颗粒样变性。

51. 滤泡型成釉细胞瘤的组织学特点是
A. 肿瘤上皮岛内呈现广泛的鳞状化生
B. 肿瘤上皮细胞发生广泛颗粒样变性
C. 细胞核呈栅栏状排列并远离基底膜
D. 上皮岛中央的星网状区罕见囊性变
E. 肿瘤细胞缺乏星网状细胞分化

【答案】C

【解析】此题为成釉细胞瘤中最常见的滤泡型成釉细胞瘤病理学特点的判断题。

滤泡型成釉细胞瘤形成孤立性上皮岛，上皮岛中心部细胞类似于成釉器的星网状层，上皮岛周边围绕一层立方状或柱状细胞，类似于成釉细胞或前成釉细胞，细胞核呈栅栏状排列并远离基底膜，即极性倒置。上皮岛中央的星网状区常发生囊性变。上皮岛内呈现广泛的鳞状化生和肿瘤细胞发生广泛颗粒样变性的改变见于其他类型的成釉细胞瘤。A选项属于棘皮瘤型表现；B选项属于颗粒型表现；D、E选项表述错误，常见囊性变，上皮岛中心有星网状层。

52. 采用刮治术后复发率较低的成釉细胞瘤类型是
   A. 滤泡型成釉细胞瘤　　　　B. 单囊性成釉细胞瘤　　　　C. 促结缔组织增生型成釉细胞瘤
   D. 外周型成釉细胞瘤　　　　E. 颗粒细胞型成釉细胞瘤

【答案】B

【解析】单囊性成釉细胞瘤的临床和X线表现为单囊性颌骨改变，类似于颌骨囊肿，但组织学检查见其囊腔的衬里上皮可表现成釉细胞瘤样改变，增生的肿瘤结节可突入囊腔内和（或）浸润纤维组织囊壁。采用刮治术后复发率较低。ACE选项的成釉细胞瘤均有侵袭性生长，D选项外周型采用的是切除术与题意不符。

53. 钙化成分中含许多强嗜碱性间歇线的肿瘤是
   A. 成釉细胞瘤　　　　B. 牙瘤　　　　C. 牙源性钙化上皮瘤
   D. 牙源性钙化囊肿　　　　E. 良性成牙骨质细胞瘤

【答案】E

【解析】钙化成分中含许多强嗜碱性间歇线的肿瘤是良性成牙骨质细胞瘤的特征。
A选项——成釉细胞瘤为类似成釉器的结构。
B选项——牙瘤为一堆牙样组织。
C选项——牙源性钙化上皮瘤为淀粉样物质，同心圆状沉积。
D选项——牙源性钙化囊肿为影细胞。

54. 成釉细胞瘤的病理变化不包括
   A. 上皮团块中出现纤维化　　　　B. 上皮团块中出现囊性变　　　　C. 上皮团块中出现颗粒性变
   D. 上皮团块中出现鳞状化生　　　　E. 上皮团块中出现角化珠

【答案】A

【解析】肉眼见肿瘤大小不一，组织学上典型成釉细胞瘤的上皮岛或条索由两类细胞成分构成，可分为四种表现，滤泡型发生囊性变，棘皮型有广泛的鳞状化生，有时有角化珠，颗粒型有颗粒性变。

【破题思路】成釉细胞瘤在组织学上可分为四种形态，各有特点，注意分开记忆。

（55～59题共用备选答案）
   A. 鳞状化生　　　　B. 角化珠　　　　C. 胶样小体
   D. 角质栓塞　　　　E. 影细胞

55. 牙源性钙化囊肿有
56. 唾液腺多形性腺瘤有
57. 慢性盘状红斑狼疮有
58. 鳞状细胞癌有
59. 扁平苔藓有

【答案】E、A、D、B、C

【解析】牙源性钙化囊肿在衬里上皮和纤维囊壁内可见数量不等的影细胞灶，并有不同程度的钙化；唾液腺多形性腺瘤基本结构为腺上皮、肌上皮、黏液、黏液样组织和软骨样组织；在肌上皮结构中可见巢状鳞状上皮化生；慢性盘状红斑狼疮为结缔组织病的一种，其上皮表面有过度角化或角化不全，有时可见角质栓塞；鳞状细胞癌特征是角蛋白形成，出现角化珠，扁平苔藓在上皮的棘层、基底层或黏膜固有层可见圆形或卵圆形的胶样小体，PAS染色阳性呈玫瑰色。

60. 灶性影细胞主要见于
   A. 成釉细胞瘤　　　　B. 牙源性腺样瘤　　　　C. 牙源性钙化囊肿
   D. 牙源性钙化上皮瘤　　　　E. 良性成牙骨质细胞瘤

【答案】C

【解析】牙源性钙化囊肿病理特点为基底层上方是星网状细胞，其中可见影细胞，邻近基底层下方可见发育不良的牙本质，纤维囊壁可见影细胞，而影细胞是牙源性钙化囊肿特异性表现，所以可以排除A、B、D、E选项。

61. 患者，男，20岁，下颌前磨牙区出现一肿物约2年。病理检查显示肿瘤由牙骨质样组织组成。有的排列成片状，可见较多的嗜碱性反折线。细胞核浓染，其内未见核异型或核分裂，应诊断为

　　A. 牙源性黏液瘤　　　　　　　B. 牙源性腺瘤　　　　　　　C. 牙源性钙化上皮瘤
　　D. 成牙骨质细胞瘤　　　　　　E. 牙源性纤维瘤

【答案】D

【解析】成牙骨质细胞瘤是一种以形成牙骨质样组织为特征的肿瘤，常与一颗牙的牙根相连，较少见。病理变化为肿瘤由牙骨质样组织所组成，有的呈片状排列，可见较多嗜碱性反折线，有的呈圆形或卵圆形矿化团块，似牙骨质小体。成牙骨质细胞有时大小不一，胞核浓染，肿瘤周围有包膜，该患者符合成牙骨质细胞瘤表现。A选项牙源性黏液瘤镜下见瘤细胞呈梭形或星形，排列疏松，核卵圆形，染色深，偶见不典型核，大小形态不一，但核分裂罕见，瘤细胞间有大量淡蓝色黏液基质；C选项牙源性钙化上皮瘤可见淀粉样物质同心圆状排列；E选项牙源性纤维瘤虽然有牙骨质小体钙化物，但肿瘤由细胞丰富的纤维性结缔组织组成。切面呈粉红色。中等硬度，没有嗜碱性反折线。

62. 成釉细胞瘤肿瘤上皮岛内呈现广泛的鳞状化生者为

　　A. 滤泡型　　　　　　　　　　B. 丛状型　　　　　　　　　C. 棘皮瘤型
　　D. 角化型　　　　　　　　　　E. 颗粒细胞型

【答案】C

【解析】成釉细胞瘤组织学亚型包括滤泡型、丛状型、棘皮瘤型、颗粒细胞型、基底细胞型，以滤泡型和丛状型最为常见。其中棘皮瘤型是指肿瘤上皮岛内呈现广泛的鳞状化生，有时见角化珠形成。

63. 一例肿瘤标本镜下见许多肿瘤细胞团，其外层细胞的细胞核呈栅栏状排列并远离基底膜，该表现最常见于

　　A. 成釉细胞瘤　　　　　　　　B. 鳞状细胞癌　　　　　　　C. 牙源性角化囊肿
　　D. 疣状癌　　　　　　　　　　E. 良性成牙骨质细胞瘤

【答案】A

【解析】细胞的细胞核呈栅栏状排列并远离基底膜，这种表现为基底细胞的极性倒置，故可明确选项在A、C之间。由于出现在肿瘤细胞团的外层故可确定为成釉细胞瘤，而牙源性角化囊肿外层为纤维囊壁，出现微小子囊和上皮岛，无此表现。

64. 伴有诱导现象的牙源性肿瘤是

　　A. 牙源性钙化囊肿　　　　　　B. 成釉细胞瘤　　　　　　　C. 牙源性钙化上皮瘤
　　D. 牙源性透明细胞癌　　　　　E. 牙源性鳞状细胞瘤

【答案】A

【解析】本题考点为牙源性肿瘤的分类，其中B、C、D、E选项均为牙源性上皮性肿瘤，无诱导作用。A选项牙源性钙化囊肿属于牙源性上皮性和外间充质性肿瘤，存在诱导作用，可形成发育不良的牙本质。此外，另一大类由单纯性牙源性外间充质形成的肿瘤，如牙源性纤维瘤等也无诱导作用。

第十七单元　其他肿瘤及瘤样病变

1. 高分化鳞状上皮呈局部破坏性推进生长的是
A. 鳞状细胞癌　　　　　　　　B. 基底细胞癌　　　　　　　　C. 梭形细胞癌
D. 未分化癌　　　　　　　　　E. 疣状癌
【答案】E
【解析】疣状癌是鳞状细胞癌的变异型，其特征是高分化角化上皮以外生性过度增生为主，同时上皮向下呈局部破坏性推进式生长。口腔鳞状细胞癌包括多种分型，低分化性，所以基底细胞癌、梭形细胞癌和未分化癌是低分化鳞状细胞癌。

2. 以下说法错误的是
A. 混合性牙瘤多见于前磨牙和磨牙区　　　　　　B. 良性成牙骨质细胞瘤病变大部分为钙化组织
C. 口腔癌最常见部位是口底癌　　　　　　　　　D. 口腔鳞癌最少发生转移的是唇癌
E. 较易由淋巴道播散的口腔癌是舌癌
【答案】C
【解析】口腔癌最常见部位是舌鳞癌。

疾病特征表现
① 混合性牙瘤多见于前磨牙和磨牙区
② 良性成牙骨质细胞瘤病变大部分为钙化组织
③ 口腔癌最常见部位是舌鳞癌
④ 口腔鳞癌最少发生转移的是唇癌
⑤ 较易由淋巴道播散的口腔癌是舌癌

3. 关于口腔黏膜恶性黑色素瘤，以下哪项是错误的
A. 与其他部位相比，恶性度较低　　　　B. 男性多于女性　　　　C. 主要见于上颌牙槽和腭部
D. 肿瘤细胞内含黑色素的量不等　　　　E. 以上都不对
【答案】A
【解析】只要诊断为恶性黑色素瘤，恶性程度均高。

口腔黏膜恶性黑色素瘤
① 病因不明，已知危险因素：家族遗传、日光照射、色素痣、外伤刺激等
② 发病年龄较大，男性多于女性
③ 主要见牙龈和腭部
④ 肿瘤细胞内含黑色素的量不等
⑤ 预后差，易复发，易转移五年生存率低于20%

4. 关于口腔鳞状细胞癌，以下哪项是错误的
A. 是口腔中最常见的恶性肿瘤　　　　B. 男性多于女性　　　　C. 以口底鳞癌最多
D. 小块活检不能作肿瘤恶性分级　　　E. 口腔后部鳞癌较易转移
【答案】C
【解析】口腔鳞状细胞癌为舌鳞癌最常见。

鳞状细胞癌：是口腔中最常见的恶性肿瘤
① 有不同程度鳞状分化的上皮性侵袭性的肿瘤，男性多于女性
② 有早期广泛淋巴结转移的倾向
③ 世界卫生组织根据肿瘤的恶性程度、细胞和细胞核的多形性以及细胞分裂活性等将口腔癌分为高、中、低三级
④ 分化程度越低，恶性程度越高

⑤ 高分化鳞癌有较多角蛋白和细胞间桥

⑥ 可见癌珠，可蟹足样突破基底膜

⑦ 高分化：细胞间桥，角化物
低分化：核分裂象，非典型核分裂和多核细胞，胞核和细胞多形性

5. 鳞状细胞癌除了其恶性特征外还需具备
   A. 角蛋白和细胞间桥的出现
   B. 团块状结构和细胞间桥的出现
   C. 片状结构和细胞间桥的出现
   D. 巢状结构和角蛋白的出现
   E. 核分裂象和角蛋白的出现

   【答案】A

   【解析】鳞状细胞癌是具有不同程度鳞状分化的上皮性侵袭性的肿瘤，有早期广泛淋巴结转移的倾向。世界卫生组织根据肿瘤的恶性程度、细胞和细胞核的多形性以及细胞分裂活性等将口腔癌分为高、中、低三级。特征性表现为形成角蛋白和细胞间桥，浸润周围组织。

6. WHO 对口腔鳞状细胞癌的分级主要依据
   A. 肿瘤大小
   B. 形态学特征
   C. 浸润深度
   D. 淋巴结转移与否
   E. 以上都是

   【答案】B

   【解析】世界卫生组织根据肿瘤的恶性程度、细胞和细胞核的多形性以及细胞分裂活性等将口腔癌分为高、中、低三级。

7. 以下不属于高分化鳞状细胞癌的病理变化是
   A. 具有细胞间桥
   B. 角化少
   C. 核分裂象少
   D. 非典型核分裂极少
   E. 细胞多形性不明显

   【答案】B

   【解析】分化程度越低，恶性程度越高，高分化鳞癌有较多角蛋白和细胞间桥。

	角化程度	间桥	细胞和胞核的多形性	细胞分裂
Ⅰ级（高分化）	明显	显著	不明显	少
Ⅱ级（中分化）	较少	不显著	较明显	较多
Ⅲ级（低分化）	少见	极少见	明显	常见

8. 下列哪项不是疣状癌与鳞状细胞癌的区别点
   A. 细胞轻度异形
   B. 生长方式为局部推进
   C. 生长缓慢
   D. 转移发生在后期
   E. 部分肿瘤可不发生转移

   【答案】A

   【解析】

	临床特点	组织病理
鳞状细胞癌	可见癌珠，可蟹足样突破基底膜	好：细胞间桥，角化物 坏：核分裂象，非典型核分裂和多核细胞。胞核和细胞多形性
疣状癌	外生样缓慢生长，下唇多	高分化鳞癌，细胞轻度不典型

9. 下述哪一项不是疣状癌的特征
   A. 常见于 50 岁以上的老年患者
   B. 以下唇多见
   C. 呈白色刺状或乳头状
   D. 生长迅速
   E. 上皮细胞成球状向下方结缔组织中破坏性推进生长

   【答案】D

   【解析】疣状癌生长缓慢。

疣状癌

① 疣状癌是鳞癌的一个特殊类型,疣状外观,病理上一般分化程度较高,具有慢性侵袭性;肿瘤以宽束条状向深层侵犯,呈局部破坏性推进生长

② 口腔鳞状细胞癌包括多种分型,低分化性,角蛋白、细胞间桥,蟹足样浸润,基底不清

③ 镜下为高分化鳞癌,细胞轻度不典型。生长缓慢,局部侵蚀,彻底切除不易复发,一般不转移

④ 老年人多见,下唇多,白色刺状突起

10. 女,32岁,牙龈肿物3个月,镜下见病变由大量新生毛细血管及成纤维细胞组成,有多数炎症细胞浸润,表面上皮变薄。病理上最符合

A. 纤维性龈瘤 B. 血管性龈瘤 C. 妊娠性龈瘤
D. 肉芽肿性龈瘤 E. 巨细胞性龈瘤

【答案】D

【解析】镜下见病变由大量新生毛细血管及成纤维细胞组成,有多数炎症细胞浸润,表面上皮变薄,病理上最符合肉芽肿性龈瘤。

牙龈瘤	特点
血管性龈瘤	血管内皮细胞增生呈实性片块或条索,也可是小血管或大的薄壁血管增多
纤维性龈瘤	纤维性龈瘤由富于细胞的肉芽组织和成熟的胶原纤维束组成
巨细胞性龈瘤	富于血管和细胞的间质内含有多核破骨细胞样细胞,巨细胞数量多
肉芽肿性牙龈瘤	肉芽组织,炎症细胞及毛细血管,血管单层内皮细胞构成

11. 男,45岁,左口底肿块一年,有疼痛及麻木感,首先应该考虑的是

A. 腺淋巴瘤 B. 腺泡细胞癌 C. 多形性腺瘤
D. 鳃裂囊肿 E. 腺样囊性癌

【答案】E

【解析】口腔颌面部常见肿瘤,强调肿瘤浸润神经的临床特征,涉及涎腺肿瘤。

腺样囊性癌生物学特性的考题。腺样囊性癌是一种基底细胞样肿瘤,由上皮细胞和肌上皮细胞排列成管状、筛状和实性状等不同的形态结构。由于此瘤呈浸润性生长,肿瘤细胞常浸润神经,甚至可以沿神经扩展到相当远的距离。

腺样囊性癌

① 是一种基底细胞样肿瘤

② 由上皮细胞和肌上皮细胞排列成管状、筛状和实性状等不同的形态结构

③ 由于此瘤呈浸润性生长,肿瘤细胞常浸润神经

12. 男,67岁,右舌根侧缘溃疡半年,伴有进食疼痛,检查可见与下颌第二、三磨牙对应处有舌缘溃疡,1cm×1.5cm大小,边缘隆起,灰白色,触之较硬,轻压疼,镜下见增生的鳞状细胞团块向结缔组织浸润,上皮细胞可见间变及异常核分裂,上皮团块内有角化珠形成。应诊断为

A. 嗜酸性溃疡 B. 舌鳞癌 C. 叶状乳头炎
D. 腺周口疮 E. 恶性淋巴瘤

【答案】B

【解析】镜下见增生的鳞状细胞团块向结缔组织浸润,上皮细胞可见间变及异常核分裂,上皮团块内有角化珠形成,符合舌鳞癌。

13. 男,60岁,唇部有一包块,常有溃疡,边缘较硬,与周围组织粘连,不活动。镜下可见癌细胞向黏膜下层浸润生长,呈团块状排列,形成癌巢,中间可见角化珠。癌巢周边立方状基底细胞中可见核分裂象。病理诊断为

A. 鳞状细胞癌 B. 基底细胞癌 C. 乳头状瘤
D. 腺癌 E. 未分化癌

【答案】A

【解析】鳞状细胞癌可见癌珠，可蟹足样突破基底膜，好：细胞间桥，角化物；坏：核分裂象；非典型核分裂和多核细胞，胞核和细胞多形性。

14. 女，妊娠3个月。上前牙区牙龈表面有一红紫色包块，质软，有时出血。镜下可见血管内皮细胞增生成实性片块或条索，间质水肿，有炎细胞浸润。病理诊断为

  A. 纤维性龈瘤   B. 巨细胞性龈瘤   C. 血管性龈瘤
  D. 先天性牙龈瘤   E. 血管瘤

【答案】C

【解析】镜下可见血管内皮细胞增生成实性片块或条索，间质水肿，有炎细胞浸润，符合血管性龈瘤。

15. 男，65岁，口底区有一菜花样肿物，质硬，不活动。镜下可见角化的上皮向外呈乳头状过度增生，向下浸润至结缔组织内，细胞轻度异型。结缔组织内炎症反应不明显。病理诊断为

  A. 腺样鳞状细胞癌   B. 腺鳞癌   C. 未分化癌
  D. 基底样鳞状细胞癌   E. 疣状癌

【答案】E

【解析】疣状癌是鳞癌的一种，老年人多见，下唇多，白色刺状突起。镜下为高分化鳞癌，细胞轻度不典型。生长缓慢，局部侵蚀，彻底切除不易复发，一般不转移。

16. 舌癌病变镜下见角化珠量多，细胞间桥明显，核分裂少见，无非典型核分裂象及多核巨细胞。依据WHO1971年的分级标准应归为

  A. 鳞癌Ⅲ级   B. 鳞癌Ⅱ~Ⅲ级   C. 鳞癌Ⅰ级
  D. 鳞癌Ⅰ~Ⅱ级   E. 鳞癌Ⅱ级

【答案】C

【解析】见7题。

17. 腮腺肿瘤镜下见癌细胞为立方状，形成大小不等的腺样结构，其中许多腺腔扩大呈囊状，癌细胞极度增殖形成乳头状突起突入囊腔。最可能的病理诊断是

  A. 腺癌   B. 未分化癌   C. 乳头状囊腺癌
  D. 黏液表皮样癌   E. 恶性乳头状淋巴腺瘤

【答案】C

【解析】癌细胞极度增殖形成乳头状突起突入囊腔，乳头状囊腺癌。

18. 前牙区牙龈肿物镜下见由纤维结缔组织构成，其中见大量成纤维细胞、纤维细胞和多核巨细胞，有出血灶并见巨噬细胞和炎症细胞。最可能的病理诊断是

  A. 增生性牙龈炎   B. 先天性牙龈瘤   C. 纤维性牙龈瘤
  D. 巨细胞性牙龈瘤   E. 肉芽肿性牙龈瘤

【答案】D

【解析】大量成纤维细胞、纤维细胞和多核巨细胞，有出血灶并见巨噬细胞和炎症细胞，最可能的病理诊断符合巨细胞性牙龈瘤。

19. 唾液腺恶性多形性腺瘤与其他癌与肉瘤鉴别的病理要点是

  A 具有黏液样成分   B. 具有软骨样成分   C. 具有癌的成分
  D. 具有肉瘤成分   E. 具有唾液腺多形性腺瘤成分

【答案】E

【解析】唾液腺多形性腺瘤癌变，是来自唾液腺多形性腺瘤上皮性成分的恶变。又称良性混合瘤中的癌、良性混合瘤癌变或者多形性腺瘤中的癌。

多形性腺瘤
镜下：肿瘤性上皮细胞，黏液样组织和软骨样组织混合构成多形性腺瘤癌变，是来自唾液腺多形性腺瘤上皮性成分的恶变
① 肿瘤细胞形态的多形性
② 肿瘤细胞排列的多形性
③ 肿瘤成分的多样性
④ 肿瘤组织变化的多样性

20. 最常浸润神经的唾液腺肿瘤是

  A. 腺样囊性癌   B. 多形性腺瘤   C. Warthin瘤

D. 高分化黏液表皮样癌　　　　　　E. 腺泡细胞癌

【答案】A

【解析】腺样囊性癌生物学特性的考题。唾液腺腺样囊性癌是一种基底细胞样肿瘤，由上皮细胞和肌上皮细胞排列成管状、筛状和实性状等不同的形态结构。由于此瘤呈浸润性生长，肿瘤细胞常浸润神经，甚至沿神经扩展到相当远的距离。

腺样囊性癌
① 是一种基底细胞样肿瘤
② 由上皮细胞和肌上皮细胞排列成管状、筛状和实性状等不同的形态结构
③ 由于此瘤呈浸润性生长，肿瘤细胞常浸润神经

21. 口腔黑色素瘤的描述不正确的是
A. 口腔病损不隐蔽
B. 约80%开始于腭部、上颌牙槽和牙龈黏膜
C. 就诊时约75%的伴有淋巴转移，50%有远处转移
D. 95%以上的病例S-100染色阳性
E. 平均存活时间2年，5年存活率20%左右

【答案】A

【解析】来源于口腔的恶性黑色素瘤来源于口腔，约80%开始于腭部上颌牙槽或牙龈黏膜。就诊时常为晚期，约75%伴有淋巴结转移，50%有远处转移，通常转移至肺部或肝脏。

90%以上的病损含黑色素。95%以上的病例S-100阳性，CK阴性。口腔黑色素瘤的预后不良，平均存活时间为2年，5年存活率为20%左右。

（22～24题共用备选答案）
A. 鳞状细胞癌　　　　B. 腺样囊性癌　　　　C. 原位癌
D. 肌上皮癌　　　　　E. 黏液表皮样癌

22. 最易侵犯神经的是
23. 无浸润，无转移的是
24. 最易由淋巴转移的是

【答案】B、C、A

【解析】腺样囊性癌最易侵犯神经；原位癌无浸润，无转移；鳞状细胞癌最易由淋巴转移。

（25～29题共用备选答案）
A. 如果组织学和细胞学特点类似于口腔黏膜上皮，基底细胞和具有细胞间桥的鳞状细胞的数量不等，角化明显，核分裂象少，称为
B. 如果角化较少而且细胞及核多形性较明显，核分裂象较多，可见异常核分裂，细胞间桥不显著称
C. 如果组织学和细胞学方面稍微类似于口腔黏膜的正常复层鳞状上皮，角化少见，细胞间桥几乎不能发现，核分裂和不典型核分裂象易见，多核细胞常见称
D. 如果癌细胞浸润范围较表浅，仅限于基底膜下方时可称为
E. 如果浸润性鳞状细胞癌具有外生性乳头状表现，临床上类似于疣状癌的称

25. 微浸润性鳞状细胞癌
26. 鳞状细胞癌Ⅰ级
27. 乳头状鳞状细胞癌
28. 鳞状细胞癌Ⅲ级
29. 鳞状细胞癌Ⅱ级

【答案】D、A、E、C、B

【解析】微浸润性鳞状细胞癌癌细胞浸润范围较表浅，仅限于基底膜下方；浸润性鳞状细胞癌具有外生性乳头状表现，临床上类似于疣状癌的称乳头状鳞状细胞癌。见4题、7题。

（30～31题共用备选答案）
A. 原位癌　　　　　　B. 腺鳞癌　　　　　　C. 未分化癌
D. 基底细胞癌　　　　E. 鳞状细胞癌

30. 未穿破基膜的是

31. 局部浸润扩展，很少发生转移的是

【答案】A、D

【解析】原位癌指肿瘤局限于黏膜层和黏膜下层，未突破基底层。

基底细胞癌是起源于表皮及其附属器的恶性上皮细胞瘤，发展缓慢，主要呈局部浸润性生长，一般不发生转移，故及时治疗，预后较好。

基底细胞癌呈浸润性扩展，可穿破基膜。

鳞状细胞癌部分较少发生转移但侵袭性较弱，一部分侵袭性较强也可易发生转移。

口腔解剖生理学

第一单元　牙体解剖生理

1. 牙的演化规律，错误的是
A. 牙形由异形到同形
B. 替换次数由多到少
C. 附着方式由端生至侧生到槽生
D. 牙的分布从广泛到集中
E. 牙根从无到有

【答案】A

【解析】本题属基本知识试题，考核知识点是牙的演化规律。

牙的演化规律：①牙形由同形到异形；②牙数由多到少；③替换次数由多到少；④牙根从无到有；⑤牙的分布从广泛到集中；⑥附着方式由端生至侧生至槽生。

【破题思路】

牙附着于颌骨的方式		
端生牙	无根	硬骨鱼
侧生牙	无完善的牙根	爬行类动物
槽生牙	完善的牙根	哺乳类动物（人）

2. 动物在由低级向高级发展过程中的特点是
A. 牙根数目减少
B. 牙根长度增加
C. 牙的分布由广泛至集中
D. 牙尖高度降低
E. 磨牙逐渐前移

【答案】C

【解析】动物在由低级向高级发展过程中的特点如下。

牙数：多——少。
牙根：无——有。
牙列：多牙列——双牙列。
形态：同形牙——异形牙。
位置：分散——集中（上、下颌骨）。
附着颌骨方式：端生牙——侧生牙——槽生牙。

【破题思路】高级生物包括人类，所以演化到高级的形式就像人类的牙齿（异形牙、牙数少、双牙列、槽生牙）。

3. 上颌第一磨牙牙冠上特有的嵴是
A. 三角嵴
B. 边缘嵴
C. 牙尖嵴
D. 斜嵴
E. 颊轴嵴

【答案】D

【解析】三角嵴、边缘嵴、牙尖嵴、颊轴嵴是后牙共有的解剖标志，上颌磨牙𬌗面上近中舌尖和远中颊尖三角嵴斜形相连形成斜嵴，其中上颌第一磨牙最明显。

【破题思路】

切嵴	切牙切端舌侧长条形的釉质隆起
边缘嵴	前牙舌窝的近远中边缘及后牙𬌗面边缘的长条形釉质隆起
牙尖嵴	从牙尖顶端斜向近、远中的嵴
三角嵴	为从后牙牙尖顶端伸向𬌗面的细长形釉质隆起

	续表
横嵴（下颌第一前磨牙）	两相对牙尖的三角嵴相连，且横过𬌗面的牙釉质隆起
斜嵴（上颌磨牙）	𬌗面上两对牙尖的三角嵴斜形相连而成斜嵴
轴嵴	在轴面上，从牙尖顶端伸向牙颈部的纵行釉质隆起
颈嵴	牙冠的唇面或颊面上，沿颈缘部位的微显突起的牙釉质隆起

4. 下列代表右侧上颌第一前磨牙的是

A. IV⏌　　　　　　　　　B. C⏌　　　　　　　　　C. 4⏌

D. 35　　　　　　　　　　E. D⏌

【答案】C

【解析】牙位部位记录方法以"+"符号将上下牙弓分为右上、左上、右下、左下四个区，乳牙用罗马数字Ⅰ、Ⅱ、Ⅲ、Ⅳ、Ⅴ表示乳中切牙、乳侧切牙、乳尖牙、第一乳磨牙、第二乳磨牙；Palmer记录法用英文字母A、B、C、D、E表示的；恒牙用阿拉伯数字1、2、3、4、5、6、7、8表示中切牙、侧切牙、尖牙、第一前磨牙、第二前磨牙、第一磨牙、第二磨牙、第三磨牙。选项中AE由于没有用"+"符号进行分区，故表述错误；通用编码系统：恒牙为从1分区开始到4分区的1～32，乳牙为从1分区到4分区的A～T。故4表示左上颌第一前磨牙；国际牙科联合会系统（FDI）以二位数字记录牙位，十位数表示区域象限，1、2、3、4分别代表恒牙右上区、左上区、左下区、右下区；5、6、7、8分别代表乳牙右上区、左上区、左下区、右下区；35即表示左下颌第二前磨牙。

【破题思路】

牙位记录法	恒牙	乳牙
部位记录方法有"+"	1、2、3、4、5、6、7、8	Ⅰ、Ⅱ、Ⅲ、Ⅳ、Ⅴ
Palmer记录法有"+"	1、2、3、4、5、6、7、8	A、B、C、D、E
通用编码系统无"+"	1～32，右上8开始顺时针	A～T 右上Ⅴ开始顺时针
国际牙科联合会系统（FDI）无"+"	十位数1、2、3、4代表区域 个位数用1～8表示	十位数5、6、7、8代表区域 个位数用1～5表示

5. 牙萌出特点中错误的是

A. 左右对称同期萌出　　　　　　　B. 下颌比上颌同名牙萌出早

C. 女性萌出早于男性　　　　　　　D. 最早萌出的乳牙是上颌乳中切牙

E. 最早萌出的恒牙是下颌第一磨牙

【答案】D

【解析】牙齿萌出特点为：左右成对萌出、下颌牙比上颌同名牙萌出早、女性同名牙萌出早于男性。因此最早萌出的乳牙应为下颌乳中切牙。

【破题思路】

最早萌出的乳牙	下颌乳中切牙
最晚萌出的乳牙	上颌第二乳磨牙
最早萌出的恒牙	下颌第一磨牙
最晚萌出的恒牙	上颌第三磨牙或上颌第二磨牙

6. 舌隆突的位置处于

A. 切牙的舌面　　　　　　B. 上颌第一磨牙的舌面　　　　　　C. 位于前牙舌面颈1/3处

D. 切牙和尖牙颈部的隆起　　E. 釉质的长形隆起

【答案】C

【解析】牙体表面有一些突起及凹陷，不同部位、形状的隆起及凹陷代表不同的表面标志。舌隆突位于前牙舌侧颈部 1/3 处的半月形隆起，是前牙的重要解剖特征之一。选项 A 切牙不完全代表前牙，选项 B 为后牙，选项 D 颈部范围没有明确部位，选项 E 隆起为嵴的定义。

7. 关于解剖牙根正确的定义是
   A. 牙体固定在牙槽窝内的一部分　　B. 对牙体起支持作用的部分　　C. 被牙骨质所覆盖的牙体部分
   D. 被牙本质所覆盖的牙体部分　　　E. 被牙周膜包裹的牙体部分

【答案】C

【解析】牙的组成有釉质、牙骨质、牙本质及牙髓。釉质包裹的部分是牙冠，也称为解剖牙冠，是发挥咀嚼功能的主要部分；牙本质包裹的部分是髓腔；牙骨质包裹的部分是牙根，也称为解剖牙根，起稳固牙体的作用。牙体固定在牙槽窝内的部分为临床牙根。

【破题思路】牙的组成从牙体外部形态观察，牙体由三部分构成。

分界	颈缘	龈缘
牙冠	解剖牙冠（牙体外层被牙釉质覆盖牙冠）	临床牙冠（牙体暴露于口腔的部分）
牙根	解剖牙根（牙体外层由牙骨质覆盖的部分）	临床牙根（口腔内不能看见的部分）
牙颈	颈线、颈像、颈曲线	

8. 女，2 岁。口内检查发现，上下颌乳中切牙、乳侧切牙和第一乳磨牙已萌出，按照一般乳牙萌出顺序，下一颗萌出的乳牙应为
   A. 下颌乳尖牙　　B. 上颌乳尖牙　　C. 下颌第二乳磨牙
   D. 上颌第二乳磨牙　　E. 下颌第一磨牙

【答案】A

【解析】根据乳牙萌出的特点与顺序，乳牙的萌出顺序为Ⅰ、Ⅱ、Ⅳ、Ⅲ、Ⅴ，通常下颌同名牙比上颌同名牙萌出早，女孩早于男孩，因此，结合题意在乳中切牙、乳侧切牙及第一乳磨牙萌出后，应该是下颌乳尖牙萌出。

【破题思路】乳牙的萌出顺序为Ⅰ、Ⅱ、Ⅳ、Ⅲ、Ⅴ。

9. 牙的外观叙述，错误的是
   A. 牙釉质洛氏硬度 2 度
   B. 牙骨质覆盖釉质 60%
   C. 牙本质有增龄性变化和反应性变化
   D. 牙釉质牙尖部最厚约 2.5mm
   E. 牙髓神经只接受痛觉且缺乏定位能力

【答案】A

【解析】牙体纵剖面观：①牙釉质：构成牙冠表面的半透明的白色硬组织，是人体最坚硬的组织，洛氏硬度296，是牙本质的 5 倍，牙尖部最厚约 2.5mm，颈部最薄。②牙骨质：构成牙根表面的色泽较黄的组织。釉牙骨质界 3 种连接方式：牙骨质覆盖釉质 60%，端端相接 30%，不相接 10%。③牙本质：牙体主体，牙本质有增龄性变化和反应性变化。④牙髓：蜂窝组织含细胞纤维，基质及血管神经，牙髓神经只接受痛觉且缺乏定位能力。牙髓发炎时，由于血管壁薄，易于扩张充血及渗出，使髓腔内压力增大但四周被坚硬的牙本质所包绕无法扩张，神经受压而产生剧烈疼痛。

【破题思路】牙的组成从纵剖面观察，牙体的组织（3硬1软）包括：

牙釉质	牙冠外层最坚硬的组织	切缘厚度——2mm，牙尖厚度——2.5mm，乳牙厚度——0.5～1mm
牙骨质	牙根表层硬组织	
牙本质	牙齿的主体	牙釉质和牙骨质内层
牙髓	髓腔中的结缔组织	营养、感觉、防御、修复功能

10. 边缘嵴的生理功能是
    A. 排溢食物的主要通道　　B. 有引导侧方运动的作用　　C. 将食物局限在𬌗面窝内
    D. 捣碎食物的主要工具　　E. 咀嚼时联合切削的作用

【答案】C

【解析】边缘嵴是前牙舌窝的近远中边缘及后牙𬌗面边缘的长条形釉质隆起。其生理功能是将食物局限在𬌗面窝内，为磨细捣碎食物提供空间。排溢食物的主要通道是发育沟的生理功能；有引导侧方运动的作用是上颌牙斜嵴的生理功能；捣碎食物的主要工具是牙尖的功能；咀嚼时联合切削的作用是沟窝尖嵴的共同作用。

【破题思路】牙冠外部形态结构的作用

边缘嵴	食物局限在𬌗面窝
斜嵴	引导侧方运动
发育沟	排溢食物
牙尖	捣碎食物
切嵴	切割食物

11. 不替换的牙是
A. 切牙　　　　　　　　　B. 尖牙　　　　　　　　　C. 前磨牙
D. 磨牙　　　　　　　　　E. 双尖牙

【答案】D

【解析】牙齿根据替换次数分为乳牙、恒牙。根据形态分类乳牙包括乳切牙、乳尖牙、乳磨牙，对应替换后的牙齿分别是切牙、尖牙、前磨牙。故不替换的牙是磨牙。切牙、尖牙、前磨牙（双尖牙）都发生替换，只有磨牙在前磨牙后直接萌出。

12. 结节是指牙釉质的
A. 过分钙化所形成的小突起　　B. 长线状隆起　　　　　C. 近似锥体形的显著隆起
D. 半月形突起　　　　　　　　E. 三面相交形成的小突起

【答案】A

【解析】本题属概念类试题，考核知识点是牙冠的外部形态中突起部分的比较。长线状隆起是嵴；近似锥体形的显著隆起是牙尖；半月形突起是舌隆突。结节是指牙釉质的过分钙化所形成的小突起。

【破题思路】牙冠突起部分

牙尖	牙冠表面近似锥体形、突出成尖的部分称牙尖，常位于尖牙切端、后牙的𬌗面上
切缘结节	初萌切牙切缘上过分钙化所形成的圆形的隆突，随着牙的磨耗逐渐消失
舌隆突	前牙舌面近颈1/3处的半月形隆突，称舌隆突，是前牙的重要解剖特征之一
嵴	牙釉质的长线形隆起

13. 6D 指的是
A. 左上颌第一磨牙　　　　　B. 左下颌第一磨牙　　　　C. 右上颌第一磨牙
D. 右下颌第二磨牙　　　　　E. 右下颌第一磨牙

【答案】B

【解析】牙位记录法中部位记录法是目前临床最常用的是部位记录法：以"+"符号将牙弓分为上、下、左、右四区。每区以阿拉伯数字1～8依次代表中切牙至第三磨牙；以罗马数字Ⅰ～Ⅴ分别依次表示每区的乳中切牙至第二乳磨牙。这四个分区在临床中可用ABCD来表示。A代表右上区，B代表左上，C代表右下，D代表左下。

【破题思路】此题结合临床，需做ABCD区域的转换。

14. 根据"牙体三等分"概念，上颌中切牙近中切角可表示为近中切角的范围属于
A. 近中1/3　　　　　　　　B. 近中切1/3　　　　　　C. 中1/3
D. 切1/3　　　　　　　　　E. 近中𬌗1/3

【答案】B

【解析】牙体三等分是为了便于明确牙体各面上某一部位所在，常将牙轴面在一个方向分为三个等份来描述。在切龈向可分为切、中、颈1/3；近远中向可分为近中、中、远中1/3，唇（颊）舌向可分为唇1/3、中1/3、舌1/3；即一个牙面可分为九等份。故近中切角的范围属于近中切1/3。

【破题思路】由于牙体三等分的存在，即一个牙面可分为九等分。

15. 恒牙中发育最早的牙是
A. 侧切牙　　　　　　　　B. 中切牙　　　　　　　　C. 尖牙
D. 第一前磨牙　　　　　　E. 第一磨牙
【答案】E
【解析】牙齿的发育与牙体的萌出有一定的相关性，发育得越早，越先萌出。恒牙的萌出顺序为：上颌6124357或6124537；下颌6123457或6124357，故最早发育的恒牙为第一磨牙。

【破题思路】恒牙牙胚形成时间及钙化时间

牙位	牙胚形成	钙化
第一磨牙	胚胎第4月	出生时
切牙	胚胎第5~6月	出生后3~4月
尖牙	胚胎第5~6月	5岁前
前磨牙	胚胎第10个月	出生后16~24个月
第二磨牙	出生后1岁	5岁前
第三磨牙	4~5岁	

16. 牙冠舌面及𬌗面上不规则的凹陷称为
A. 副沟　　　　　　　　　B. 发育沟　　　　　　　　C. 裂
D. 点隙　　　　　　　　　E. 窝
【答案】E
【解析】

窝	为前牙舌面和后牙𬌗面上不规则的凹陷，如舌窝、中央窝
发育沟	为牙生长发育时，两个生长叶相连所形成的明显而有规则的浅沟
副沟	除发育沟以外的任何沟，都称为副沟，其形态不规则
裂	钙化不全的沟称为裂，为龋病的好发部位
点隙	3条或3条以上的发育沟的汇合处或某些发育沟的末端，所形成的点状凹陷

【破题思路】牙冠解剖标志

牙冠的突起部分	牙尖、结节、嵴、舌隆突
牙冠的凹陷部分	窝、发育沟、副沟、裂、点隙

17. 以下对"嵴"的描述哪项是错误的
A. 嵴为切缘长条形的牙釉质隆起　　　　　B. 轴嵴为轴面上从牙尖顶分别伸向牙颈的纵行隆起
C. 位于后牙颊面的轴嵴称为颊轴嵴　　　　D. 牙尖嵴为从牙尖顶分别斜向近、远中的嵴
E. 三角嵴为𬌗面牙尖两斜面汇合成的细长形釉质隆起
【答案】A
【解析】嵴属于牙冠的突起部分，其定义为牙釉质的长线形隆起。A选项表述位置错误，不只存在于切缘，存在于切缘的属于切嵴。嵴在不同的部位有不同的名称，B、C、D、E均为不同嵴的具体定义。

【破题思路】嵴根据位置的不同分为切嵴、轴嵴、边缘嵴、横嵴、斜嵴、牙尖嵴、颈嵴等。

18. 牙齿萌出的生理特点，正确的是
   A. 在一定时间内，按一定顺序先后萌出
   B. 同颌同名牙左侧萌出早于右侧
   C. 男女同龄人萌出情况相同
   D. 上颌早于下颌
   E. 以上均不正确
   【答案】A
   【解析】萌出的生理特点为：①时间与顺序，在一定时间内，按一定顺序先后萌出。②左右对称萌出，中线左右同颌的同名牙几乎同时萌出。③下颌早于上颌，下颌牙的萌出要比上颌的同名牙早。④一般情况下，女性早于男性。⑤从出龈至咬合接触时间为1.5个月到2.5个月不等。

【破题思路】牙胚破龈而出的现象称为出龈，萌出指从牙冠出龈至上下牙达到咬合接触的全过程。

19. 临床牙冠是指
   A. 牙体暴露于口腔的部分
   B. 牙体被釉质包被的部分
   C. 牙体被牙骨质包被的部分
   D. 牙本质分布的部分
   E. 牙尖与窝沟分布的部分
   【答案】A
   【解析】牙的组成从牙体外部形态观察，牙体由三部分构成。

分界	颈缘	龈缘
牙冠	解剖牙冠（牙体外层被牙釉质覆盖牙冠）	临床牙冠（牙体暴露于口腔的部分）
牙根	解剖牙根（牙体外层由牙骨质覆盖的部分）	临床牙根（口腔内不能看见的部分）
牙颈	颈线、颈像、颈曲线	

【破题思路】解剖和临床的区别，临床表现为长在口内，故牙冠能看到；解剖既是离体牙，定义以牙体的正常组织组成来区分。

20. 按照牙体形态特点及功能性，牙体可以分为
   A. 前牙和后牙
   B. 上颌牙体与下颌牙体
   C. 切牙、尖牙、前磨牙、磨牙
   D. 乳牙与恒牙
   E. 正常牙体与多生牙
   【答案】C
   【解析】根据形态和功能来分类如下所示

形态	位置	数目	功能
切牙	口腔前部	8颗	切割食物
尖牙	口角处	4颗	穿刺、撕裂食物
前磨牙	尖牙与磨牙之间	8颗	协助尖牙和磨牙行使功能
磨牙	前磨牙的远中	12颗	捣碎、磨细食物

【破题思路】牙的分类

分类根据	具体类型
形态	切牙、尖牙、前磨牙、磨牙
存留时间	乳牙、恒牙
位置（口角）	前牙、后牙

21. 上颌第一前磨牙的萌出时间是
   A. 7岁左右
   B. 8岁左右
   C. 9岁左右
   D. 10岁左右
   E. 13岁左右
   【答案】D

【解析】牙的萌出有一定的生理特点（按照一定的时间和顺序），上颌：6124357或6124537，故上颌第一前磨牙的萌出时间在侧切牙萌出之后，萌出时间相对来说比较恒定。上6萌出时间在6～7岁；上1萌出时间在7～8岁，上2萌出时间在8～9岁，上4萌出时间为10～11岁，上3和上5萌出时间点在上4以后上7以前，上7萌出时间为12～13岁。

【破题思路】本题有一定的难度，需要考生结合临床工作。萌出时间（平均年龄）如下：

牙位（恒牙）	上颌（岁）	下颌（岁）	牙位（乳牙）	上颌（月）	下颌（月）
1	7～8	6～7	A	8.6	10.8
2	8～9	7～8	B	13.5	12.5
3	11～12	9～10	C	20.2	19.7
4	10～11	10～12	D	17.6	17.6
5	10～12	11～12	E	27.0	27.1
6	6～7	6～7			
7	12～13	11～13			

22. 颈嵴位于牙体的
A. 颊面颈1/3　　　　　　　　　B. 颊面中1/3　　　　　　　　　C. 舌面中1/3
D. 近中面颈1/3　　　　　　　　E. 远中面颈1/3
【答案】A
【解析】颈嵴是牙冠的唇面或颊面上，沿颈缘部位的微显突起的牙釉质隆起。

23. 上颌牙式为6ⅤⅣⅢ21|12ⅢⅣⅤ6，则其年龄为
A. 8～9岁　　　　　　　　　　B. 9～10岁　　　　　　　　　　C. 10～11岁
D. 11～12岁　　　　　　　　　E. 12～13岁
【答案】A
【解析】牙的萌出有一定的生理特点（按照一定的时间和顺序），上6萌出时间在6～7岁；上1萌出时间在7～8岁，上2萌出时间在8～9岁，上4萌出时间为10～11岁，上3和上5萌出时间点在上4以后上7以前，上7萌出时间为12～13岁。根据题意上2萌出。

【破题思路】萌出顺序上颌：6124357或6124537，下颌6123457或6124357。

24. 右侧下颌第二前磨牙依照国际牙科联合会系统记录牙位的方法应该记录为
A. 15　　　　　　　　　　　　B. 20　　　　　　　　　　　　C. 25
D. 35　　　　　　　　　　　　E. 45
【答案】E
【解析】国际牙科联合会系统（FDI）以二位数字记录牙位，十位数表示区域象限，1、2、3、4分别代表恒牙右上区、左上区、左下区、右下区；5、6、7、8分别代表乳牙右上区、左上区、左下区、右下区；45即表示左下颌第二前磨牙。

【破题思路】牙位记录法包括部位记录法、Palmer记录系统、通用编码系统、国际牙科联合会系统（FDI）。

25. 一男童，左侧上颌牙列包括第一恒磨牙、第二恒前磨牙、第一恒前磨牙、乳尖牙、恒侧切牙、恒中切牙，采用国际牙科联合会系统应记录为
A. 36，65，34，63，32，31　　　B. 16，15，44，43，12，11　　　C. 26，25，54，53，22，21
D. 26，25，24，63，22，21　　　E. 16，25，14，43，12，11
【答案】D
【解析】国际牙科联合会系统（FDI）以二位数字记录牙位，十位数表示区域象限，1、2、3、4分别代表恒牙右上区、左上区、左下区、右下区；5、6、7、8分别代表乳牙右上区、左上区、左下区、右下区；故左上区恒牙十位数为2，乳牙为6。

【破题思路】明确4种牙位记录法的具体记录方式。牙位记录法和Palmer记录系统有"+"符号,通用编码和FDI没有"+"符号。

26. 某10岁男童下颌一牙体特点是:颊面近似为一以近中缘为底的三角形;两颊尖之间有颊沟;颊颈嵴近中部分最突出,呈明显的结节状;近中面近似一以颈缘为底的三角形;咬合面近似为一以远中缘为底的三角形。该牙是
    A. 下颌第一磨牙 　　　　　　　B. 下颌第二磨牙 　　　　　　　C. 下颌第三磨牙
    D. 下颌第一乳磨牙 　　　　　　E. 下颌第二乳磨牙
    【答案】D
    【解析】根据题意,10岁男童还没有萌出下颌第二、第三磨牙,排除B、C选项;由于该牙有三个类似三角形的四边形,牙冠外形不同于任何恒牙,为下颌第一乳磨牙,故选D。下颌第一磨牙颊面2条颊沟,近中颊尖>远中颊尖>远中尖,下颌第二乳磨牙类似下颌第一磨牙只是三尖等大。

【破题思路】下颌第一乳磨牙三个三角形的底分别表述为近颊、邻颈、远𬌗。

颊面	近中缘为底
邻面(近中面)	颈缘为底
咬合面	远中边缘嵴为底

27. 正确的乳牙萌出顺序是
    A. Ⅰ、Ⅱ、Ⅲ、Ⅳ、Ⅴ 　　　　　B. Ⅰ、Ⅱ、Ⅲ、Ⅴ、Ⅳ 　　　　　C. Ⅰ、Ⅱ、Ⅳ、Ⅲ、Ⅴ
    D. Ⅰ、Ⅱ、Ⅳ、Ⅴ、Ⅲ 　　　　　E. Ⅰ、Ⅱ、Ⅴ、Ⅲ、Ⅳ
    【答案】C
    【解析】一般情况下,乳牙的萌出顺序为乳中切牙、乳侧切牙、第一乳磨牙、乳尖牙、第二乳磨牙。正确的乳牙萌出顺序是Ⅰ、Ⅱ、Ⅳ、Ⅲ、Ⅴ,故选C。恒牙萌出顺序的规律,上颌多为6124357或6124537;下颌多为6123457或6124357。

【破题思路】乳牙的萌出顺序为乳中切牙、乳侧切牙、第一乳磨牙、乳尖牙、第二乳磨牙。

28. 左侧上颌第一前磨牙应记录为
    A. Ⅳ⌋ 　　　　　　　　　　　　B. ⌊5C 　　　　　　　　　　　C. ⌊4
    D. ⌐35 　　　　　　　　　　　　E. ⌊D
    【答案】C
    【解析】用"+"符号做分区的牙位记录法有Palmer记录系统和部位记录法,二者对于恒牙的记录方法是一样的,上下左右分为四区,1~8表示具体牙位,故左侧上颌第一前磨牙记录为⌊4,E选项为左上第一乳磨牙。

【破题思路】Palmer记录系统和部位记录法中记录方式一样,乳牙部位记录法用罗马数字,Palmer记录系统用英文字母。

29. 最早脱落的乳牙是
    A. 上颌乳中切牙 　　　　　　　B. 下颌乳中切牙 　　　　　　　C. 上颌乳侧切牙
    D. 下颌乳侧切牙 　　　　　　　E. 上颌乳尖牙
    【答案】B
    【解析】最早萌出的乳牙是下颌乳中切牙,最早脱落的乳牙也是下颌乳中切牙。

30. 以下对牙颈曲线的描述哪个是错误的
    A. 牙颈缘在牙冠各轴面均呈弧形曲线
    B. 颈曲线在唇颊面呈凸向𬌗缘方的弧线
    C. 颈曲线在近中面呈凸向𬌗缘方的弧线
    D. 颈曲线在远中面呈凸向𬌗缘方的弧线
    E. 颈曲线在舌面呈凸向根方的弧线

【答案】B

【解析】牙冠与牙根的交界处称为牙颈，因其呈一弧形曲线，又称牙颈线；牙颈缘在牙冠各轴面均呈弧形曲线。颈曲线在唇颊面为闭合的弧线，在近中面成凸向𬌗缘方的弧线，在远中面呈凸向𬌗缘方的弧线，在舌面呈凸向根方的弧线。

【破题思路】牙颈曲线在唇颊舌面凸向根方。近远中面凸向咬合面。

31.3 条或 3 条以上的发育沟相交所形成的凹陷称为
A. 窝   B. 点隙   C. 外展隙
D. 楔状隙   E. 邻间隙

【答案】B

【解析】牙冠的凹陷部分包括窝、沟、发育沟、副沟、裂、点隙。其中点隙是 3 条或 3 条以上的发育沟相交所形成的点形凹陷，所以 B 正确。窝为牙面不规则的，略圆形的凹陷，所以 A 错误；外展隙指接触区向周围展开的空隙，所以 C 错误；楔状隙是两牙之间的间隙，又称为邻间隙，所以 D、E 错误。

【破题思路】点隙是 3 条或 3 条以上的发育沟相交所形成的点形凹陷，以及某些发育沟的末端形成凹陷。

32. 牙的功能不包括
A. 切割食物的功能   B. 捣碎和磨细食物   C. 发音和言语功能
D. 保持面部的协调美观   E. 保持口腔清洁

【答案】E

【解析】牙的功能包括：咀嚼、发音和言语，保持面部协调美观，而没有保持口腔清洁。

【破题思路】牙的功能没有保持口腔清洁的作用，但有自洁作用。

(33～34题共用备选答案)
A. 牙冠轴面突出的部分   B. 牙釉质过度钙化所形成   C. 牙釉质的半月形突起
D. 牙釉质的长形隆起   E. 牙冠表面近似锥体形的隆起
33. 关于釉质结节的解释是
34. 关于牙尖的解释是

【答案】B、E

【解析】牙釉质结节是牙釉质过度钙化所形成的。牙尖是近似锥体的显著隆起，位于尖牙切端、后牙的咬合面上。

(35～39题共用备选答案)
A. 切牙   B. 尖牙   C. 前磨牙
D. 上颌磨牙   E. 下颌磨牙
35. 哪组牙的功能是切断食物
36. 哪组牙的功能是撕裂食物
37. 哪组牙根尖与下颌管邻近
38. 哪组牙根尖距上颌窦底壁最近
39. 哪组牙的功能是协助捣碎食物

【答案】A、B、E、D、C

【解析】切牙在行使咀嚼功能时的作用是切断食物；尖牙在行使咀嚼功能时的功能是穿刺和撕裂食物；前磨牙的主要功能是协助尖牙撕裂食物，同时具有捣碎食物的过程；上颌磨牙与上颌窦邻近，根尖感染时可引起上颌窦炎；下颌磨牙根尖与下颌管距离最近，摘断根时，不可使用压力，以免损伤下颌神经管。

【破题思路】本题考点简单，熟悉各组牙的分类和对应功能即可。

40. 上颌中切牙近中接触区比远中接触区距切角
A. 较近   B. 较远   C. 相等距

D.随磨耗面改变　　　　　　　E.无一定关系

【答案】A

【解析】接触区是相邻两牙邻面接触的部位,亦称邻接区。上颌中切牙邻面为三角形,近中接触区在切1/3,远中接触区在切1/3距切角稍远。

【破题思路】接触区位置。

这也是一道归纳型题目,前牙近中接触区在切1/3,远中接触区在切1/3距切角稍远。

牙位	近中接触区	远中接触区
前牙	切1/3	切1/3距切角稍远
前磨牙	𬌗缘偏颊侧	𬌗缘偏颊侧
上颌第一磨牙	𬌗1/3偏颊侧	𬌗1/3偏舌侧
上颌第一磨牙	𬌗缘偏颊侧	𬌗缘偏颊侧

41. 上、下颌磨牙形态区别中不正确的是

A.上颌磨牙的牙冠呈斜方形　　　　　　B.上颌磨牙的牙冠较直
C.下颌磨牙的牙冠倾向舌侧　　　　　　D.上颌磨牙颊尖钝而舌尖锐
E.下颌磨牙一般为双根

【答案】D

【解析】上、下颌磨牙的主要区别有:上颌磨牙牙冠较直,呈斜方形,颊舌径>近远中近,下颌磨牙牙冠倾向舌侧,呈长方形,近远中径>颊舌径;上颌磨牙颊尖长锐、舌尖圆钝(功能尖),下颌磨牙颊尖圆钝(功能尖)、舌尖长锐;上颌磨牙一般有三根(近颊根、远颊根、腭根),下颌磨牙一般为双根(近中根、远中根)。

【破题思路】

	上6	下6	上7	下7
颊面	两个颊尖,一条颊沟	三尖、两条颊沟	—	—
舌面	可见卡氏尖	两舌尖、舌沟	—	—
邻面	近中𬌗1/3偏颊侧 远中𬌗1/3的中1/3	𬌗缘偏颊侧	—	—
𬌗面	近舌>近颊>远颊>远舌 斜嵴:近舌+近颊 3发育沟:颊沟、近中沟、远中舌 中央窝(近中)、远中窝	5尖:远中尖最小 远颊三角嵴最长 5条发育沟:远中颊沟"大" 中央窝(近中)、远中窝 近中、中央、远中点隙	近中舌尖比例比上六大,斜嵴不如上六明显	𬌗面"田"字形,发育沟"十"字形
牙根	三根,腭根最大最圆	近远中向扁根	—	—

42. 上颌尖牙与下颌尖牙的区别,错误的是

A.上颌尖牙体积较大,牙冠宽大,下颌尖牙体积较小,牙冠窄长
B.上颌尖牙轴嵴明显
C.上颌尖牙近远中斜缘相交近90°,下颌尖牙成钝角
D.上颌尖牙牙根粗壮,下颌尖牙牙根细长
E.下颌尖牙舌窝深

【答案】E

【解析】上颌尖牙与下颌尖牙的鉴别:①上颌尖牙体积较大,牙冠宽大,下颌尖牙体积较小,牙冠窄长;②上颌尖牙轴嵴明显,舌窝深;下颌尖牙上述结构不明显;③上颌尖牙近远中斜缘相交近90°,下颌尖牙成钝角;④上颌尖牙牙根粗壮,下颌尖牙牙根细长。

【破题思路】

	上3	下3
唇面	近远中斜缘相交90度角，外形高点颈中1/3唇轴嵴明显，冠根比例1:2	近远中斜缘相交钝角，1:2 近中缘长直
舌面	舌轴嵴明显	窝，发育沟不如上颌尖牙明显
邻面	近中接触区靠近切角，远中接触区距切角稍远	—
牙尖	四嵴四斜面，牙尖顶偏近中	窄长
牙根	大、圆三角形、旋转力	牙冠与根的近中缘呈直线

43. 磨牙的叙述，错误的是
A. 第一磨牙萌出早，沟裂点隙多，容易龋坏　　B. 第二乳磨牙形态与第一恒磨牙相似
C. 第三磨牙因阻生或错位常发生冠周炎　　D. 腮腺导管口位于上颌第三磨牙牙冠相对颊黏膜上
E. 上颌第三磨牙可作为寻找腭大孔的标志

【答案】D

【解析】①第一磨牙萌出早，沟裂点隙多，容易龋坏。②第二乳磨牙形态与第一恒磨牙相似，易误认。③第三磨牙因阻生或错位常发生冠周炎。④上颌磨牙与上颌窦关系密切，下颌磨牙与下颌管接近。⑤腮腺导管口位于上颌第二磨牙牙冠相对颊黏膜上。⑥上颌第三磨牙可作为寻找腭大孔的标志。

【破题思路】

牙位	临床应用	牙位	临床应用
第一磨牙	易龋坏	第三磨牙	智齿冠周炎
上颌第三磨牙	腭大孔	上颌第二磨牙	腮腺导管口
下颌第三磨牙	下颌管	上颌磨牙	上颌窦

44. 乳牙与恒牙的区别是
A. 体积小，色乳黄　　B. 冠根分界不明显　　C. 乳磨牙体积依次增大
D. 颈嵴明显突出　　E. 根分叉小

【答案】D

【解析】乳牙与恒牙的区别是颈嵴明显突出。乳牙色白，由于牙釉质矿化程度低；体积不一定比恒牙小，是相对的；冠根分明，颈嵴突出；前牙宽冠窄根，牙根明显缩小；乳磨牙体积依次增大，但这不是区别，属于概念混淆；乳磨牙根干短，根分叉较大，由于乳牙下有恒牙胚。

【破题思路】乳磨牙体积依次增大，恒磨牙体积依次减小。

	乳牙	恒牙
体积	小	大
颜色	白	黄
冠根分界	明显	不明显
根分叉	大	小
颈嵴	突出	不突出

45. 上颌第二、三磨牙的牙体长轴颊向倾斜与𬌗平面在舌侧所构成的角
A. 等于80°　　B. 大于80°　　C. 小于90°
D. 等于90°　　E. 大于90°

【答案】C

【解析】𬌗平面是一个参考平面，也是一个假想平面，指从上颌中切牙的近中邻接点到双侧第一磨牙的近中颊尖顶所构成的假想平面，与鼻翼耳屏线平行，基本上平分颌间距离。由于上颌第二、第三磨牙牙体长轴向颊侧倾斜，故与𬌗平面在舌侧所构成的角小于90°。

46. 下颌第一磨牙的𬌗面具有
A. 4个三角嵴，3个点隙，3条发育沟
B. 4个三角嵴，3个点隙，4条发育沟
C. 4个三角嵴，3个点隙，5条发育沟
D. 5个三角嵴，3个点隙，4条发育沟
E. 5个三角嵴，3个点隙，5条发育沟

【答案】E

【解析】下颌第一磨牙𬌗面有5个牙尖（近中颊尖、远中颊尖、远中尖、近中舌尖、远中舌尖）、5条三角嵴、5条发育沟（颊沟、舌沟、近中沟、远中沟以及远中颊沟），5条发育沟相交形成3个点隙（近中、中央、远中）。

【破题思路】

	上6	下6
𬌗面	4尖：近舌＞近颊＞远颊＞远舌 斜嵴：近舌＋远颊 3条发育沟：远中舌沟、近中沟、颊沟 2窝：中央窝（近中）、远中窝	5尖：远中尖最小 近颊三角嵴最长 5条发育沟：远中颊沟"大" 2窝：中央窝（近中）、近中窝 3点隙：近中、中央、远中点隙

47. 牙体长轴与中线交角最大的是
A. 上颌中切牙
B. 上颌侧切
C. 上颌尖牙
D. 上颌前磨牙
E. 上颌磨牙

【答案】B

【解析】牙列排列存在近远中向的倾斜，牙体长轴与中线交角最大的是上颌侧切牙。

【破题思路】牙列近远中向倾斜角度

	前牙
上颌	2＞3＞1
下颌	3＞2＞1

48. 第三磨牙的形态特点不包括
A. 牙的形态、大小、位置变异多
B. 其标准形态一般与第一第二磨牙相似
C. 𬌗面副沟多
D. 牙根多合并成一锥形根
E. 牙尖与边缘嵴明显

【答案】E

【解析】上下颌第三磨牙的形态、体积和位置均可能发生变异。其共同特点为：𬌗面副沟多，牙尖、边缘嵴不明显。牙根常融合为单根，但临床也可见有牙根数目和形态变异很大者。

【破题思路】上8最容易发生大小、形态、位置的变异。

49. 宜用旋转力拔除的切牙是
A. 上颌中切牙
B. 上颌侧切牙
C. 下颌侧切牙
D. 下颌中切牙
E. 以上都可以

【答案】A

【解析】

	上1	下1	上2	下2
牙根	大、圆三角形，唇侧＞舌侧	扁根，葫芦形	卵圆形	扁根

故上颌中切牙可用旋转力拔除，大、圆三角形。

【破题思路】牙根形态又大又圆的为上颌中切牙、上颌尖牙、上颌第一恒磨牙的腭根。

50. 牙冠唇颊、舌面凸度的位置是
A. 前牙唇舌面在颈 1/3，后牙舌面在中 1/3
B. 前牙唇舌面在颈 1/3，后牙颊面在中 1/3
C. 唇颊面在中 1/3，舌面在颈 1/3
D. 前牙唇舌面在中 1/3，后牙颊面在中 1/3
E. 前牙唇面在颈 1/3，后牙颊、舌面在中 1/3

【答案】A

【解析】所有牙唇面的外形位于颈 1/3 处，除了上 3 位于颈中 1/3；所有前牙舌侧外形高点位于颈 1/3 处，后牙舌面外形高点位于中 1/3 处。

【破题思路】

所有牙唇颊侧外形高点位于颈 1/3，除了上颌 3 位于颈中 1/3

所有前牙舌侧外形高点在颈 1/3，所有后牙舌侧外形高点在中 1/3

所有牙尖均偏近中，除了上 4 颊尖

所有牙根都偏远中

所有牙近中缘长直，远中缘短突，除了下颌中切牙

51. 上颌第一磨牙舌面近中舌尖与远中舌尖之间的沟称为
A. 近中舌沟
B. 舌沟
C. 远中舌沟
D. 近中沟
E. 远中沟

【答案】C

【解析】上颌第一磨牙舌面特点：①大小与颊面相近或稍小；②有两个舌尖，近中舌尖宽于远中舌尖，两舌尖之间有远中舌沟；③近中舌尖的舌侧有时可见第五牙尖也称为卡氏尖；④外形高点在舌面的中 1/3 处。

【破题思路】远中舌沟的存在是由于存在斜嵴明显，远中舌尖最小。

52. 寻找颏孔时，常作为标志的牙是
A. 下颌侧切牙
B. 下颌中切牙
C. 下颌尖牙
D. 下颌前磨牙
E. 下颌磨牙

【答案】D

【解析】颏孔位于外斜线的上方，下颌第二前磨牙或下颌第一、第二前磨牙的根方。

【破题思路】颏孔的方向，后上外；颏孔区，易骨折。

53. 上颌第一磨牙的斜嵴组成是
A. 近中颊尖三角嵴和远中舌尖三角嵴相连形成
B. 近中舌尖三角嵴和远中颊尖三角嵴相连形成
C. 近、远中颊尖三角嵴相连形成
D. 远中舌尖三角嵴相连形成
E. 近中舌尖和近中颊尖三角嵴相连形成

【答案】B

【解析】斜嵴是上颌磨牙𬌗面的特征性结构，由近中舌尖三角嵴和远中颊尖三角嵴相连形成。

【破题思路】斜嵴不仅仅存在于上 6，上 7 也可以存在，只是不如上 6 明显。

54. 牙根为接近牙冠长的 2 倍，根颈横切面的形态为卵圆三角形的牙齿是
A. 下颌中切牙
B. 上颌中切牙
C. 上颌尖牙
D. 下颌尖牙
E. 上颌第一前磨牙

【答案】C

【解析】下颌中切牙牙根为扁根，上颌中切牙牙根为圆三角形，冠根比例接近1：1；下颌尖牙牙根细长，扁圆形；上颌第一前磨牙为扁根，常分为颊舌两根，均不符合题意。上颌尖牙牙根为直而粗壮的单根；近颈部的横断面呈卵圆三角形，根尖略向远中弯曲；根长约为冠长的2倍。

【破题思路】

牙位	冠根比例
上颌切牙	1：1
上颌尖牙	1：2
上颌乳中切牙	1：2

55. 对咬合关系起关键作用，应尽量保留，避免拔除的牙是
A. 第一恒磨牙　　　　　　　　　　B. 第三恒磨牙
C. 第二恒磨牙　　　　　　　　　　D. 第一前磨牙
E. 恒尖牙
【答案】A
【解析】上下颌第一磨牙的位置和关系，对建立正常咬合起重要作用，故应尽量保留和尽早治疗。如必须拔除，也应及时修复，以免影响正常咬合关系。

【破题思路】第一磨牙萌出最早，窝、沟、点隙多，易龋坏；第一磨牙牙冠形态与第二乳磨牙相似，在拔牙时应注意鉴别。

56. 3个颊尖大小相等的牙是
A. 上颌第一乳磨牙　　　　　　　　B. 上颌第二乳磨牙
C. 下颌第一乳磨牙　　　　　　　　D. 下颌第二乳磨牙
E. 以上都不是
【答案】D
【解析】乳牙与恒牙比较颜色偏白，体积较小，冠根分明，颈嵴突出，磨牙根干短，根分叉大。其中下颌第二乳磨牙近中颊尖、远中颊尖、远中尖大小约相等，而下颌第一恒磨牙此三尖中，以远中尖最小。

【破题思路】第二乳磨牙与同颌的第一恒磨牙形态近似，位置又彼此相邻，很容易混淆。

57. 上颌侧切牙牙冠唇舌面外形高点应在
A. 牙冠唇舌面1/2处　　　　　　　B. 牙冠唇舌面中1/3处
C. 牙冠唇舌面切1/3处　　　　　　D. 牙冠唇舌面颈缘处
E. 牙冠唇舌面颈1/3处
【答案】E
【解析】上颌侧切牙舌面形态：①边缘嵴比中切牙明显；②舌窝窄而深；③可有沟至牙根远中；④外形高点位于颈1/3。

【破题思路】所有前牙舌面外形高点位于颈1/3。所有后牙舌面外形高点位于中1/3。

58. 最多出现畸形中央尖的牙齿是
A. 上颌第一前磨牙　　　　　　　　B. 下颌第一前磨牙
C. 上颌第二前磨牙　　　　　　　　D. 下颌第二前磨牙
E. 上颌侧切牙
【答案】D
【解析】畸形中央尖是一种牙齿发育畸形，多见于下颌第二前磨牙，偶见于上颌前磨牙，在𬌗面颊舌尖突出以圆锥状的尖锐的额外尖，其内有牙髓深入，很容易折断而继发牙髓病或根尖周病。

【破题思路】

牙位	临床应用
第二前磨牙	义齿修复基牙
下颌前磨牙	判断颏孔位置
下颌第二前磨牙	畸形中央尖
上颌第二前磨牙	上颌窦底近

59. 上颌切牙开髓时，由舌面窝向颈部方向钻入的原因是
A. 近远中径近切嵴处髓腔最宽　　B. 横切面髓腔唇侧比舌侧宽　　C. 横切面髓腔呈圆三角形
D. 在牙颈部附近髓腔唇舌径最大　　E. 根管粗、直，根尖孔大
【答案】D
【解析】上颌前牙髓腔唇舌径在牙颈部最大且壁薄，开髓时应从舌面窝中央，向牙颈方向钻入。

【破题思路】

—	上颌切牙
唇舌剖面观	梭形，颈缘处最大；尖：牙冠中 1/3
近远中剖面观	三角形，髓室顶接近牙冠中 1/3 处
横剖面观	根颈横剖面圆三角形 唇侧比舌侧宽，位居剖面的中央略偏唇侧

60. 上颌第一磨牙牙冠第五牙尖通常位于
A. 近中颊尖的颊侧　　B. 远中颊尖的颊侧　　C. 近中舌尖的舌侧
D. 远中舌尖的颊侧　　E. 远中舌尖与颊尖之间
【答案】C
【解析】上颌第一磨牙第五牙尖又称为卡氏尖，本身不属于牙尖，是一个结节。在舌侧可见，位于近中舌尖的舌侧。

【破题思路】上颌第一磨牙𬌗面可见 4 个牙尖，近舌＞近颊＞远颊＞远舌。

61. 上颌中切牙牙冠近中面与远中面比较，错误的是
A. 两者都似三角形
B. 近中面大而平，远中面短而突
C. 近中面大于远中面
D. 近中面接触区靠近切角，远中面接触区离切角稍远
E. 远中面接触区靠近切角，近中面接触区离切角稍远
【答案】E
【解析】上颌中切牙邻面：①似三角形；②近中接触区在切 1/3 靠近切角；③远中接触区在切 1/3 离切角稍远。

【破题思路】由于唇面近中缘长直，远中缘短突，舌面近中边缘嵴长于远中边缘嵴，故近中面＞远中面，近中面大而平，远中面短而突。

62. 呈"十"字形发育沟的牙是
A. 上颌第一磨牙　　B. 下颌第一磨牙　　C. 上颌第二磨牙
D. 下颌第二磨牙　　E. 下颌第二前磨牙
【答案】D
【解析】发育沟为牙生长发育时，两个生长叶相连所形成的明显而有规则的浅沟。故发育沟的形态与牙尖

的形态位置有很大关系。上颌第一磨牙由于斜嵴的存在，发育沟磨牙完全连线在一起，故无一定形态；下颌第一磨牙有5条发育沟，呈"大"字形；上颌第二磨牙同上颌第一磨牙；下颌第二磨牙由于存在4牙尖，4条发育沟，呈"十"字形；下颌第二前磨牙由于存在两尖型和三尖型，故发育沟呈H、Y、U型。

【破题思路】

牙位	发育沟数目	形态	特殊发育沟
上6	3		远中舌沟
下6	5	大	远中颊沟
下7	4	十	—
下5		H、Y、U型	—

63. 乳前牙形态特点的描述，不正确的是
A. 乳前牙牙冠短小
B. 乳前牙冠宽根窄
C. 上颌乳尖牙牙尖顶偏远中
D. 下颌乳切牙舌面边缘嵴较恒切牙平坦
E. 从邻面看其唇舌侧颈嵴都较恒牙显著

【答案】D

【解析】乳牙与恒牙比较颜色偏白，体积较小，冠根分明，颈嵴突出，磨牙根干短，根分叉大。宽冠窄根是乳前牙的特点。上颌乳尖牙唇面牙尖长大，约占牙冠长度一半，近中牙尖嵴长于远中牙尖嵴，牙尖偏远中，与恒尖牙相反。单根细长，根尖偏远中并向唇侧弯曲。下颌乳切牙牙冠长度稍大于宽度，不像恒切牙呈窄长。其舌面边缘嵴与舌窝明显，从邻面观察其唇颈嵴、舌面隆突都较恒牙者显著。牙根细长，约为冠长2倍。

【破题思路】上颌乳中切牙牙冠短而宽，似铲形，发育沟不明显。舌面隆突、舌窝明显。单根扁而宽，根尖向唇侧弯曲，根长约为冠长的2倍。宽冠宽根是该牙的解剖标志。

64. 上颌磨牙的主要功能尖是
A. 近中颊尖
B. 近中舌尖
C. 远中颊尖
D. 远中舌尖
E. 第五牙尖

【答案】B

【解析】上颌磨牙由于咬合关系的原因，颊尖锐而舌尖钝，故舌尖为功能尖，又由于𬌗面中近中舌尖大于远中舌尖，故近中舌尖为主要功能尖。

【破题思路】上6近中舌尖最大，上7近中舌尖所占比例比上6更大。

65. 某一青年患者的下颌第一前磨牙𬌗面因釉质发育不全。继发龋坏，导致𬌗面形态丧失，在用高嵌体恢复𬌗面形态时，下列说法哪个是正确的
A. 𬌗面呈方圆形，颊尖与舌尖基本一致
B. 颊尖与舌尖均偏近中
C. 𬌗面中央没有明显的嵴
D. 𬌗面中央有中央窝
E. 以上都不是

【答案】B

【解析】下颌第一前磨牙𬌗面形态：①呈卵圆形；②颊尖长大而舌尖很小；③近中沟跨过边缘嵴至舌面，称为近中沟；④颊尖三角嵴与舌尖三角嵴相连成横嵴；⑤𬌗面分为较小的三角形近中窝和较大长圆形的远中窝；⑥颊尖偏牙体长轴舌侧。

【破题思路】其余"因釉质发育不全。继发龋坏，导致𬌗面形态丧失，在用高嵌体恢复𬌗面形态时"皆为无用信息。

66. 一个7岁的女孩，口内检查发现下颌后部牙槽骨上有两个形态似磨牙的牙齿存在，为鉴别是否有恒磨牙，下列哪种说法是正确的

A. 恒牙的牙颈嵴突出，与牙根分界清楚
B. 恒牙牙冠颜色偏白
C. 下颌第二乳磨牙的近中颊尖、远中颊尖及远中尖的大小基本相等
D. 下颌第一恒磨牙的外形呈斜方形
E. 以上都不是

【答案】C

【解析】上颌第二乳磨牙和下颌第二乳磨牙各与同颌的第一恒磨牙形态近似，位置又彼此相邻，很容易混淆，其特点如下：①第二乳磨牙的牙冠短小，色乳白；②第二乳磨牙的牙冠颈部明显缩小，颈嵴较突，牙冠由颈部向方缩小；③下颌第二乳磨牙的近中颊尖、远中颊尖及远中尖的大小约相等，而下颌第一恒磨牙此三尖中，以远中尖最小；④第二乳磨牙根干短，牙根向外张开。

【破题思路】先比较乳牙的共性，再从第二乳磨牙的特征性结构比较。

67. 不与邻牙近中面接触的牙体是
A. 中切牙　　　　　　　B. 侧切牙　　　　　　　C. 尖牙
D. 第一前磨牙　　　　　E. 第三磨牙

【答案】E

【解析】近中面为牙体靠近中线的一面，故不与邻牙近中面接触的牙体是第三磨牙。

【破题思路】不与邻牙近中面接触的牙体是第三磨牙；不与邻牙远中面接触的牙体是中切牙。

68. 远中切角为圆弧形的牙体是
A. 上颌中切牙　　　　　B. 上颌侧切牙　　　　　C. 下颌中切牙
D. 下颌侧切牙　　　　　E. 下颌切牙

【答案】B

【解析】

	上1	下1	上2	下2
唇面	近中直角，远中圆钝，两条发育沟，三个切缘结节（1:1）	近远中缘长度相近	近中锐角，远中钝角（圆弧）	比下颌中切牙稍宽

【破题思路】牙体外形中钝角出现在上1、上2的远中切角，下3近远中牙尖嵴相交所成的角，上6近中舌角和远中颊角。

69. 上颌尖牙唇轴嵴
A. 自牙尖顶至颈1/3　　　B. 自牙尖顶至中1/3　　　C. 自牙尖顶至颈缘
D. 自牙尖顶至颈中1/3　　E. 自牙尖顶至中切1/3

【答案】A

【解析】轴嵴为在轴面上，从牙尖顶端伸向牙颈部的纵行釉质隆起。上颌尖牙的唇面唇轴嵴明显，由尖牙的顶端伸延至颈1/3处，唇轴嵴两侧各有一条发育沟；外形高点在中1/3与颈1/3交界处。

【破题思路】上颌尖牙的唇面外形特点为似圆五边形；近、远中斜缘在牙尖顶处的交角约呈直角；近中缘长，近中斜缘短；远中斜缘长，远中缘短；唇轴嵴明显，由尖牙的顶端伸延至颈1/3处，唇轴嵴两侧各有一条发育沟；外形高点在中1/3与颈1/3交界处。

70. 牙尖顶偏向牙体长轴远中的牙体是
A. 上颌乳尖牙　　　　　B. 下颌乳尖牙　　　　　C. 下颌第一前磨牙颊尖
D. 下颌第二前磨牙颊尖　E. 上颌第一、二前磨牙颊尖

【答案】A

【解析】上颌乳尖牙的唇面牙尖长大，约占牙冠长度一半，近中牙尖嵴长于远中牙尖嵴，牙尖偏远中，与恒尖牙相反。单根细长，根尖偏远中并向唇侧弯曲。

【破题思路】所有牙尖偏近中，除了上4颊尖和上乳3牙尖。

71. 近中面存在发育沟的牙体是
A. 上颌第一前磨牙　　　　　　B. 上颌第二前磨牙　　　　　　C. 下颌第一前磨牙
D. 下颌第二前磨牙　　　　　　E. 上颌第一、二前磨牙
【答案】A
【解析】前磨牙的邻面都似四边形。上颌第一前磨牙近中面近颈部凹陷，有沟从𬌗面跨过近中边缘嵴至近中面的𬌗1/3处，称为近中沟，接触区靠近𬌗缘偏颊侧。其余前磨牙近中面皆无近中沟，下颌第一前磨牙存在特征性沟舌面，称为近中舌沟。

【破题思路】

牙位	特征性结构	牙位	特征性结构
上4	颊尖偏远中、近中沟	上5	中央沟浅
下4	横嵴、近中舌沟	下5	畸形中央尖，H、Y、U型发育沟

72. 上颌第一磨牙咬合面的近𬌗边缘嵴与远𬌗边缘嵴相比较，其近中边缘嵴
A. 长且直　　　　　　　　　　B. 短且直　　　　　　　　　　C. 长且圆钝
D. 短而圆钝　　　　　　　　　E. 与远中缘相似
【答案】B
【解析】上颌第一磨牙𬌗面特点为4个牙尖，颊侧牙尖锐利，舌侧牙尖较钝，斜嵴，4条边缘嵴，近中边缘嵴短而直，远中边缘嵴稍长。近、远中窝，三条发育沟（颊沟、近中沟和远中舌沟），中央点隙、远中点隙。

【破题思路】边缘嵴的长短是根据邻牙接触面而定的，一般根据邻面所接触的牙体的邻面近远中径而定。

73. 不具备宽冠窄根为特点的乳牙是
A. 上颌乳中切牙　　　　　　　B. 上颌乳侧切牙　　　　　　　C. 下颌乳侧切牙
D. 上颌乳尖牙　　　　　　　　E. 下颌乳尖牙
【答案】A
【解析】乳牙色白，牙冠短小。颈嵴突出，牙根明显缩小，冠根分明，宽冠窄根是乳前牙的特点。但是上颌乳中切牙的牙冠短而宽，似铲形，发育沟不明显；舌面隆突、舌窝明显；单根扁而宽，根尖向唇侧弯曲，根长约为冠长的2倍。宽冠宽根是上颌乳中切牙的解剖标志。

【破题思路】

牙位（上颌）	特点	牙位（下颌）	特点
A	宽冠宽根、冠根比=1:2	A	宽冠窄根
B	宽冠窄根	B	宽冠窄根
C	牙尖偏远中	C	宽冠窄根
D	牙冠类似前磨牙	D	四不像，三个三角形
E	与恒6相似	E	三尖等大

74. 上颌第一磨牙有三个牙根，即
A. 近中根、远中根、舌根　　　B. 颊根、近中舌根、远中舌根　　C. 近中根、远中颊根、远中舌根
D. 近中颊根、近中舌根、远中根　E. 近中颊根、远中颊根、舌根
【答案】E
【解析】上颌第一磨牙的特点：①𬌗面四个尖，近中舌尖最大，近中颊尖稍大于远中颊尖，远中舌尖最小；在近中舌尖的舌侧有时有第五牙尖；②每一牙尖顶有三角嵴，远中颊尖三角嵴与近中舌尖三角嵴形成斜嵴，斜

嵴将𬌗面分成近中窝及远中窝两部分；③𬌗面上的发育沟有颊沟、近中沟及远中舌沟；④根在根柱以上分叉为三根，即近中颊根、远中颊根、舌根，舌根最大。

【破题思路】上颌第一磨牙有两个颊根即近中和远中颊根，一个舌根。

75. 上颌中切牙牙冠唇面形态中哪一点是错误的
A. 梯形　　　　　　　　　B. 𬌗龈径小于近远中径　　　　C. 近中切角似直角
D. 远中切角圆钝　　　　　E. 切1/3有两条发育沟
【答案】B
【解析】上颌中切牙牙冠唇面略呈梯形，𬌗龈径大于近远中径。切1/3和中1/3较平坦，颈1/3较为突出，切1/3可见两条发育沟，近中切角近似直角，远中切角略微圆钝，借以区分左右。所以，B项是错误的，应是𬌗龈径大于近远中径。

【破题思路】上颌中切牙在切牙中近远中径最宽，但是切龈径大于近远中径。

76. 上颌尖牙牙冠唇面形态中哪一点是错误的
A. 圆五边形　　　　　　　　B. 两牙尖嵴相交成　　　　　C. 牙尖偏近中
D. 外形高点在颈1/3与中1/3交界处　　　E. 发育沟不明显
【答案】E
【解析】上颌尖牙牙冠唇面形态：近似圆五边形；近、远中斜缘在牙尖顶相交成90°；牙尖顶偏近中；外形高点在颈1/3与中1/3交界处的唇轴嵴上；唇轴嵴两侧各有一条发育沟。

【破题思路】上颌尖牙沟窝都比下颌尖牙明显。

77. 上颌第一磨牙形态中哪一点是错误的
A. 牙冠斜方形　　　　　　B. 颊沟末端形成点隙　　　　C. 可出现卡氏尖
D. 牙根颊舌向分叉大　　　E. 𬌗面五边形
【答案】E
【解析】上颌第一磨牙形态：牙冠略呈方形，近远中宽度大于𬌗颈高度；𬌗面呈斜方形；牙尖一般为4个，即近中颊尖、远中颊尖、近中舌尖、远中舌尖，极少可出现第五牙尖（卡氏尖）；近中舌尖是主要功能尖；颊沟自中央点隙伸向颊侧；共3根，近中颊根、远中颊根、舌根，两颊根相距较近，颊根与舌根分开较远。所以A、B、C、D项均正确。

【破题思路】上6咬合面形态为斜方形、下6咬合面形态为长方形。

78. 下颌第一前磨牙形态中哪一点是错误的
A. 可见近中面沟　　　　　B. 唇面五边形　　　　　　　C. 颊尖明显大于舌尖
D. 可见横嵴　　　　　　　E. 牙冠舌倾
【答案】A
【解析】下颌第一前磨牙为前磨牙中体积最小，𬌗面有横嵴，颊舌尖高度差别最大者。𬌗面呈五边形，向舌侧倾斜显著，舌尖明显小于颊尖。下颌第一前磨牙近中面没有近中沟，舌面有近中沟。

【破题思路】了解前磨牙前后过渡的形式，下颌第一前磨牙既像后牙，又具备尖牙特点。

79. 下颌第二乳磨牙和下颌第一恒磨牙形态近似，位置彼此相邻，容易混淆，下列哪项不是第二乳磨牙的特点
A. 牙冠短小，色白
B. 牙冠颈部明显缩小，颈嵴突出，牙冠由颈部向𬌗方缩小
C. 近中颊尖、远中颊尖及远中尖的大小约相等
D. 第二乳磨牙的根干短，牙根向外张开
E. 近中颊尖、远中颊尖大小相等，远中尖最小

【答案】E

【解析】下颌第二乳磨牙牙冠较第一恒磨牙小、色乳白；牙冠近颈缘明显缩小，颈嵴突出，牙冠向𬌗方缩小，故近颈部大而𬌗面小；近中颊尖、远中颊尖及远中尖大小约相等，而下颌第一恒磨牙此三尖中，远中尖最小；上颌第二乳磨牙为三根，下颌者为双根，根柱短，牙根向周围张开。

【破题思路】下颌第二乳磨牙近中颊尖、远中颊尖及远中尖大小约相等，而下颌第一恒磨牙此三尖中，远中尖最小。

80. 第二乳磨牙与第一恒磨牙的区别要点中哪一点是错误的
A. 第二乳磨牙的牙冠较小、色白
B. 第二乳磨牙的牙冠颈部明显缩小，颈嵴较突
C. 第二乳磨牙的牙冠𬌗面尖窝清晰
D. 第二乳磨牙的近中颊尖、远中颊尖、远中尖大小约相等
E. 第二乳磨牙的牙根干短，牙根向外张开

【答案】C

【解析】下颌第二乳磨牙牙冠较第一恒磨牙小、色乳白（A对）；牙冠近颈缘明显缩小，颈嵴突出，牙冠向𬌗方缩小（B对），故近颈部大而𬌗面小；近中颊尖、远中颊尖及远中尖大小约相等（D对），而下颌第一恒磨牙此三尖中，远中尖最小；上颌第二乳磨牙为三根，下颌者为双根，根柱短，牙根向周围张开（E对）。C项错误，第二乳磨牙的牙冠𬌗面沟嵴不清晰。

【破题思路】牙冠𬌗面尖窝清晰为恒磨牙形态。

(81～82题共用题干)
切牙唇面近远中切角存在差异或相似
81. 上颌中切牙近远中切角为
A. 近远中切角相似，均为锐角
B. 近切角为近似直角，远中切角为一圆钝角
C. 近远中切角相似，均为钝角
D. 近切角为锐角，远中切角为一圆弧角
E. 近远中切角相似，均为直角
82. 上颌侧切牙近中切角
A. 与远中切角相似
B. 近似直角
C. 为一圆钝角
D. 为一圆弧角
E. 为一锐角

【答案】B、E

【解析】①上颌中切牙唇面较平坦，近似梯形，切颈径大于近远中径，近中缘和切缘较直，远中缘略突，颈缘呈弧形，切 1/3 可见两条纵行发育沟，颈 1/3 处略突出形成唇面的外形高点。切缘与近中缘相交形成的近中切角近似直角，与远中缘相交形成的远中切角略圆钝，借此可区分左右。该牙初萌出时切缘可见三个切缘结节，随着功能性磨耗而逐渐变成平直。②上颌侧切牙唇面与上颌中切牙相似呈梯形，但牙冠较窄小、圆突，发育沟不如上颌中切牙明显，近中缘稍长，近中角似锐角，远中缘较短与切缘弧形相连，远中切角呈圆弧形，因而切缘明显斜向远中。

【破题思路】

	上1	下1	上2	下2
唇面	近中直角，远中圆钝，两条发育沟，三个切缘结节（1:1）	近远中缘长度相近	近中锐角，远中圆弧	比下颌中切牙稍宽
舌面	小于唇面	—	舌窝深	—
邻面	近中接触区靠近切角 远中接触区离切角稍远	—	—	—
切嵴	牙体长轴唇侧	靠近牙体长轴	—	—
牙根	大、圆三角形，唇侧>舌侧	扁根，葫芦形	卵圆形	扁根

146

（83～85题共用备选答案）
A. 上颌第一磨牙　　　　　　　B. 上颌第二磨牙　　　　　　　C. 下颌第二磨牙
D. 下颌第一磨牙　　　　　　　E. 上颌中切牙

83. 殆面有五个牙尖的牙为
84. 可用旋转力拔除的牙为
85. 牙冠相对颊黏膜上是腮腺导管开口的牙为

【答案】D、E、B
【解析】83题：下颌第一磨牙殆面为长方形，可见5个牙尖，近中颊尖、近中舌尖、远中颊尖、远中舌尖、远中尖。上颌第一磨牙可见卡氏尖，但卡氏尖不是牙尖，下颌第二磨牙可见4尖型或5尖型，以4尖型常见。

84题：上颌中切牙为单根，较圆且直，可以用旋转力拔除。

85题：上颌第二磨牙牙冠相对的颊黏膜上为腮腺导管口。

【破题思路】上颌中切牙、上颌尖牙可用旋转力拔除，上颌第一前磨牙、下颌中切牙禁止使用旋转力。

（86～88题共用备选答案）
A. 上颌第一磨牙　　　　　　　B. 上颌第二磨牙　　　　　　　C. 下颌第一磨牙
D. 下颌第二磨牙　　　　　　　E. 下颌第二乳磨牙

86. 斜嵴明显的牙体是
87. 咬合面边缘嵴与发育沟呈"田"字形的牙体是
88. 近远中两舌尖大小相差悬殊的牙体是

【答案】A、D、B
【解析】①近中舌尖三角嵴由其牙尖顶端斜向远中颊侧至殆面中央，远中颊尖三角嵴由其牙尖顶端斜向舌侧略偏近中至殆面中央，近中舌尖三角嵴与远中颊尖三角嵴斜形相连形成斜嵴，是上颌磨牙的解剖特征，以上颌第一磨牙最明显。②四尖型为下颌第二磨牙的主要类型，殆面呈方圆形，有4个牙尖，其中近中颊舌尖大于远中颊舌尖。殆面中央窝内有4条发育沟呈"十"字形分布，即颊沟、舌沟、近中沟和远中沟，边缘嵴和发育沟使整个殆面似一"田"字形。③上颌第二磨牙远中舌尖变小，近中舌尖占舌面的大部分，极少有第五牙尖。

【破题思路】五尖型下颌第二磨牙与下颌第一磨牙相似，但稍小，殆面具有5个牙尖和5条发育沟，离体后两者不易区分。下颌第二乳磨牙外形类似下颌第一磨牙，颊侧近中颊尖、远中颊尖、远中尖三尖等大。

（89～91题共用备选答案）
A. 上颌第一磨牙　　　　　　　B. 上颌第二磨牙　　　　　　　C. 下颌第二磨牙
D. 下颌第一磨牙　　　　　　　E. 上颌中切牙

89. 最早萌出的恒牙是
90. 殆面发育沟呈"十"字形的牙
91. 牙冠的相对颊黏膜上是腮腺

【答案】D、C、B
【解析】①最早萌出的乳牙是下颌乳中切牙，最早萌出的恒牙是下颌六龄牙，即下颌第一磨牙。②下颌第二磨牙殆面可分为四尖型和五尖型，殆面4条发育沟呈"十"字形。③上颌第二磨牙牙冠的相对颊黏膜上是腮腺导管口。

【破题思路】上颌中切牙是切牙中体积最大者，位于口腔前部，易受外伤，对美观、发音影响大。上颌第一磨牙是上颌牙列中体积最大者，牙冠斜方形，殆面形态复杂，斜嵴是特征性结构，可见卡氏尖。

（92～93题共用备选答案）
A. 下颌第三磨牙　　　　　　　B. 上颌第二前磨牙　　　　　　C. 上颌第一磨牙
D. 上颌第二磨牙　　　　　　　E. 上颌第三磨牙

92. 形态、大小、位置变异甚多的是
93. 根尖距上颌窦下壁最近的是

【答案】E、C

【解析】(1) 上颌第三磨牙形态、大小、位置变异最多，具有如下特点：①该牙标准形态与上颌第二磨牙相似，但牙冠较小，根较短，各轴面中 1/3 较圆突，颊舌面外形高点均在中 1/3 处；②牙冠颊面自近中向远中至舌侧的倾斜度更大，远中舌尖很小或缺失，颊面宽于舌面，𬌗面呈圆三角形、副沟多，有时牙尖多而界限不清；③牙根的数目和形态变异很大，多数合并成一锥形根。故选 E。(2) 上颌第一磨牙约在 6 岁萌出，故称其为"六龄牙"，是上颌牙列中体积最大的牙，由 3 根组成，颊侧两根分别为近中颊根和远中颊根，舌侧根称舌根。上颌窦底壁往往与第二前磨牙、第一和第二磨牙根部靠一层薄骨相隔，其中与第一磨牙最近。

【破题思路】距离上颌窦底距离顺序由近到远为上 6、7、5、8。

(94～96 题共用备选答案)
A. 上颌乳尖牙　　　　B. 下颌乳尖牙　　　　C. 上颌第一前磨牙
D. 上颌第一乳磨牙　　E. 下颌第一乳磨牙

94. 牙的尖顶偏远中，其牙是
95. 牙的尖顶偏近中，其牙是
96. 牙的颊尖偏远中，其牙是

【答案】A、B、C

【解析】①上颌乳尖牙唇面牙尖长大，约占牙冠长度一半，近中牙尖嵴长于远中牙尖嵴，牙尖偏远中，与恒尖牙相反。单根细长，根尖偏远中并向唇侧弯曲。②在备选答案只有一个牙尖，牙尖偏近中。③上颌第一前磨牙（双尖牙）是前磨牙中体积最大的，牙冠呈立方形。颊面与尖牙唇面相似，颊尖略偏远中。

【破题思路】所有牙尖偏近中，除了上 4 颊尖和上乳 3 牙尖。

(97～99 题共用备选答案)
A. 上颌第一前磨牙　　B. 上颌第二前磨牙　　C. 上颌第一磨牙
D. 下颌第一磨牙　　　E. 下颌第一前磨牙

97. 有一个颊沟的牙是
98. 有两个颊沟的牙是
99. 有近中舌沟的牙是

【答案】C、D、E

【解析】颊沟存在于两个颊尖之间，故 97、98 题排除 ABE 选项（皆只有一个颊尖）。①上颌第一磨牙颊面有两个牙尖，即近中颊尖、远中颊尖，有一条颊沟通过，故选 C。②下颌第一磨牙颊面有三个牙尖，即近中颊尖、远中颊尖和远中尖的一半，有颊沟和远中颊沟通过牙尖之间，颊沟末端形成点隙，故选 D。③下颌第一前磨牙是前磨牙中体积最小的，其𬌗面近中沟跨过边缘嵴至舌面，称为近中舌沟。

【破题思路】

牙位	特殊发育沟	牙位	特殊发育沟
上 6	远中舌沟	上 4	近中沟
下 6	远中颊沟	下 4	近中舌沟

(100～102 题共用备选答案)
A. 下颌第三磨牙　　　B. 下颌第二前磨牙　　C. 上颌中切牙
D. 上颌侧切牙　　　　E. 上颌尖牙

100. 常先天缺失或错位萌出的一组牙是
101. 最常见畸形中央尖的一组牙是
102. 常出现牙的生长叶数目正常但形状如圆锥的一组牙是

【答案】A、B、D

【解析】①上下颌第三磨牙的形态、体积和位置均可能发生变异。其共同特点为：𬌗面副沟多，牙尖、边缘嵴不明显，牙根常融合为单根，但临床也可见有牙根数目和形态变异很大者。②畸形中央尖是一种牙齿发育畸形，多见于下颌第二前磨牙，偶见于上颌前磨牙，在𬌗面颊舌尖突出以圆锥状的尖锐的额外尖，其内有牙髓深入，很容易折断而继发牙髓病或根尖周病。③上颌侧切牙常发生畸形、变异（锥形牙），可先天缺失。

【破题思路】

牙位	特殊结构
下 8	变异、阻生、副沟多
下 5	畸形中央尖，发育沟 H、Y、U 型
上 1	近远中径最宽的前牙
上 2	切牙中常发生变异、畸形根面沟、牙中牙
上 3	牙根最长

（103～104题共用备选答案）
A. 上颌尖牙　　　　　　　B. 下颌前磨牙　　　　　　　C. 上颌前磨牙
D. 上颌磨牙　　　　　　　E. 下颌磨牙
103. 与上颌窦关系最密切的一组牙是
104. 离下颌管最近的一组牙是
【答案】D、E
【解析】上颌尖牙牙根为圆锥形，单根较直，拔除时可用旋转力，其牙根长、稳固，通常是口内留存时间最长的牙；下颌前磨牙常用作判断颏孔位置的标志，下颌第二前磨牙常出现畸形中央尖；上颌前磨牙与上颌窦接近，根尖感染可波及上颌窦，取断根时避免使用推力。上颌磨牙根尖与上颌窦底壁仅以薄骨质相隔，其根尖感染可能引起牙源性上颌窦炎，拔牙时，特别是在取断根时，应避免将断根推入上颌窦。下颌第三磨牙牙根与下颌管关系密切，在拔牙时应注意器械的用力方向，以免将牙根推入下颌管，损伤下牙槽神经。

【破题思路】离上颌窦底最近的牙根是上 6 的腭根，其次是上 7 的近颊根。

（105～106题共用备选答案）
A. 尖牙　　　　　　　　　B. 第一前磨牙　　　　　　　C. 第一乳磨牙
D. 第二前磨牙　　　　　　E. 第二乳磨牙
105. 部位记录法数字 5 代表
106. Palmer 记录中 E 代表
【答案】D、E
【解析】目前最常用的牙位记录方法为部位记录法：以"+"符号将牙弓分为上、下、左、右四区。每区以阿拉伯数字 1～8 分别依次代表中切牙至第三磨牙；以罗马数字Ⅰ～Ⅴ分别依次代表每区的乳中切牙至第二乳磨牙。

Palmer 记录系统也是分为上、下、左、右四区，恒牙记录同部位记录法；乳牙以英语字母 A～E 代表每区的乳中切牙至第二乳磨牙。

（107～109题共用备选答案）
A. 上颌第一磨牙　　　　　B. 上颌第二磨牙　　　　　　C. 下颌第一磨牙
D. 下颌第二磨牙　　　　　E. 下颌第二乳磨牙
107. 咬合面具有四个或五个牙尖的牙体是
108. 颊侧三牙尖大小相似的牙体是
109. 远中舌尖很小甚至缺失的牙体是
【答案】D、E、B
【解析】上颌第一磨牙有 4 个牙尖，偶见卡氏尖；上颌第二磨牙可见 4 个牙尖，近中舌尖所占比例大，相对而言远中舌尖很小甚至消失；下颌第一磨牙颊侧 3 个牙尖，近中颊尖＞远中颊尖＞远中尖，舌侧两个牙尖，近中舌尖＞远中舌尖；下颌第二磨牙𬌗面可见 4 尖或 5 尖型；下颌第二乳磨牙外形类似下颌第一磨牙，颊侧可见 3 个牙尖，3 尖大小相似。

【破题思路】 牙尖总结

牙位	牙尖考点	牙位	牙尖考点
上4	颊尖偏远中	下4	颊舌尖高度比=2:1
上6	近中舌尖最大，卡氏尖	上7	近中舌尖比例更大
下6	远中尖最小	下7	4尖或5尖
上乳3	牙尖偏远中	下乳5	颊侧三尖等大

（110～115题共用备选答案）
A. 中切牙　　　　　　　　B. 上颌尖牙　　　　　　　　C. 第三磨牙
D. 上颌第一磨牙　　　　　E. 上颌第一前磨牙
110. 哪个牙在正常情况下不接触其他牙的远中面
111. 哪个牙又叫六龄牙
112. 哪个牙发生变异的情况最多
113. 哪个牙具有支撑口角的作用
114. 哪个牙是全口牙中最长者
115. 哪个牙邻面具有近中面沟
【答案】 A、D、C、B、B、E
【解析】 中切牙位于牙列正中，只与对侧中切牙的近中面和侧切牙的近中面相接触，不与其他牙的远中面接触。上颌第一磨牙6岁即出现于口腔，故又名六龄牙。第三磨牙为全口牙列中形态、大小和位置变异较多者。上颌尖牙位于口角，唇面唇轴嵴、唇颈嵴较突，牙根长而粗壮，能承受较大咬力具有支撑口角的作用。若上颌尖牙缺失，口角上部塌陷，影响面容。上颌尖牙为全口牙列中牙体和牙根最长、牙尖最大者，是口内保留时间最长的牙齿，修复时多选作基牙。上颌第一前磨牙为前磨牙中体积最大、颊尖偏向远中，有近中沟——有沟从𬌗面跨过近中边缘嵴至近中面的𬌗1/3处。近中面颈部明显凹陷，有沟从𬌗面近中边缘嵴跨过至近中面的𬌗1/3处。

【破题思路】 熟悉各牙的特征性结构。

116. 上前牙髓腔唇舌剖面最宽的地方在
A. 牙冠处　　　　　　　　B. 切嵴处　　　　　　　　C. 颈缘附近
D. 牙根的中央处　　　　　E. 根管口的下边
【答案】 C
【解析】 前牙髓腔特点中，唇舌剖面观髓腔呈梭形，最宽处在颈缘部。而近远中剖面观，髓腔呈三角形，最宽处近牙冠中1/3处。

【破题思路】 髓腔形态特点中前牙唇舌径最宽在颈缘，最高位于牙冠中1/3。

117. 女，15岁。近来饮冷水时，有右上后牙一过性疼痛。检查发现：右上第一磨牙近中邻面有深龋洞，在龋病治疗过程中，最易出现意外穿髓的部位是
A. 近中颊侧髓角　　　　　B. 近中舌侧髓角　　　　　C. 远中舌侧髓角
D. 远中颊侧髓角　　　　　E. 第五牙尖髓角
【答案】 A
【解析】 髓角为髓腔顶突向牙尖的部位，其形态与相应牙尖形态一致，根据牙尖形态高低不同，髓角的突起高低不同。上颌第一磨牙中，颊侧牙尖高于舌侧牙尖，近中牙尖高于远中牙尖，因此，髓角由高向低依次为近中颊侧髓角、近中舌侧髓角、远中颊侧髓角和远中舌侧髓角。

【破题思路】 上颌第一磨牙髓角最高为近中颊侧髓角。

118. 存在C型根管的牙是
A. 上颌第一前磨牙 B. 上颌第一磨牙 C. 上颌第二磨牙
D. 下颌第一磨牙 E. 下颌第二磨牙
【答案】E
【解析】C型根管是指横截面形态呈"C"形的牙根中存在的根管系统，C型根管常见的牙位是下颌第二磨牙，常在颊侧形成。

【破题思路】C型根管的概率为31%。

119. 临床上进行根管治疗时，根管和髓室分界最不清楚的牙是
A. 上颌前磨牙 B. 上颌磨牙 C. 下颌磨牙
D. 下颌前磨牙 E. 上颌尖牙
【答案】E
【解析】根管口是髓室与根管移行处，后牙的根管口明显可见，前牙因髓室和根管无明显界限（上3最不明显）。

【破题思路】上颌尖牙唇舌径：颈缘最大，根尖1/3变窄，根尖孔显著缩小。

120. 髓室顶到髓室底之间的距离小于2mm的是
A. 上颌第一磨牙 B. 上颌第二磨牙 C. 下颌第一磨牙
D. 下颌第二磨牙 E. 下颌第三磨牙
【答案】C
【解析】髓室高度是髓室顶到髓室底之间的距离。髓室高度小于2mm的是下颌第一磨牙。

【破题思路】上颌第一磨牙髓室高度为2mm，下颌第一磨牙髓室高度为1mm。

121. 有关恒牙髓腔的叙述，错误的是
A. 上前牙开髓部位在舌面窝 B. 上前牙根管粗，根管治疗效果好
C. 活髓牙作针道时应避开牙髓 D. 下颌前磨牙根管治疗时防侧穿
E. 下颌磨牙髓室顶底相距较远
【答案】E
【解析】下颌第一、第二磨牙髓室顶与髓室相距较近，开髓时应防止穿通髓室底。其余选项皆为正确表述。

【破题思路】上6髓室高度2mm，下6髓室高度1mm。

122. 下颌中切牙髓腔形态描述错误的是
A. 唇舌径大于近远中径 B. 根管分为窄而扁的单根管 C. 分为唇舌两管者约占20%
D. 牙冠横剖面髓腔呈椭圆形 E. 根管近远中径较窄
【答案】C
【解析】下颌中切牙髓腔唇舌剖面观唇舌径颈缘最大；近远中剖面观髓室顶接近冠中1/3，唇舌径：根中1/3开始变细，窄长三角形；颈部横剖面：唇舌径＞近远中径；根中横剖面：椭圆或圆形可见唇、舌向两根管；下颌中切牙根管唇舌两管者占4%。

【破题思路】下颌前牙唇舌双根管的概率

下颌中切牙	4%
下颌侧切牙	10%
下颌尖牙	4%

123. 根管最狭窄的部位是
A. 根尖孔处 B. 约距根尖孔1mm处

C. 约距根中 1/3 与根尖 1/3 交界处　　　　D. 约距根颈 1/3 与根中 1/3 交界处
E. 约在根管口处
【答案】B
【解析】根管最狭窄的部位即生理性根尖孔的位置，临床中根管预备的终点。与解剖性的根尖孔有一定的位置关系，不在根尖孔，而是距根尖孔约 1mm 处。

124. 下列有关年轻恒牙牙髓修复特点叙述中，错误的是
A. 血管丰富，抗病能力和修复功能强
B. 比成熟恒牙牙髓组织疏松
C. 牙乳头对感染的抵抗力强
D. 髓室内有感染坏死时，部分牙髓或根髓仍有活性
E. 根尖孔大、血运丰富，牙髓感染不易向根尖周扩散
【答案】E
【解析】年轻恒牙即根尖孔未发育完成的恒牙，其牙髓腔特点为髓室大、髓角高、根管粗、根尖孔大。因此一旦发生炎症很容易向根尖周组织扩散。其余 A、B、C、D 选项均为正确表述。

【破题思路】乳牙的髓腔相对比例比恒牙大，髓角高，根尖孔大。
青少年恒牙的髓腔比老年者大，表现为髓室大、髓角高、根管粗、根尖孔大。
老年人髓腔内壁有继发性牙本质向心性沉积，髓腔的体积逐渐缩小，髓角变低平，根管变细，根尖孔窄小。

125. 发自髓室底至根分叉处的管道是
A. 根管侧支　　　　B. 管间吻合　　　　C. 根尖分歧
D. 侧支根管　　　　E. 副根管
【答案】E
【解析】

管间侧支	相邻根管间的交通支，根中 1/3 多
根管侧支	根管的细小分支，与根管接近垂直，其开口称为侧孔。根尖 1/3 多
根尖分歧	根管在根尖发出的细小分支，此时主根管仍存在
根尖分叉	根管在根尖发出的细小分支，主根管不存在
副根管	发自髓室底至根分叉的通道（磨牙），副根管通向牙周膜的孔称为副孔

【破题思路】根管侧支发生率 17%，副根管发生率 20%～60%。

126. 下颌前牙若有双根管时，其双根管的排列方向一般是
A. 交叉向　　　　B. 唇、舌向　　　　C. 近、远中向
D. 扭转　　　　E. 不明显规律
【答案】B
【解析】下颌前牙颈部横剖面：唇舌径＞近远中径；根中横剖面：椭圆或圆形；可见唇、舌向两根管。

【破题思路】下颌前牙唇舌双根管的概率

下颌中切牙	4%
下颌侧切牙	10%
下颌尖牙	4%

127. 关于第一磨牙解剖特点的叙述，下列说法正确的是
A. 上颌第一磨牙向舌侧倾斜
B. 下颌第一磨牙是下牙弓中体积最大的牙齿
C. 下颌第一磨牙一般为近远中颊根与舌根

D. 上颌第一磨牙一般为近远中双根
E. 斜嵴是下颌第一磨牙的解剖特征
【答案】B
【解析】下颌第一磨牙是下颌牙弓中体积最大的牙，牙冠向舌侧倾斜，牙根为双根，分别是近中根与远中根。上颌第一磨牙是上颌牙中体积最大的牙齿。牙根由三根组成，分别是近中颊根、远中颊根和腭根。

128. 下颌第一磨牙髓角的高度是
A. 近中舌侧髓角最高　　　　B. 近中颊侧髓角最高　　　　C. 远中颊侧髓角最高
D. 远中舌侧髓角最高　　　　E. 四个髓角高度相同
【答案】A
【解析】下颌第一磨牙颊尖钝而舌尖锐，近中牙尖高于远中牙尖，髓角的位置与牙尖的高低相关，故近中舌侧髓角最高。

【破题思路】上颌第一磨牙髓角最高是近中颊侧髓角，下颌第一磨牙髓角最高是近中舌侧髓角。

129. 副根管多见于
A. 切牙　　　　　　　　　　B. 尖牙　　　　　　　　　　C. 前磨牙
D. 磨牙　　　　　　　　　　E. 额外牙
【答案】D
【解析】副根管为发自髓室底至根分叉的通道，多见于磨牙，副根管通向牙周膜的孔称为副孔。

【破题思路】副根管发生率20%～60%，管间吻合多见于根中1/3，根尖分歧、根尖分叉、根管侧支多见于根尖1/3。

130. 上颌第一恒磨牙髓室颊舌径、近远中径和髓腔高度大小顺序正确的是
A. 颊舌径＞近远中径＞髓腔高度　　　　B. 近远中径＞颊舌径＞髓腔高度
C. 髓腔高度＞颊舌径＞近远中径　　　　D. 颊舌径＞髓腔高度＞近远中径
E. 近远中径＞髓腔高度＞颊舌径
【答案】A
【解析】上颌磨牙髓室大呈立方形，根管数目多而细，髓室和根管分界明显，2～3个或更多的根管口。颊舌径＞近远中径＞髓室高度（2mm）。

【破题思路】上颌磨牙髓腔颊舌径＞近远中径＞髓室高度（2mm），下颌磨牙髓腔近远中径＞颊舌径＞髓室高度（1mm）。

131. 髓腔解剖的描述中，错误的是
A. 青少年恒牙的髓腔比老年人大　　　　B. 青少年恒牙的髓角高
C. 青少年恒牙的根管粗　　　　　　　　D. 老年人有时发生髓腔部分或全部钙化堵塞
E. 乳牙的髓腔绝对比恒牙大
【答案】E
【解析】①乳牙的髓腔相对比例比恒牙大，髓角高，根尖孔大。②青少年恒牙的髓腔比老年者大，表现为髓室大、髓角高、根管粗、根尖孔大。③老年人髓腔内壁有继发性牙本质向心性沉积，髓腔的体积逐渐缩小，髓角变低平，根管变细，根尖孔窄小。

【破题思路】继发性牙本质沉积方式：上颌前牙主要沉积在髓室舌侧壁，其次为髓室顶；磨牙主要沉积在髓室底，其次为髓室顶和侧壁。

132. 临床行后牙牙髓治疗时，应注意哪个牙的近中根87%含有双根管
A. 上颌第二前磨牙　　　　B. 上颌第一前磨牙　　　　C. 下颌中切牙
D. 下颌第一磨牙　　　　　E. 下颌第二磨牙
【答案】D
【解析】上颌后牙牙根呈颊舌向排列，下颌后牙牙根呈近远中向排列，根据题意，排除ABC选项，答案在

下颌磨牙。下颌磨牙牙根常为扁根，可分为颊舌向双根管，其概率分别是

	近中根	远中根
下颌第一磨牙	87%	40%
下颌第二磨牙	64%	18%

【破题思路】

	单双管型	单管	双管
上颌第一前磨牙	28%	7%	65%
上颌第二前磨牙	41%	48%	11%

133. 患者，女性，30岁，因右下中切牙龋坏发展成根尖炎后，经过一次根管充填治疗，但患者的症状时有反复，叩痛不能完全消除已有近2个月，这种情况下，可能的原因是
A. 观察时间不够长
B. 下颌中切牙，有可能有唇舌侧两个根管，可能遗留一个根管未治疗
C. 应用药物性充填材料充填根管
D. 只有拔除了患牙，才能去除根尖病变
E. 以上都不是
【答案】B
【解析】下颌前牙的双根管分布在唇舌向，X线片上，应改变投射的角度才能显示，临床工作容易遗漏。

【破题思路】下颌切牙的根管侧壁厚约1mm，防止侧穿根管壁。

134. 某一患者的上颌第一前磨牙因邻面深大龋坏，导致慢性牙髓炎，需开髓进行牙髓治疗，在探查根管的过程中下列哪个说法是正确的
A. 上颌第一前磨牙其根管多为近远中径窄、颊舌径宽的单根管，少数为两根管
B. 上颌第一前磨牙的根管多数情况下为颊舌侧两根管，仅少数为单根管
C. 上颌第一前磨牙的舌侧根管，较颊侧根管细小
D. 上颌第一前磨牙的根管为颊侧两根管，舌侧单根管，且很细小
E. 以上都不是
【答案】B
【解析】上颌前磨牙的髓腔形态：立方形，颊舌径＞近远中径。髓室顶中部凸向髓腔，最凸处约与颈缘平齐。由于上颌第一前磨牙常分为颊舌两根，故其根管多数情况下为颊舌侧两根管，仅少数为单根管，且颊舌根管皆为圆形，偶见三管型，颊侧两个，舌侧一个，颊侧两管甚小。

【破题思路】AB选项表述相反，即可确定答案在二者之间，集合牙冠外形可做判断。

135. 随着髓腔的增龄性变化，在上颌前牙继发性牙本质主要沉积于
A. 髓室顶   B. 髓室底   C. 唇侧髓壁
D. 舌侧髓壁   E. 根尖孔
【答案】D
【解析】随着年龄的增加，髓腔内壁有继发性牙本质向心性沉积，髓腔的体积逐渐缩小，髓角变低平，根管变细，根尖孔窄小。而继发性牙本质沉积方式：上颌前牙主要沉积在髓室舌侧壁，其次为髓室顶；磨牙主要沉积在髓室底，其次为髓室顶和侧壁。

【破题思路】前牙主要沉积在髓室舌侧壁，磨牙主要沉积在髓室底。

136. 乳牙治疗过程中需要防止穿髓的主要原因是
A. 乳牙根管粗   B. 乳牙根管口大   C. 乳牙髓腔大

D. 乳牙根管数目少　　　　　　　E. 乳牙根管方向斜度大

【答案】C

【解析】乳牙的髓腔形态和大小与相应的乳牙外形一致。相对来讲乳牙的髓腔较恒牙者大，表现为髓室大、髓壁薄、髓角高、髓室顶和髓角多位于冠中部，根管粗，根尖孔亦大，根管斜度大。故要防止意外穿髓。

【破题思路】乳牙根在替牙前3～4年即开始吸收。

137. 牙周组织和牙髓组织间最重要的解剖通道是
A. 根管侧支　　　　　　B. 暴露的牙本质小管　　　　　　C. 根尖孔
D. 髓室底副根管　　　　E. 畸形舌侧沟

【答案】C

【解析】根尖孔是牙周组织和牙髓组织间最重要的解剖通道，血管、神经、淋巴通过根尖孔互相连通，而感染和炎症也易交互扩散。其余侧副根管也可通牙周组织，但是面积小。

【破题思路】根尖孔是牙周组织和牙髓组织间最重要的解剖通道。

138. 根管口是指
A. 髓室和根管的交界处　　B. 根管末端的开口处　　　　C. 髓腔的开口处
D. 髓室的开口处　　　　　E. 根管的开口处

【答案】A

【解析】根管口：髓室与根管移行处，后牙的根管口明显可见，前牙因髓室和根管无明显界限。

【破题思路】上3根管口最不明显。

139. 下颌中切牙具有唇舌向两个根尖孔的只有
A. 1%　　　　　　　　　B. 3%　　　　　　　　　　C. 5%
D. 7%　　　　　　　　　E. 4%

【答案】E

【解析】根管在根尖的开口叫根尖孔，髓腔内的血管、神经、淋巴等均经此孔与牙周相连通。下颌中切牙髓腔体积最小，唇舌径大于近远中径，根管多为窄而扁的单根管，分为唇舌两管者约占4%。

140. 上颌第一磨牙髓室底位于颈缘
A. 冠方0.5mm处　　　　B. 冠方1.0mm处　　　　　　C. 龈方1.0mm处
D. 龈方2.0mm处　　　　E. 冠方2.0mm处

【答案】D

【解析】上颌第一磨牙的髓室似矮立方形，髓室高度很小，颊舌径＞近远中径＞髓室高度；髓室顶形凹，最凹处约与颈缘平齐；远颊髓角和远舌髓角较低；髓室高度2mm，故髓室底位于颈缘龈方2.0mm处，有3～4个根管口。

【破题思路】此2.0mm可以说是开髓的安全测试线。

141. 根管口最大，且呈圆形的是
A. 上颌第一磨牙近中颊根　　　B. 上颌第一磨牙远中颊根　　　C. 下颌第一磨牙远中根
D. 下颌第一磨牙近中根　　　　E. 上颌第一磨牙腭根

【答案】E

【解析】上颌第一磨牙有三个牙根，其中腭根最粗大、最圆，根管口最易找到，呈圆形；远颊根较圆，近颊根较扁。

【破题思路】上颌第一磨牙的腭根根管口最大且呈圆形。

142. 乳磨牙髓室底解剖特点是
A. 与恒牙厚度一致，侧支根管少　　B. 较恒牙厚，侧支根管少　　　　C. 较恒牙厚，侧支根管多

D. 较恒牙薄，侧支根管少　　　E. 较恒牙薄，侧支根管多

【答案】E

【解析】乳牙髓室大，髓壁薄，髓角高，根管粗，根管方向斜度大，根尖孔亦大；乳磨牙髓室较大，通常有三个根管，上颌乳磨牙有两个颊侧根管，一个舌侧根管；下颌乳磨牙有两个近中根管，一个远中根管；下颌第二乳磨牙有时可出现四根管。

【破题思路】乳牙冠短，因此髓室也薄。乳牙侧支根管多。

143. 髓腔形态的生理和病理变化中哪一点是错误的
  A. 髓腔的大小随着年龄的增长而不断缩小　　　B. 乳牙髓腔比恒牙大
  C. 青少年的恒牙髓腔比老年者大　　　D. 髓室顶、髓角随着牙的不断磨耗而降低
  E. 外伤、龋病对牙体的侵袭使髓腔缩小

【答案】B

【解析】乳牙髓腔从相对比例较恒牙者大，年轻恒牙髓腔比老年者大，表现为髓室大、髓角高、髓室角低平、髓室高大、根管粗、根尖孔大。随年龄增长，髓腔内壁牙本质沉积，使髓腔体积逐渐减小、髓角变低、髓室底变低、髓室高度变小、根管变细、根尖孔变小。所以B项错误，过于绝对，因为恒牙的体积比乳牙大。

【破题思路】乳牙髓腔从相对比例较恒牙者大，年轻恒牙髓腔比老年者大。

144. 上颌磨牙颈部横切面的描述中，错误的是
  A. 舌侧根管口大而圆　　　B. 可见3个或4个根管口
  C. 近中颊侧根管口窄而扁　　　D. 远中颊侧根管口位于近中颊侧根管口的远颊侧
  E. 有时近中颊侧根管口可分为2个

【答案】D

【解析】上颌磨牙的颈部横剖面观：舌侧根管口大而圆；远颊根管口较圆，近颊根管口较扁（可见MB2），髓室底上有3～4个根管口，排列成颊侧径长，近远中径短的三角形或四边形，近颊根管口距远颊根管口较近，远颊根管口位于近颊根管口的远中偏舌侧。

【破题思路】MB2概率：第一磨牙中为63%，第二磨牙中为30%。远颊根管颊舌双根管第一磨牙中约占9%。

（145～146题共用备选答案）
  A. 近中颊侧　　　B. 近中舌侧　　　C. 远中颊侧
  D. 远中舌侧　　　E. 第五牙尖

145. 上颌第一磨牙髓角最高处位于
146. 下颌第二磨牙髓角最高处位于

【答案】A、B

【解析】髓角为髓腔顶突向牙尖的部位，其形态与相应牙尖形态一致，根据牙尖形态高低不同，髓角的突起高低不同。上颌第一磨牙中，颊侧牙尖高于舌侧牙尖，近中牙尖高于远中牙尖，因此，髓角由高向低依次为近中颊侧髓角、近中舌侧髓角、远中颊侧髓角和远中舌侧髓角。故选A。下颌第二磨牙，舌尖高于颊尖，近中牙尖高于远中牙尖，故近中舌侧最高。

【破题思路】上颌第一磨牙的髓室似矮立方形，髓室顶上近颊髓角最高，接近牙冠中1/3。远颊髓角与远舌髓角较低，均接近牙冠颈1/3。

（147～149题共用备选答案）
  A. 管间侧支　　　B. 根管侧支　　　C. 根尖分歧
  D. 根尖分叉　　　E. 侧孔

147. 双根管型相邻根管之间的交通支称为
148. 主根管存在，根管在根尖部细小的分支称为
149. 发自根管的细小分支，与根管成垂直角度，贯穿牙本质和牙骨质通向牙周膜的结构称为

【答案】A、C、B

【解析】①管间侧支又称管间吻合或管间交通支，为发自相邻根管间的交通支，可分为1到2支，呈水平、弧形，甚或网状，多见于双根管型，根中1/3的管间侧支多于根尖1/3，出现在根颈1/3者最少，故选A；②根尖分歧为根管在根尖分出的细小分支，此时根管仍存在，多见于前磨牙和磨牙，故选C；③根管侧支又称管间侧支或管间交通支，为发自相邻根管间的细小分支，常与根管呈接近垂直的角度，贯穿牙本质和牙骨质，通向牙周膜腔。

（150～154题共用备选答案）

A. 唇舌径在牙颈部最大
B. 根管较小根管侧壁薄，仅厚1mm
C. 近远中径在𬌗面宽而近颈部窄
D. 髓室顶与髓室底相距较近
E. 牙冠向舌侧倾斜，髓室偏向颊侧

150. 下颌恒磨牙开髓部位应在𬌗面偏向颊尖处，因为
151. 上颌前牙开髓时应从舌面窝中央向牙颈方向钻入，因为
152. 上颌前磨牙开髓时要防止从近中面或远中面穿孔，因为
153. 下颌切牙根管治疗时应防止侧穿根管壁，因为
154. 下颌第一恒磨牙开髓时应防止穿通髓室底，因为

【答案】E、A、C、B、D

【解析】①下颌磨牙牙冠向舌侧倾斜，故开髓部位应在𬌗面偏向颊尖处。②上颌前牙由于唇舌径在牙颈部最大且壁薄，开髓时应从舌面窝中央，向牙颈方向钻入。③上颌前磨牙：近远中径在𬌗面宽而近颈部窄，防止从近中面或远中面穿孔。颊侧髓角较高髓室底较深，勿将暴露的髓角误认为是根管口。④下颌切牙：根管侧壁厚约1mm，防止侧穿根管壁。⑤下颌第一、第二磨牙髓室顶与髓室相距较近，开髓时应防止穿通髓室底。

【破题思路】下颌第一、第二磨牙舌侧髓角高于颊侧髓角，近中髓角高于远中髓角，下7根管横断面呈C字形。

（155～156题共用备选答案）

A. 下颌第一磨牙　　B. 下颌第二磨牙　　C. 上颌第一前磨牙
D. 上颌第二前磨牙　　E. 下颌中切牙

155. 近中根有87%为双根管的牙是
156. 牙根有60%不分叉的牙是

【答案】A、D

【解析】
（1）下颌磨牙牙根常为扁根，可分为颊舌向双根管，其概率分别是：

	近中根	远中根
下颌第一磨牙	87%	40%
下颌第二磨牙	64%	18%

（2）磨牙皆为多根牙，切牙为单根牙，故排除ABE选项。由于上颌第一前磨牙牙根为扁根，多在牙根中部或根尖1/3处分叉为颊、舌两根。

【破题思路】

	上4	下4	上5	下5
颊面	颊尖略偏远中	颊颈嵴突出	—	—
舌面	—	颊面1/2，近中舌沟	—	三尖型舌面大
邻面	近中面有近中沟	—	—	—
𬌗面	六边形，颊尖大，舌尖小，中央窝，中央沟	横嵴、近中窝小（三角形）远中窝大	中央沟浅	两尖H、U，三尖Y
牙根	根中或根尖分为两根	扁根，单根居多	单根多	单根多

（157～158题共用备选答案）

A. 18%　　　　　　　　B. 30%　　　　　　　　C. 40%

D. 60% E. 86%

157. 上颌第二磨牙近中颊根颊舌向双根管者约为
158. 下颌第一磨牙的远中根颊舌向双根管者约为

【答案】B、C

【解析】上颌第二磨牙近中颊根颊舌向双根管者约为30%。下颌第一磨牙的远中根颊舌向双根管者约为40%。

【破题思路】MB2概率：第一磨牙中为63%，第二磨牙中为30%。远颊根管颊舌双根管第一磨牙中约占9%。

颊舌根管	近中根	远中根
下颌第一磨牙	87%	40%
下颌第二磨牙	64%	18%

（158～159题共用备选答案）

A. 上颌侧切牙 B. 下颌第二前磨牙 C. 上颌尖牙
D. 上颌第一磨牙 E. 下颌第一磨牙

158. 舌窝窄而深的牙是
159. 可以有近中根，远中颊根，远中舌根的牙是

【答案】A、E

160. 患者，男，17岁，近来饮冷水时，有左上后牙一过性疼痛。检查发现：左上第一磨牙近中邻面有深龋洞，在治疗这个龋的过程中，最易出现意外穿髓的部位是

A. 近中颊侧髓角和远中颊侧髓角 B. 近中颊侧髓角和远中舌侧髓角
C. 近中颊侧髓角和近中舌侧髓角 D. 远中颊侧髓角和远中舌侧髓角
E. 以上都不是

【答案】C

【解析】髓角为髓腔顶突向牙尖的部位，其形态与相应牙尖形态一致，根据牙尖形态高低不同，髓角的突起高低不同。上颌第一磨牙中，颊侧牙尖高于舌侧牙尖，近中牙尖高于远中牙尖，因此，髓角由高向低依次为近中颊侧髓角、近中舌侧髓角、远中颊侧髓角和远中舌侧髓角。

161. 患儿，男，1岁半，口内检查发现，上下颌乳中切牙和乳侧切牙萌出，按照一般乳牙萌出顺序在其口内萌出的下一颗牙为

A. 下颌乳尖牙 B. 上颌乳尖牙 C. 下颌第一乳磨牙
D. 上颌第一乳磨牙 E. 下颌第二乳磨牙

【答案】C

【解析】在乳中切牙与乳侧切牙萌出后，应该是下颌第一乳磨牙萌出。乳牙萌出顺序为：Ⅰ、Ⅱ、Ⅳ、Ⅲ、Ⅴ。

162. 某医生拔除患者上颌中切牙和侧切牙时，发现他在同样施用旋转的方式且施力的大小和速度基本一致的情况下，侧切牙的牙根尖三分之一折断在牙槽窝内，分析其原因最有可能的是

A. 侧切牙的牙根比中切牙的牙根更易折断 B. 侧切牙牙根尖1/3常有弯曲，施用旋转力拔除时较易折断
C. 拔除侧切牙时，旋转力施用不够 D. 与拔除中切牙和侧切牙的先后顺序有关
E. 以上都不是

【答案】B

【解析】根据前牙牙根形态，上颌中切牙牙根圆直，拔除时可以用旋转力拔除，上颌侧切牙牙根可能有弯曲，不能使用旋转力拔除。

163. 上颌第一磨牙各根管口的形态是

A. 若近颊根分为颊、舌两根管口时，两根管口较扁 B. 近颊根管口较圆
C. 舌侧根管口较宽大 D. 远颊根管口较扁
E. 舌侧根管口较窄

【答案】C

【解析】近颊根管口略扁，当分为两个根管时，根管口略圆；远颊因为常常为一个根管，所以根管口较圆，而舌侧根管口较宽大，近远中径大于颊舌径。

第二单元　殆与颌位

1. 正常恒牙颌的建立重点取决于
A. 建𬌗的运动平衡　　　　　　B. 种族　　　　　　　　　　C. 遗传
D. 后天环境　　　　　　　　　E. 习惯

【答案】A

【解析】𬌗的建立过程中，不断地受到咀嚼压力和周围肌肉压力的作用。牙列正常位置和正常关系有赖于适宜的动力平衡，即作用于牙列的向前力与向后力的平衡、向内力与向外力的平衡。

【破题思路】

前后方向动力平衡	内外（颊舌）方向动力平衡	上下方向动力平衡
（1）向前的动力　咀嚼肌（咬肌、颞肌、翼内肌、翼外肌）和舌肌 （2）向后的动力　主要来自唇和颊肌，两种机制实现 ① 下颌从后向前上的运动方向 ② 牙冠略偏近中的作用力	上、下牙列内侧有舌肌的力量，外侧有唇、颊肌的力量，上述内外动力相平衡	上、下牙列密切而稳定的咬合接触关系，制约着每一牙齿的上下方向位置关系，使之保持稳定

2. 建𬌗过程中向前的动力为
A. 唇颊肌　　　　　　　　　　B. 升颌肌和舌肌　　　　　　C. 咽肌
D. 表情肌　　　　　　　　　　E. 舌骨上肌群

【答案】B

【解析】前后动力平衡中，使下颌向前的动力来自颞肌、咬肌和翼内肌等升颌肌，此外，舌肌也对牙列产生向前的动力；使下颌向内、向后的动力来自唇、颊肌。所以此题选择 B 项。

3. 患儿，3 岁半，因牙列不齐前来就诊，这一年龄阶段正常𬌗的特征有
A. 牙排列紧密无间隙，切缘，𬌗面有显著磨耗
B. 牙排列紧密无间隙，上下颌第二乳磨牙的远中面，彼此相齐
C. 牙排列不紧密前牙有间隙，上下颌第二乳磨牙的远中面彼此相齐
D. 牙排列不紧密，前牙有间隙，下颌第二乳磨牙移至上颌第二乳磨牙的牙前方
E. 牙排列由紧密到牙间隙逐渐形成

【答案】B

【解析】乳牙𬌗特征

2.5～4 岁期间的特征：
- 牙排列紧密而无明显间隙
- 切缘及𬌗面尚无显著磨耗
- 乳牙位置较正，覆𬌗较深，覆盖较小，曲线不明显
- 上、下颌第二乳磨牙的远中面彼此相齐，成一垂直平面称为齐平末端（远中𬌗）

4～6 岁期间的特征：
- 排列不紧密，前牙间隙逐渐形成
- 牙的切缘及𬌗面产生显著磨耗
- 下颌第二乳磨牙移至上颌第二乳磨牙的稍前方
- 随下颌升支发育，暂时性深覆𬌗减小

4. 4～6岁期间，上下颌第二乳磨牙的远中面的关系是
A. 下颌第二乳磨牙的远中面移至上颌第二乳磨牙的近中
B. 下颌第二乳磨牙的远中面移至上颌第二乳磨牙的远中
C. 两者关系不定
D. 上下颌第二乳磨牙的远中面彼此相齐，成一垂直平面
E. 以上都不对
【答案】A

5. 男，10岁，因前牙排列不齐，有间隙来医院检查。发现口内乳牙和恒牙都存在，对于其𬌗关系的判断，哪个不是暂时性错𬌗
A. 恒侧切牙向侧方倾斜
B. 中切牙间存在间隙
C. 上下第一恒磨牙出现偏远中关系
D. 下颌前牙位于上颌前牙的唇侧
E. 上前牙拥挤
【答案】D
【解析】替牙𬌗特征

上唇系带位置过低

中切牙间隙：待侧切牙继续萌出，间隙逐渐消失

上中切牙、侧切牙牙冠偏远中

暂时性前牙拥挤

暂时性远中𬌗

暂时性深覆𬌗

6. 不属于9岁儿童𬌗特征的是
A. 中切牙间出现间隙
B. 侧切牙长轴向近中倾
C. 前牙轻度拥挤
D. 前牙轻度深覆𬌗
E. 磨牙轻度远中𬌗
【答案】B
【解析】替牙𬌗特征：正常情况下，从6～12岁，皆属替牙𬌗。替牙𬌗期的特点常表现为暂时性错𬌗，此类错𬌗在𬌗的发育过程中常可自行调整为正常。

7. 不属于替牙期间𬌗特点的是
A. 上颌侧切牙牙根向远中倾斜
B. 前牙轻度深覆𬌗关系
C. 可能显示前牙拥挤
D. 磨牙轻度远中关系
E. 中切牙间有间隙
【答案】A
【解析】替牙期间𬌗特征包括：①暂时性错𬌗；②上中切牙间隙；③上切牙牙冠偏远中；④远中𬌗；⑤暂时性拥挤；⑥暂时性深覆𬌗。上颌侧切牙根应偏近中。

8. 一混合牙列男童，上唇系带位置过低，中切牙之间出现间隙，明显深覆𬌗。上颌中切牙、侧切牙牙冠斜向远中面。上、下颌第一磨牙为偏远中关系。临床如何处理
A. 行上唇系带整形术
B. 正畸关闭中切牙之间的缝隙
C. 正畸排齐上颌中切牙、侧切牙
D. 尽早进行正畸治疗
E. 无须处理
【答案】E
【解析】题目中说是混合牙列时期，其特点为上唇系带过低，中切牙间隙，中切牙和侧切牙牙冠偏远中，暂时性前牙拥挤，暂时性远中𬌗，暂时性深覆𬌗。

9. 乳牙期间𬌗特征不包括
A. 无明显倾斜
B. 𬌗曲线不明显
C. 平齐末端
D. 牙列拥挤
E. 覆𬌗深
【答案】D
【解析】4岁前乳牙期间𬌗特征：乳牙在牙列上位置较正，没有明显的近远中向或颊舌向倾斜，覆𬌗较深，覆盖较浅；𬌗曲线不明显；上下颌第二乳磨牙的远中面彼此相齐，成一垂直平面，称为齐平末端。4～6岁乳牙期间𬌗特征：随着颌骨渐增大，牙排列不紧密，切牙区及尖牙区出现间隙；切缘及𬌗面产生显著磨耗；上下颌第二乳磨牙的远中面不在同一个平面，下颌第二乳磨牙移至上颌第二乳磨牙近中。随着颌骨渐增大，牙排列不紧密，切牙区及尖牙区出现间隙，不会造成牙列拥挤。

10. 乳牙上前牙散在间隙称为
A. 可用间隙　　　　　　B. 灵长间隙　　　　　　C. 替牙间隙
D. 发育间隙　　　　　　E. 必须间隙
【答案】D
【解析】乳牙上前牙散在间隙成为发育间隙；上颌尖牙近中和下颌尖牙远中的间隙为灵长间隙。乳牙在颌骨上位置较正，由于4岁后颌骨发育速度明显加快，牙槽骨迅速增大，而乳牙大小仍保持原样，牙量显得明显不足，此时出现的间隙成为发育间隙。

11. 牙列拥挤最常见的原因是
A. 伸舌吞咽　　　　　　B. 咬物习惯　　　　　　C. 乳牙早失
D. 偏侧咀嚼　　　　　　E. 遗传因素
【答案】C
【解析】替牙𬌗期，恒切牙初萌时可能呈暂时性拥挤的状态，但是牙列拥挤最常见原因是乳牙早失。乳牙在替牙期作用主要为占位，如过早缺失，则继承恒牙及相邻牙齿会向缺牙侧倾斜移动，导致𬌗关系错乱，产生牙列拥挤现象。

12. 牙齿排列的描述，错误的是
A. 牙齿在牙列中都有一定的倾斜
B. 左右两侧相互对称并与面部外形协同
C. 牙弓的形态一般可分为方圆形、椭圆形及尖圆形三种
D. 上下颌的后牙都向颊侧倾斜
E. 以上都不正确
【答案】D
【解析】牙体唇（颊）舌向的倾斜规律：

上颌切牙与下颌切牙	向唇侧倾斜
上颌3、4、5、6与下颌3、6	较正
上颌7、8	向颊侧倾斜
下颌前磨牙以及下颌第二、第三磨牙	向舌侧倾斜

13. 牙体长轴在牙弓中排列的近远中倾斜情况，错误的是
A. 上颌中切牙、侧切牙、尖牙的牙冠都向近中倾斜，而且侧切牙最明显
B. 按照牙冠近中倾斜的程度排列，上颌第一前磨牙＞上颌第二前磨牙＞上颌第一磨牙
C. 上颌第二、第三磨牙的牙冠不倾斜
D. 下颌中切牙牙冠几乎不倾斜
E. 下颌第二、第三磨牙牙冠向近中倾斜
【答案】C

【破题思路】牙体近远中向的倾斜规律：
上颌顺序排列：2＞3＞1
下颌顺序排列：3＞2＞1
前磨牙在牙列中较正
磨牙顺序排列：
6＜7＜8

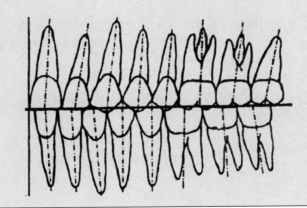

14. 对建立正常的咬合关系起重要作用，应尽量保留，避免拔除的牙是

A. 尖牙 B. 第一前磨牙 C. 第二前磨牙
D. 第一磨牙 E. 第二磨牙

【答案】D

15. Spee 曲线最低点位于

A. 下颌第二磨牙的近中颊尖 B. 下颌第一磨牙的远中颊尖 C. 下颌第一磨牙的近中颊尖
D. 下颌第二磨牙的远中颊尖 E. 下颌第二前磨牙的颊尖

【答案】B

【解析】连接下颌切牙的切缘、尖牙的牙尖、前磨牙的颊尖、磨牙的近远中颊尖构成一条相对平滑的𬌗曲线，为下颌的纵𬌗曲线，或称 Spee 曲线。纵𬌗曲线从前向后略呈凹形。前牙切缘几乎在同一平面上，自尖牙的牙尖向后经前磨牙的颊尖到第一磨牙的远中颊尖逐渐降低，再向后经过第二、三磨牙颊尖又逐渐升高。

【破题思路】		
纵𬌗曲线	下颌（Spee 曲线）	连接下颌切牙的切嵴、尖牙的牙尖以及前磨牙、磨牙的颊尖所形成的一条凹向上的曲线 该曲线在切牙段较平，自尖牙起向后则逐渐降低，于第一磨牙远颊尖处为最低点，而后第二、第三磨牙处又逐渐升高
	上颌	一条凸向下的曲线 由切牙至第一磨牙近颊尖段较平直，从第一磨牙的近颊尖至最后磨牙的远颊尖段则逐渐向上弯曲，此弯曲段曲线亦称为补偿曲线
横𬌗曲线（Wilson 曲线）	上颌	连接两侧同名磨牙的颊尖、舌尖形成一条凸向下的曲线，称横𬌗曲线
	下颌	凹向上

16. 不属于 Spee 曲线特点的是

A. 为下颌牙列的纵𬌗曲线
B. 形成一条向下凹的曲线
C. 连接下颌切牙切缘、尖牙牙尖及前磨牙、磨牙的颊尖
D. 在切牙段较平
E. 自尖牙起向后逐渐降低，到第二磨牙远中颊尖处最低

【答案】E

【解析】纵𬌗曲线又称 Spee 曲线，为连接下颌切牙切缘、尖牙牙尖、前磨牙颊尖、磨牙近、远中颊尖的连线，从前向后是一条凹向上的曲线（也可以说向下凹）。该曲线的切牙段较直，从尖牙向后经前磨牙至第一磨牙的远颊尖逐渐降低，第二、第三磨牙的颊尖又逐渐升高。

17. 横𬌗曲线由哪些牙尖的连线所构成

A. 左右两侧磨牙舌尖的连线 B. 左右两侧前磨牙的颊舌尖的连线 C. 左右两侧磨牙颊舌尖的连线
D. 左右两侧磨牙颊尖的连线 E. 左右两侧前磨牙舌尖的连线

【答案】C

【解析】横𬌗曲线为连接双侧同名磨牙颊舌尖的曲线。

18. 补偿曲线为连接上颌

A. 切牙的切缘至最后磨牙的近远中颊尖的连线 B. 切牙的切缘至第一磨牙的近中颊尖的连线
C. 后牙近远中颊尖的连线 D. 切牙的切缘至前磨牙的颊尖的近颊连线
E. 第一磨牙的远颊尖至最后磨牙的远颊尖的连线

【答案】E

【解析】它是指从第一磨牙的远颊尖至最后磨牙的远颊尖段，逐渐向上弯曲，此弯曲曲段成为补偿曲线。

19. 后退接触位形成的主要机制是

A. 颞下颌关节韧带的可让性 B. 髁状突在关节窝中的位置
C. 咬合关系 D. 升颌肌的牵张反射
E. 覆𬌗与覆盖

【答案】A

【解析】后退接触位与正中关系两者确定的方法不同，但后退接触位也是髁突在关节窝的最后退位时发生的被诱导的关系，因此一般认为与正中关系是同一位。主要是因为颞下颌关节韧带的可让性才导致髁突在关节窝可以退后，因此选 A。

20. 在正中𬌗位时，只与一个牙相对的牙是
    A. 上颌中切牙和下颌第三磨牙　　B. 上颌中切牙和下颌中切牙　　C. 上颌第三磨牙和下颌第三磨牙
    D. 上颌第三磨牙和下颌中切牙　　E. 下颌中切牙和下颌第三磨牙

【答案】D

【解析】在正中𬌗位时，只与一个牙相对的牙是上颌第三磨牙和下颌中切牙。正中𬌗位时，一牙对两牙牙尖交错接触，只上颌第三磨牙和下颌中切牙例外，下颌中切牙只与上颌中切牙相对，上颌第三磨牙只与下颌第三磨牙相对。

【破题思路】ICO 正常标志

中线对正	上下牙列的中线对正，并与上唇系带和人中一致
一牙对二牙	除下 1 和上 8（最后磨牙）外，全牙列最广泛、密切的接触
上下尖牙接触关系	上 3 牙尖顶对下 3 的远中唇斜面及唇侧远中缘
第一磨牙接触关系	上 6 近颊尖对下 6 的颊面沟

只和邻牙近中面接触的是中切牙。
只和邻牙远中面接触的是第三磨牙。

21. 覆盖的定义是
    A. 正中𬌗时，上下前牙发生重叠的关系
    B. 正中𬌗时，上颌牙盖过下颌牙唇、颊面的水平距离
    C. 前伸𬌗位时下前牙缘超过上前牙切缘的水平距离
    D. 正中𬌗时，上颌牙盖过下颌牙唇、颊面的垂直距离
    E. 下颌前伸时，上下前牙切缘相对时下颌运动的距离

【答案】B

【解析】覆盖：指牙尖交错𬌗时上颌牙盖过下颌牙的水平距离。
覆𬌗：指牙尖交错𬌗时上颌牙盖过下颌牙唇、颊面的垂直距离。

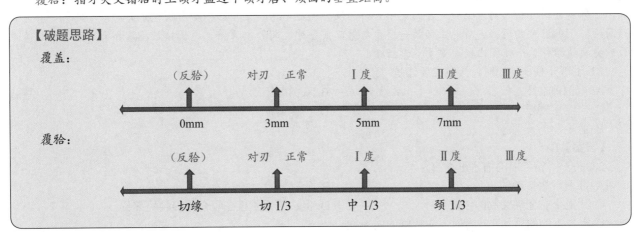

22. 前牙覆𬌗，正常的是
    A. 上前牙盖过下前牙的唇面小于 1/2　　B. 上前牙盖过下前牙的唇面小于 2/3
    C. 上前牙不能完全盖过下前牙唇面　　　D. 上前牙与下前牙的切缘相对
    E. 上前牙盖过下前牙的唇面在切缘 1/3 以内

【答案】E

23. 正常覆盖时，上颌切牙切缘到下颌切牙唇面的距离是
    A. 3mm 以内　　　　　B. 4mm 左右　　　　　C. 5mm 左右
    D. 6mm 左右　　　　　E. 7mm 以上

【答案】A

24. 覆盖是指
A. 牙尖交错𬌗时，上颌牙盖过下颌牙唇/颊面的垂直距离
B. 牙尖交错𬌗时，上颌牙盖过下颌牙唇/颊面的水平距离
C. 牙尖交错𬌗时，上颌前牙盖过下颌前牙唇面的垂直距离
D. 牙尖交错𬌗时，上颌前牙盖过下颌前牙唇面的水平距离
E. 牙尖交错𬌗时，上颌前牙盖过下颌前牙切端之间的距离
【答案】B

25. 远中错𬌗是
A. 上颌第一恒磨牙的近中颊尖咬合在下颌第一恒磨牙颊沟的远中
B. 上颌第一恒磨牙的近中颊尖正对着下颌第一恒磨牙的颊沟
C. 上颌第一恒磨牙的近中颊尖咬合在下颌第一恒磨牙颊沟的近中
D. 下颌第一恒磨牙的近中颊尖正对着上颌第一恒磨牙的颊沟
E. 下颌第一恒磨牙的近中颊尖咬合在上颌第一恒磨牙颊沟的远中
【答案】C
【解析】

中性𬌗	上6的近中颊尖正对着下6的颊沟，上6的近中舌尖则接触在下6的中央窝内
远中错𬌗：安氏Ⅱ类	上6的近中颊尖咬合在下6的颊沟的近中
近中错𬌗：安氏Ⅲ类	上6的近中颊尖咬合在下6颊沟的远中

26. 牙尖交错𬌗时，上下牙对位关系的主要指标是
A. 上颌第一磨牙近中颊尖与下颌同名牙的颊沟对位
B. 上颌第一磨牙近中颊尖与下颌同名牙的远中颊沟对位
C. 下颌第一磨牙近中舌尖与上颌同名牙的舌沟对位
D. 下颌第一磨牙近中颊尖与下颌同名牙的颊沟对位
E. 上颌第一磨牙远中颊尖与下颌同名牙的颊沟对位
【答案】A
【解析】牙尖交错𬌗是指上、下颌牙牙尖交错，达到最广泛、最紧密接触时的一种咬合关系。临床上常以尖牙接触关系和第一磨牙接触关系为标志。正常时上颌尖牙的牙尖顶对着下颌尖牙的远中唇斜面及唇侧远中缘，下颌尖牙的牙尖顶对着上颌尖牙的近中舌斜面及舌侧近中缘；上颌第一磨牙的近颊尖对着下颌第一磨牙的颊面沟，下颌磨牙的近颊尖对着上颌第一磨牙与第二前磨牙之间的楔状隙。尖牙接触关系和第一磨牙接触关系为牙尖交错𬌗作为个体间比较的重要参考指标。

27. 生理牙列前伸𬌗时，接触的牙体是
A. 双侧前磨牙　　　　　　　　B. 双侧磨牙
C. 一侧前磨牙　　　　　　　　D. 一侧磨牙
E. 前牙
【答案】E

28. 关于"𬌗"面的描述正确的为
A. 牙冠发生接触的一面　　　　B. 牙冠有咀嚼接触的一面
C. 牙冠上有牙尖突起的部位　　D. 上、下颌牙齿在咬合时接触的部位
E. 上、下颌的后牙在咬合时发生接触的面
【答案】E
【解析】𬌗面是指上、下颌的后牙在咬合时发生接触的面，起到磨碎食物的作用。

29. 自然牙列正常侧向咬合状态正确的是
A. 工作侧牙接触，非工作侧牙也接触　　B. 工作侧牙接触，非工作侧牙不接触
C. 非工作侧牙接触有利于牙周支持组织　　D. 工作侧牙不接触，非工作侧牙全接触
E. 非工作侧牙接触使工作侧牙接触更稳定
【答案】B
【解析】在正常的自然牙列，侧方咬合时，工作侧牙列接触，非工作侧牙列不接触；如果非工作侧也接触

可能造成咬合干扰。

30. 一自然牙列个体前伸咬合，前牙接触后牙双侧均有一点接触。侧方咬合工作侧接触，非工作侧无接触牙尖错位时，上前牙切缘距下前牙唇面3mm；下前牙切缘咬合于上前牙舌面切1/3，下颌后退接触位时髁突位于下颌窝最后位置。此为
 A. 前伸咬合异常 B. 侧方咬合异常
 C. 覆盖异常 D. 覆殆异常
 E. 后退接触位异常
【答案】A
【解析】自然前伸的时候正常是没有阻挡的，后牙应该不接触。

31. 男，30岁，在做常规口腔检查时发现，患者牙尖交错位与后退接触位是同一位置，在作侧方运动时，非工作侧均无接触，但在作左侧方运动时，左侧上下颌尖牙保持接触；在作右侧方运动时，右侧上下颌的尖牙、前磨牙和磨牙都有接触，这种情况可描述为下列哪一种情形
 A. 左侧是尖牙保护殆，右侧也是尖牙保护殆
 B. 左侧是尖牙保护殆，右侧是组牙功能殆
 C. 左侧是尖牙保护殆，右侧既是尖牙保护殆，又是组牙功能殆
 D. 两侧都是组牙功能殆
 E. 以上都不是
【答案】B
【解析】组牙功能殆是指工作侧的上下尖牙和一对或一对以上的后牙保持同时接触，或者工作侧上下后牙均保持接触；非工作侧上下颌后牙不接触。尖牙保护殆是在侧方咬合运动时，以尖牙作支撑，对其他牙齿起到保护作用，工作侧后牙不接触。

【破题思路】自然牙列		
前伸殆		切缘相对，后牙无接触或轻接触
侧方殆	尖牙保护殆	工作侧上下尖牙牙尖相接触，对侧牙不接触
	组牙功能殆	工作侧上下一组牙相接触，对侧牙不接触

32. 尖牙保护殆的殆型特点是
 A. 侧方殆运动时，工作侧只有尖牙形成接触
 B. 侧方殆运动时，工作侧只有尖牙脱离接触
 C. 侧方殆运动时，非工作侧只有尖牙脱离接触
 D. 侧方殆运动时，非工作侧只有尖牙形成接触
 E. 非正中殆时，双侧尖牙形成均匀接触
【答案】A

33. 尖牙保护殆与组牙功能殆两种殆型的主要区别在于
 A. 正中殆时的殆接触状态 B. 正中关系殆时的殆接触状态
 C. 前伸殆运动时的殆接触状态 D. 侧方殆运动时工作侧殆接触状态
 E. 侧方殆运动时非工作侧的殆接触状态
【答案】D

34. 在尖牙保护殆时尖牙的作用是
 A. 尖牙能抵御较大的咀嚼力 B. 尖牙萌出最晚
 C. 尖牙在恒牙列中存留到最后 D. 尖牙的位置适中
 E. 尖牙是一个不太重要的牙
【答案】A
【解析】尖牙保护殆是指在侧方咬合运动时，以尖牙作支撑，对其他牙齿起到保护作用。尖牙作支撑的有利条件是：①尖牙具有适合作为制导的舌面窝，可导致殆力趋于轴向；②根长且粗大、支持力强；③尖牙位居牙弓前部，在咀嚼时构成Ⅲ类杠杆，能抵御较大的咀嚼力；④牙周韧带感受器丰富，对刺激敏感，能及时作出调整反应。

【破题思路】

自然牙列	前伸殆	
	侧方殆	尖牙保护殆
		组牙功能殆
全口义齿	平衡殆	前伸殆平衡：前牙接触，后牙轻接触
		侧方殆平衡：工作侧接触，非工作侧也接触

35. 食物的切割是如何实现的
A. 牙齿所有殆面接触　　　　B. 后牙颊尖接触　　　　C. 前牙对刃咬合
D. 前牙切咬运动　　　　　　E. 前牙正中咬合

【答案】D

【解析】切割功能主要通过下颌前伸咬合实现。开始时，下颌从牙尖交错位或姿势位向下前方伸出，继则上升，使上下前牙咬住食物，用力切割。在穿透食物后，下切牙的切缘顺沿上切牙舌面的方向回到牙尖交错位。下颌由切牙对刃位滑到牙尖交错位的运动（由对刃殆滑到牙尖交错殆，是发挥功能的阶段）。

【破题思路】前牙切咬运动殆运循环：准备阶段为下颌前伸到对刃殆；功能阶段为下颌从对刃殆滑到牙尖交错殆，完成一次前牙切咬运动。

36. 正常邻面突度的生理意义不包括
A. 保护牙龈组织　　　　　　B. 分散咀嚼压力　　　　C. 利于食物排溢
D. 便于舌的运动　　　　　　E. 利于牙齿的稳固

【答案】D

【解析】牙冠邻面（近中面或远中面）为凸面，各牙冠借助邻面突度形成良好接触，具有以下生理意义：
① 防止食物嵌塞，防止龈乳头受压萎缩及牙槽骨吸收降低。
② 保持牙弓的稳定性，相互支持依靠，便于分散殆力。
③ 保持牙面清洁：因为有邻面接触关系，食物很容易从接触区四周排溢，食物摩擦牙面，防止龋齿及龈炎的发生。

37. 一位全口义齿患者，在调殆时发现，下颌前伸至上下颌前牙切缘相对时，左右侧上下颌第二磨牙有接触，左右侧下颌第一磨牙与上颌第二前磨牙也有接触，可以描述为
A. 前伸殆三点接触殆平衡　　B. 前伸殆多点接触殆平衡　　C. 前伸殆完善接触殆平衡
D. 前伸殆不平衡殆　　　　　E. 以上都不是

【答案】B

【解析】前伸平衡殆是指下颌由正中殆依切导向前、向下运动至前牙切缘相对时，后牙保持殆接触关系。依后牙间接触数目的多少，分为三点接触、多点接触与完善接触殆平衡。而多点接触殆平衡是指下颌向前运动到上下前牙切缘相对接触的过程中，上下颌牙列两侧后牙区保持着多于一对牙齿的接触关系。

【破题思路】平衡殆分类

正中平衡殆	下颌在正中颌位时，上下颌后牙间最广泛最均匀的点线面接触，前牙间轻轻接触或不接触	
前伸平衡殆	三点接触：下颌向前运动到上、下前牙切缘相对接触的过程中，上、下牙列两侧后牙区的第二或第三磨牙间保持接触关系	
	多点接触：下颌向前运动到上、下前牙切缘相对接触的过程中，上、下颌牙列两侧后牙区保持着多于一对牙齿的接触关系	
	完善：下颌向前运动到上、下前牙切缘相对接触的过程中，上、下颌牙列各个相对牙齿均保持着接触关系	

	续表
侧方平衡𬌗	三点接触：下颌在侧方运动过程中，上、下颌牙齿在工作侧（咀嚼侧）相对各牙的牙尖工作斜面均保持接触，在非工作侧仅有个别磨牙保持接触
	多点接触：下颌在侧方运动过程中，上、下颌牙齿在工作侧相对各牙的牙尖工作斜面均保持接触，而在非工作侧有多数后牙保持接触
	完善：下颌在侧方运动过程中，上、下颌牙齿在工作侧相对各牙的牙尖工作斜面均保持接触，非工作侧相对各牙牙尖的斜面也均保持接触

38. 眶耳平面的解剖标志是
A. 由眼眶上缘到外耳道上缘构成的平面
B. 由眼眶下缘到外耳道上缘构成的平面
C. 由眼眶下缘到外耳道下缘构成的平面
D. 由眼眶下缘到耳屏上缘构成的平面
E. 由眼眶上缘到耳屏上缘构成的平面

【答案】B

【解析】眶耳平面是连接双侧眼眶下缘最低点和外耳道上缘的一个假想面，此平面为描述上下牙列、下颌骨以及咬合关系相对于上颌乃至颅面其他结构的位置情况和运动关系的基本参考平面。眶耳平面在放射投照检查中具有重要的定位参考意义。

39. 有关切道斜度的描述错误的是
A. 与覆𬌗成正变关系
B. 与覆𬌗成反变关系
C. 与覆盖成反变关系
D. 大小与覆𬌗有关
E. 大小与覆盖有关

【答案】B

【解析】切道是指在咀嚼过程中，下颌前伸到上下颌切牙切缘相对后，在返回正中𬌗位的过程中，下颌前牙切缘所运行的轨道。切道斜度与覆𬌗覆盖有关，一般与覆盖成反变关系、与覆𬌗呈正变关系。

40. 3种可重复的基本颌位是
A. 牙尖交错位，正中关系，肌位
B. 牙尖交错位，正中关系，息止颌位
C. 牙尖交错位，正中关系，后退接触位
D. 牙尖交错位，牙位，肌位
E. 后退接触位，牙位，息止颌位

【答案】E

【解析】有重复性，又有临床应用意义的3个位置包括：牙尖交错位、下颌姿势位及下颌后退位。正中时下颌骨的位置称正中位，也称牙位；正中关系亦称下颌后退位，指下颌不偏左、不偏右，适居正中，髁状突处于关节窝的后位，在适当的垂直距离时，下颌骨对上颌骨的位置关系，它是一个稳定而可重复性的位置，是一个功能性的后退边缘；息止颌位亦称下颌姿势位，当口腔在不咀嚼、不吞咽、不说话的时候，下颌处于休息状态，上下颌牙弓自然分开，从后向前保持着一个楔形间隙，称之为息止间隙，一般为1～4mm，在此下颌所处的位置称为息止颌位。

41. 铰链运动开始的位置是
A. 牙尖交错位
B. 后退接触位
C. 下颌姿势位
D. 前伸位
E. 肌接触位

【答案】B

【解析】髁状突在正中关系位时，又称为铰链位，下颌依此为轴可作18～25mm转动（切点测量），为铰链开闭口运动。在正中关系范围内，尽管下颌可以做一定范围的铰链开闭口运动，髁突只在原位只有转动无滑动。后退接触位则是指下颌处在正中关系时（髁状突在正中关系位），下牙列与上牙列有咬合接触的颌位。因此铰链运动起始于后退接触位。

【破题思路】

后退接触位（RCP）		从ICP下颌可以向后移动约1mm，此时前牙不接触，只有后牙牙尖斜面部分接触，髁突位于关节窝中的功能最后位置，下颌的这个位置称为后退接触位（RCP）
正中关系：稳定而可重复性	指下颌不偏左、不偏右，适居正中，髁突位于关节窝的最上、最前位，在适当的垂直距离时，下颌骨对上颌骨的位置关系	髁突在正中关系位时，又称为铰链位，下颌依此为轴可做18～25mm转动（切点测量），为铰链开闭口运动，称为正中关系范围。在此范围内，上下牙齿发生接触（一般在磨牙区），称为正中关系，亦称后退接触位

42. 自然闭口时牙尖斜面引导下颌进入
   A. 牙尖交错位　　　　　　　　B. 前伸𬌗位　　　　　　　　C. 侧𬌗位
   D. 后退位　　　　　　　　　　E. 平衡𬌗位
   【答案】A
   【解析】牙尖交错𬌗时下颌骨的位置称牙尖交错位，也称牙位。下颌姿势位通过肌肉主动收缩上提下颌达到初始的𬌗接触时，下颌的位置为肌接触位（肌位）。正常咬合是肌位与牙位一致。牙尖交错位也是由牙所决定的下颌向上运动的边缘位，当牙位与肌位一致时，双侧嚼肌、颞肌、翼内肌收缩，下颌由牙间斜面引导到达这一位置。

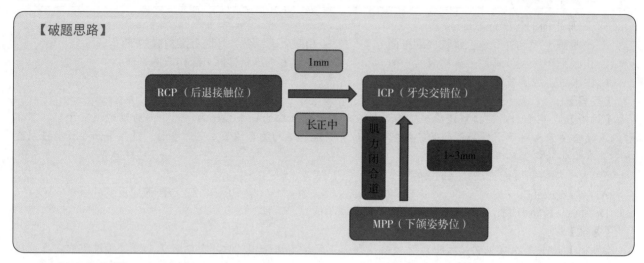

43. 长正中是指
   A. 后退位与牙尖交错位之间的距离
   B. 下颌姿势位与牙尖交错位之间的距离
   C. 下颌姿势位至牙尖交错位的距离 1～3mm，双侧后牙均匀对称接触，无偏斜
   D. 后退接触位至牙尖交错位的距离 1mm，直向前滑动，基本无偏斜
   E. 下颌习惯闭合位和牙尖交错位之间的距离
   【答案】D
   【解析】由后退接触位能自如地直向前滑动到牙尖交错位称为长正中。如有偏斜不超过 0.5mm，其滑动距离多在 0.5～1.0mm。

44. "长正中"所指的滑动距离为
   A. 由下颌后退接触位自如滑到牙尖交错位　　　B. 由牙尖交错位向前滑到下颌后退接触位
   C. 由下颌后退接触位向前滑到牙尖交错位　　　D. 由牙尖交错位自如地直向前滑动到下颌后退接触位
   E. 由下颌后退接触位自如地直向前滑动到牙尖交错位
   【答案】E
   【解析】从后退接触位，下颌向前上移动 1mm 左右到达牙尖交错位，这两个颌位的关系主要为水平向的关系。在此移动的过程中下颌无偏斜或偏斜小于 0.5mm，双侧后牙均匀对称接触，无单侧的咬合性接触，通常将此时的上下颌颌位关系称为"长正中"。

45. 上下颌骨处于正中关系时，下颌可以做可开闭运动的范围是
   A. 15～18mm　　　　　　　　B. 18～20mm　　　　　　　　C. 18～25mm
   D. 25～30mm　　　　　　　　E. 30～35mm
   【答案】C
   【解析】髁突在正中关系位时，又称为铰链位，下颌依此为轴可作 18～25mm 转动（切点测量），为铰链开闭口运动，称为正中关系范围。

46. 患者，40 岁，在口腔检查时，被要求做以下动作：下颌自然闭合到与上颌牙齿接触，并紧咬牙，检查发现，此时他口内的所有牙都保持接触，磨耗面对𬌗良好，此时，这个患者下颌所处的位置是
   A. 正中位　　　　　　　　　　B. 正中关系　　　　　　　　C. 牙尖交错位
   D. 正中关系位　　　　　　　　E. 以上都不是
   【答案】C

【解析】题干里形容的是上、下颌牙牙尖相互交错咬合，达到最广泛、最紧密的接触关系，为牙尖交错𬌗，下颌所处位置为牙尖交错位。当口腔颌面部形态两侧对称、上下牙列排列正常，牙尖交错𬌗时下颌的位置相对于颅骨处于正中，这时牙尖交错位又称作正中𬌗位。

【破题思路】	
牙尖交错位（牙位）	上、下颌牙牙尖交错，达到最广泛、最紧密的接触关系。肌力闭合道的终点
后退接触位（正中关系𬌗、关节位）	从牙尖交错位下颌可以向后移动约1mm，此时，前牙不接触，只有后牙牙尖斜面部分接触，髁突在下颌窝的位置是下颌的生理性最后位
下颌姿势位（息止颌位）	头直立位，口腔在不咀嚼、不吞咽、不说话的时候，下颌处于休息状态，上、下颌牙弓自然分开，从后向前保持着一个楔形间隙，称为息止𬌗间隙，也称为自由间隙，为1～3mm。此时下颌所处的位置，称为下颌姿势位

47. 无咬合关系的颌位是
A. 正中𬌗位　　　　　　B. 下颌息止颌位　　　　　　C. 正中关系𬌗位
D. 肌接触位　　　　　　E. 下颌后退接触位
【答案】B
【解析】下颌息止位是下颌处于完全休息时的静止状态，上下牙列自然分开，上下颌牙齿𬌗面之间保持一定的间隙，此间隙由前向后逐渐变小，称为息止𬌗间隙。此间隙前牙一般为2～4mm。息止𬌗间隙靠咀嚼肌的平衡张力维持，与有无牙齿没有关系。

48. 息止颌位的描述，错误的是
A. 息止颌位并不是一个稳定的位置
B. 当口腔不咀嚼、不吞咽、不说话时，上、下牙列（牙弓）自然分开，下颌所处的位置
C. 升颌肌处于休息状态
D. 息止𬌗间隙一般为1～4mm
E. 生理意义是牙齿可避免非咀嚼性磨损
【答案】C

49. 男，40岁，在试戴金属冠时，反映戴上右侧后牙冠时，双侧后牙同时咬合时下颌有偏移，去除冠后无上述情况发生。临床检查发现：右侧上颌第一磨牙金属冠的颊尖舌斜面有咬合滑动印迹。导致患者下颌咬合问题发生的颌位为
A. 后退接触位　　　　　B. 正中关系位　　　　　　C. 下颌姿势位
D. 牙位　　　　　　　　E. 肌位
【答案】D
【解析】牙尖交错位也称为牙位，是以牙尖交错𬌗为前提。在具有正常牙尖交错𬌗的个体双侧后牙咬合时双侧提颌肌活动对称和有力，稳定地咬合在牙尖交错𬌗。当牙尖交错𬌗异常，如早接触，咬合干扰点使牙尖交错位咬合时下颌偏向一侧，这时两侧咀嚼肌活动不一致。

50. 肌位属于
A. MCP　　　　　　　　B. ICP　　　　　　　　　　C. RCP
D. MPP　　　　　　　　E. CRP
【答案】A
【解析】MCP→肌位，ICP→牙尖交错位，RCP→后退接触位，MPP→下颌姿势位，CRP→正中关系位。

51. 牙尖交错位正常时下列表述正确的是
A. 咀嚼肌处于松弛状态　　　B. 部分后牙颊尖接触
C. 关节韧带处于紧张状态　　D. 上、下颌牙处于最广泛、最紧密接触
E. 髁突位于下颌窝的最后位置
【答案】D

52. 后退接触位形成时主要机制是
A. 颞下颌关节韧带的可让性　　B. 髁状突在关节窝中的位置　　C. 咬合关系
D. 升颌肌的牵张反射　　　　　E. 覆𬌗与覆盖
【答案】A

53. 没有咬合关系的颌位是
   A. 正中𬌗位   B. 下颌姿势位   C. 正中关系
   D. 肌位   E. 下颌后退接触位

【答案】B

【解析】正中𬌗位：天然牙最广泛的𬌗接触位；正中关系：无或有牙𬌗，正中、后退、非紧张的上下颌位；肌位：即肌接触位，下颌由姿势位轻轻闭合至上下颌牙最初接触时的位置（轻咬位）；下颌后退接触位：从牙尖交错位开始，下颌还可以向下移动少许（1mm左右），从该位置开始，下颌可以作侧向运动。以上四种牙位均有咬合关系。下颌姿势位即息止颌位指人直立或端坐，两眼平视前方，不咀嚼、不吞咽、不说话，下颌处于休息状态，上下牙不接触时，下颌所处的位置。强调：下颌姿势位，牙与牙不接触，没有咬合。

54. 有关正中关系的定义中，说法错误的是
   A. 下颌适居正中   B. 髁突处于关节窝的后位   C. 在适当的垂直距离下
   D. 它的最后位是下颌后退接触位 E. 是一个功能性的下颌位

【答案】E

【解析】正中关系是指下颌不偏左、不偏右，适居正中（A正确），髁突处于关节窝的后位（B正确），在适当的垂直距离时，下颌骨对上颌骨的位置关系（C正确）。髁突在关节窝的后位时，髁突对上颌的位置称为正中关系位。它是一个稳定而可重复性的位置，是一个功能性的后退边缘位，如果迫使下颌再向后退，则会由于附着在下颌骨上的肌肉受拉，髁突后方的软组织受压而感到不适。在此范围内，上下牙齿发生接触（一般在磨牙区），称为正中关系，亦称后退接触位（D正确）。正中关系是牙尖交错位的参考位、功能位、诊断位。

（55～56题共用备选答案）
   A. 下颌静止时，上下颌骨间的相对关系   B. 下颌静止时，上下颌牙的接触
   C. 下颌静止时，上下颌牙弓𬌗面最广泛的接触   D. 下颌在运动时，上下颌骨间相对关系的变化
   E. 下颌在运动时，上下颌牙的接触

55. 咬合

56. 𬌗

【答案】E、B

【解析】咬合是用来描述下颌运动中上下颌牙的接触关系。在一些情况下咬合与𬌗可以通用，但是问及咬合与𬌗的不同之处时应该清楚两者间的区别。𬌗用来描述下颌静止时，上下颌牙的接触。下颌静止时，上下颌牙弓𬌗面最广泛的接触称为牙尖交错𬌗。下颌在运动时，上下颌骨间相对关系属于颌位的范畴，例如牙尖交错位、下颌姿势位等、前伸颌位等。

（57～59题共用备选答案）
   A. 牙排列不紧密，前牙有间隙，并出现灵长类间隙
   B. 完全的乳牙建成
   C. 牙排列紧密无间隙，切缘、𬌗面磨耗显著
   D. 牙排列紧密无间隙，上下颌第二乳磨牙的远中面彼此平齐
   E. 有矢状曲线但无横曲线

57. 2.5岁

58. 2.5～4岁

59. 4～6岁

【答案】B、D、A。

【解析】①2.5岁时完全的乳牙建成。②2.5～4岁时牙排列紧密无间隙，上下颌第二乳磨牙的远中面彼此平齐。③4～6岁时牙排列不紧密，前牙有间隙，在上颌乳尖牙的近中、下颌乳尖牙的远中的间隙即灵长类间隙。

（60～62题共用备选答案）
   A. 前牙区出现间隙，前牙切缘和磨牙𬌗面磨耗明显
   B. 前牙区出现间隙，前牙切缘和磨牙𬌗面无明显磨耗
   C. 最后磨牙远中面平齐
   D. 磨牙呈中性𬌗关系
   E. 浅覆𬌗，深覆盖

60. 2.5～4岁儿童，𬌗的特征有

61. 4～6岁儿童，𬌗的特征有

62. 正常恒牙𬌗的特征有

【答案】C、A、D

【解析】2.5~4岁期间殆的特征：牙排列紧密无明显间隙；切缘及殆面尚无明显磨耗，乳牙位置较正，没有明显的近远中向或唇（颊）舌向倾斜；覆殆较深，覆盖较小，殆曲线不明显；上、下颌第二乳磨牙的远中面彼此相齐，成一垂直平面。4~6岁期间殆的特征：牙排列不紧密，前牙间隙逐渐形成；牙的切缘及殆面产生显著消耗；下颌第二乳磨牙移至上颌第二乳磨牙的稍前方；随下颌升支发育，暂时性深覆殆减小。正常恒牙殆的特征是磨牙呈中性殆关系。

（63~65题共用备选答案）

A. 纵殆曲线　　　　　　　　B. 横殆曲线　　　　　　　　C. Spee 曲线
D. 补偿曲线　　　　　　　　E. 殆曲线

63. 表示牙列殆面形态特征的曲线
64. 连接下颌切牙的切缘、尖牙的牙尖、前磨牙颊尖及磨牙近远中颊尖的连线
65. 连接上颌切牙的切缘、尖牙的牙尖、前磨牙颊尖及磨牙近远中颊尖的连线

【答案】E、C、A

【解析】见15题。

（66~67题共用备选答案）

A. 咬合曲线　　　　　　　　B. 反横殆曲线　　　　　　　C. Spee 曲线
D. 补偿曲线　　　　　　　　E. 横殆曲线

66. 临床检查时，发现患者上颌功能尖磨平。连接该患者同名磨牙颊舌尖所构成的曲线称
67. 连接下颌尖牙牙尖及前磨牙、磨牙颊尖所构成的曲线称

【答案】E、C

【解析】横殆曲线指连接双侧同名磨牙颊舌尖所形成的曲线，上颌为凸向下的曲线，下颌为凹向上的曲线。Spee 曲线为连接下颌切牙的切缘、尖牙的牙尖、前磨牙以及磨牙颊尖所构成的曲线。

（68~72题共用备选答案）

A. 15°　　　　　　　　　　B. 60°　　　　　　　　　　C. 70°
D. 80°　　　　　　　　　　E. 140°

68. 鼻翼耳平线与眶耳平面的交角约为
69. 上颌中切牙的长轴与眶耳平面的唇向交角约为
70. 上颌中切牙的长轴与下颌中切牙的长轴的交角约为
71. 上颌中切牙的唇面线与眶耳平面的交角约为
72. 上颌牙槽突与水平面构成的交角约为

【答案】A、C、E、D、B

（73~74题共用备选答案）

A. 中性殆　　　　　　　　　B. 远中殆　　　　　　　　　C. 近中殆
D. 正中殆　　　　　　　　　E. 前伸殆

73. 正中殆时，上颌第一磨牙近中颊尖咬在下颌第一磨牙颊沟的近中为
74. 正中殆时，上颌第一磨牙近中颊尖咬在下颌第一磨牙颊沟的远中为

【答案】B、C

【解析】正中殆位是上颌第一磨牙近中颊尖咬在下颌第一磨牙颊沟，下颌前伸到前牙切对切时是前伸殆，当上颌第一磨牙近中颊尖咬在下颌第一磨牙颊沟的近中时，为远中殆关系；当正中时，上颌第一磨牙近中颊尖咬在下颌第一磨牙颊沟的远中时，为近中殆关系。

【破题思路】	
中性殆	上6的近中颊尖正对着下6的颊沟，上6的近中舌尖则接触在下6的中央窝内
远中错殆：安氏Ⅱ类	上6的近中颊尖咬合在下6的颊沟的近中
近中错殆：安氏Ⅲ类	上6的近中颊尖咬合在下6颊沟的远中

（75~76题共用备选答案）

A. 下颌第一磨牙的中央窝　　　　　　　　B. 下颌第一磨牙与第二前磨牙之间的（侧）楔状隙
C. 下颌第一磨牙的颊面沟　　　　　　　　D. 上颌第一磨牙的中央窝
E. 上颌第一磨牙与第二前磨牙之间的（侧）楔状隙

75. ICO 时上颌第一磨牙的近颊尖接触
76. ICO 时下颌第一磨牙的近颊尖接触

【答案】C、E

【解析】ICO 是指上下颌牙牙尖交错，达到最广泛、最紧密接触时的一种咬合关系。ICO 时上颌第一磨牙的近颊尖接触下颌第一磨牙的颊面沟，下颌第一磨牙的近颊尖接触上颌第一磨牙与第二前磨牙之间的侧面楔状隙。

(77～81题共用备选答案)

A. 牙尖交错位　　　　　　　B. 后退接触位　　　　　　　C. 下颌姿势位
D. 前伸颌位　　　　　　　　E. 侧方颌位

77. 牙位是指哪一个颌位
78. 哪个颌位是下颌的主要功能位
79. 下颌的铰链运动是从哪个颌位开始
80. 息止𬌗间隙出现在哪个颌位
81. 在哪个颌位，髁突位于下颌窝中的最后位置

【答案】A、A、B、C、B

【解析】牙尖交错𬌗所确定的就是牙尖交错位，又称为牙位；咀嚼、言语、吞咽等功能活动，均与牙尖交错位关系密切，是下颌的主要功能位；后退接触位时，下颌可以作侧向运动；下颌姿势位时，上下牙均无接触，上下颌牙之间从前向后有一楔形间隙，称为息止𬌗间隙；后退接触位时，髁突位于其下颌窝中的最后位置。

(82～84题共用备选答案)

A. 方圆型　　　　　　　　　B. 卵圆型　　　　　　　　　C. 尖圆型
D. 椭圆型　　　　　　　　　E. 混合型

82. 切牙连线略为平直，从尖牙的远中才转向后端，这种牙列形态是
83. 从上颌侧切牙的切端即明显转向后端，这种牙列形态是
84. 从上颌侧切牙的远中逐渐转向后端，使前牙所连成的牙列较圆，这种牙列形态是

【答案】A、C、D

【解析】方圆型：上、下牙列中四个切牙连线略为平直，弓形牙列从尖牙的远中才转向后端。尖圆型：从上颌侧切牙的切端即明显转向后端，弓形牙列的前牙段向前突出非常明显。椭圆型：介于方圆型和尖圆型之间，弓形牙列从上颌侧切牙的远中逐渐转向后端，使前牙所联成的牙列较圆突。

85. 根据建𬌗的前后向动力平衡，如果牙齿缺失，位于缺牙远中的邻牙因近中支持丧失，在向前的推动力作用下将

A. 向近中移动或倾斜　　　　B. 向远中移动或倾斜　　　　C. 向唇侧移动或倾斜
D. 向舌侧移动或倾斜　　　　E. 以上均正确

【答案】A

【解析】向后的力主要加在上、下颌前牙，通过邻面接触点而传至整个牙弓，又通过牙尖斜面在上、下牙之间相互传递。如果牙齿缺失，位于缺牙远中的邻牙因近中支持丧失，在向前的推动力作用下将向近中移动或倾斜，而位于缺牙近中的邻牙也会因缺少远中支持，在𬌗力的作用下向远中移动或倾斜。

86. 下列哪一项是正常的面部结构的关系

A. 当下颌位于姿势位时，上颌切牙切缘在上唇下缘下约 1mm
B. 当下颌位于姿势位时，上颌切牙切缘在上唇下缘下约 2mm
C. 当下颌位于姿势位时，上颌切牙切缘在上唇下缘下约 3mm
D. 当下颌位于姿势位时，下颌侧切牙切缘在上唇下缘下约 1mm
E. 当下颌位于姿势位时，下颌侧切牙切缘在上唇下缘下约 2mm

【答案】A

【解析】唇齿关系：当下颌位于姿势位时，上颌切牙切缘在上唇下缘下约 1mm，下颌前牙与下唇上缘平齐。唇部丰满适度，唇能自然闭合，口角对着上颌尖牙的远中部分或第一前磨牙的近中部分。

87. 不属于息止颌位的前提条件的是

A. 不咀嚼　　　　　　　　　B. 不吞咽　　　　　　　　　C. 不说话
D. 下颌处于休息状态　　　　E. 上下颌牙弓处于闭合状态

【答案】E

【解析】当头直立位，口腔在不咀嚼、不吞咽、不说话的时候，下颌处于休息状态，上下颌牙弓自然分开，从后向前保持着一个楔形间隙，称为息止𬌗间隙，也称为自由间隙，约为 1～3mm。

第三单元 口腔颌面颈部解剖

1. 位于上颌骨的是
A. 锥突
B. 髁突
C. 翼突
D. 颞突
E. 额突

【答案】E
【解析】上颌骨分为上颌骨体及四突。四突包括：额突、颧突、腭突、牙槽突；锥突属腭骨、髁突属下颌骨、翼突属蝶骨、颞突属颧骨。

【破题思路】

额突	与额骨、鼻骨和泪骨相接
颧突	与颧骨相连，向下与上颌第一磨牙连接形成颧牙槽嵴
腭突	两侧腭突相连形成腭中缝；腭突下面参与硬腭的前3/4
牙槽突	两侧牙槽突相连形成牙槽骨弓

2. 与上颌骨没有直接接触的是
A. 额骨
B. 颧骨
C. 腭骨
D. 鼻骨
E. 颞骨

【答案】E
【解析】上颌骨在4个突起中，额突、颧突和腭突，各自和同名的骨块相联结；故上颌骨与额骨、颧骨、腭骨均有直接接触。鼻骨位于颜面中央，左右上颌骨额突之间；故鼻骨亦与上颌骨直接接触。只有颞骨与上颌骨不连接。

3. 位于上颌骨体的是
A. 切牙孔
B. 腭大孔
C. 破裂孔
D. 眶下孔
E. 眶上孔

【答案】D
【解析】切牙孔位于上颌骨腭突；腭大孔是由上颌牙槽突与腭骨水平部共同构成；破裂孔在颞骨岩部前端与枕骨底之间；眶下孔位于上颌骨体；眶上孔眶上缘内侧1/3与中1/3交界处的缺口。

4. 眶下孔通入眶下管的方向是
A. 后、下、外
B. 后、上、外
C. 后、下、内
D. 后、上、内
E. 以上都不是

【答案】B
【解析】眶下孔的方向：后、上、外通入眶下管。

【破题思路】

关于眶下孔	解剖位置	眶下缘中点下方约0.5cm处
	体表位置	鼻尖与睑外眦连线的中点
	内容物	眶下神经、眶下血管
	方向	后、上、外通入眶下管

5. 上颌骨牙槽突不包括
A. 牙槽窝
B. 牙槽嵴
C. 牙槽间隔
D. 牙根间隔
E. 牙根管

【答案】E
【解析】上颌骨牙槽突包括：牙槽骨、牙槽窝、牙槽嵴、牙槽间隔和牙根间隔。

口腔解剖生理学

【破题思路】

牙槽突名词解释	牙槽骨	上下颌骨包绕牙根周围的突起部分
	牙槽窝	为牙槽突容纳牙根的部分，牙槽窝的形态、大小、数目和深度与所容纳的牙根相适应
	牙槽嵴	牙槽窝的游离缘
	牙槽间隔	两牙之间的牙槽骨
	牙根间隔	多根牙各牙根之间的牙槽骨

6. 离上颌窦底壁最近的牙根是
   A. 上颌第二前磨牙　　　　　　B. 上颌第一前磨牙
   C. 上颌第一磨牙　　　　　　　D. 上颌第二磨牙
   E. 上颌第三磨牙
   【答案】C
   【解析】上颌窦位于上颌骨内，上颌窦的底壁由前向后盖过上颌第二前磨牙到上颌第三磨牙的根尖，与上述牙根尖之间隔以较薄的骨质，甚至无骨质而仅覆以黏膜。其中以上颌第一磨牙根尖距上颌窦底壁最近，上颌第二磨牙次之，第二前磨牙、第三磨牙再次之。

7. 进行眶下孔阻滞麻醉的神经是
   A. 眶神经　　　　　　　　　　B. 眶上神经
   C. 眶下神经　　　　　　　　　D. 上牙槽后神经
   E. 以上都不是
   【答案】C
   【解析】眶下神经阻滞麻醉又称眶下孔或眶下管注射法，将麻药注入眶下孔或眶下管，以麻醉眶下神经及其分支，可麻醉上牙槽前、中神经；上牙槽后神经采用的是上颌结节注射法。

8. 尖牙窝一般位于什么牙根尖的上方
   A. 中切牙　　　　　　　　　　B. 侧切牙
   C. 尖牙　　　　　　　　　　　D. 前磨牙
   E. 磨牙
   【答案】D
   【解析】尖牙窝一般位于上颌前磨牙的根方。

【破题思路】

尖牙窝	位置	前磨牙根方（眶下孔的下方）
	意义	附着尖牙肌（提口角肌）

9. 在全身骨骼系统中，变化最显著的部分是
   A. 上颌骨的颧突　　　　　　　B. 下颌骨的髁突
   C. 上、下颌骨的牙槽突　　　　D. 腭骨的蝶突
   E. 下颌骨的喙突
   【答案】C
   【解析】牙槽突为全身骨骼系统中变化最显著的部分，其变化与牙的发育萌出、咀嚼功能和牙齿的移动有关。

10. 上牙槽后神经阻滞麻醉的重要标志是
    A. 上颌结节　　　　　　　　　B. 颧牙槽嵴
    C. 牙槽孔　　　　　　　　　　D. 尖牙窝
    E. 颏棘
    【答案】A
    【解析】上牙槽后神经阻滞麻醉又称上颌结节注射法，其中，上颌结节、颧牙槽嵴、牙槽孔都是上牙槽后神经麻醉的重要标志，但以上颌结节最为重要。

【破题思路】

关于上牙槽后神经麻醉	颧牙槽嵴	位置：上颌体后面与前面在外侧的移行处，在面部或口腔前庭可触及 意义：上牙槽后神经阻滞麻醉的重要标志（进针点）
	上颌结节	位置：翼外肌浅头的起点 意义：上牙槽后神经阻滞麻醉的重要标志（顺着上颌结节滑动）
	牙槽孔	位置：上颌结节的上方 意义：行上牙槽后神经阻滞麻醉时，麻醉药物即注入牙槽孔周围

11. 颧牙槽嵴是
A. 位于上颌骨后部
B. 起自颧突，伸向上颌第二磨牙
C. 是上牙槽后神经阻滞麻醉的重要标志
D. 为翼外肌浅头的附着点
E. 在面部或口腔前庭不易触及

【答案】C
【解析】颧牙槽嵴位于上颌体后面与前面在外侧的移行处，在面部或口腔前庭可触及；起自上颌骨颧突，伸向上颌第一磨牙；翼外肌浅头的附着点在上颌结节；颧牙槽嵴是上牙槽后神经阻滞麻醉的重要标志（进针点）。

12. 翼突支柱将咀嚼压力传导至颅底是通过
A. 蝶骨翼突，上颌牙槽突的后端
B. 上颌骨腭突，腭骨垂直部
C. 颧牙槽嵴，上颌牙槽突的后端
D. 腭骨垂直部，颧牙槽嵴
E. 蝶骨翼突，上颌骨颧突

【答案】A
【解析】上颌骨的三大支柱：①尖牙支柱：传导尖牙区的咀嚼压力，上颌尖牙区→眶内缘→额骨；②颧突支柱：传导第一磨牙区的咀嚼压力，第一磨牙区→眶外缘→额骨→颧弓→颅底；③翼突支柱：上颌牙槽突后端——蝶骨翼突。所以翼突支柱将咀嚼压力传导至颅底是通过蝶骨翼突和上颌牙槽突的后端。

13. 不属于下颌骨内侧面的解剖结构是
A. 上、下颏棘
B. 外斜线
C. 舌下腺窝
D. 下颌小舌
E. 下颌下腺窝

【答案】B

14. 在下颌骨内斜线的上方，颏棘两侧的凹陷，其结构名称是
A. 二腹肌窝
B. 舌下腺窝
C. 关节翼肌窝
D. 下颌下腺窝
E. 以上都不是

【答案】B
【解析】在下颌体的内侧面有以下结构：
① 上、下颏棘。
② 内斜线（下颌舌骨线）。
③ 舌下腺窝：位置在内斜线上方，颏嵴两侧。
④ 二腹肌窝：位置在内斜线下方中线两侧近下颌体下缘处的卵圆形凹陷。
⑤ 下颌下腺窝：位置在内斜线下方，二腹肌窝后上方。
关节翼肌窝位于下颌升支上端髁突颈部上方的小凹陷处。

【破题思路】

下颌体内侧各个结构的生理意义	上、下颏棘	近中线处两对突起	上颏棘为颏舌肌起点 下颏棘为颏舌骨肌的起点
	内斜线	下颏棘斜向后上与外斜线相应的骨嵴	下颌舌骨肌起点
	舌下腺窝	内斜线上方，颏嵴两侧	与舌下腺相邻
	二腹肌窝	内斜线下方中线两侧近下颌体下缘处的卵圆形凹陷	二腹肌前腹的起点
	下颌下腺窝	内斜线下方，二腹肌窝后上方	与下颌下腺、下颌下淋巴结相邻，面动脉通常在此下降弯曲绕过下颌体下缘

15. 同时麻醉颊神经、舌神经和下牙槽神经的穿刺部位是
A. 下颌孔　　　　　　　　B. 下颌神经沟　　　　　　　　C. 下颌舌骨沟
D. 下颌隆突　　　　　　　E. 下颌小舌
【答案】D
【解析】在下颌体内侧面的下颌隆突处，由前向后趴着三根神经：颊神经——舌神经——下牙槽神经，同时麻醉三个神经的部位在下颌隆突。

【破题思路】

同时麻醉颊神经、舌神经、下牙槽神经的部位	下颌隆突
一针三麻（颊神经、舌神经、下牙槽神经）的部位	下颌小舌稍上方（下颌神经沟附近）

16. 下颌骨较易发生骨折的薄弱部位不包括
A. 颏孔区　　　　　　　　B. 下颌孔区　　　　　　　　C. 下颌角
D. 正中联合　　　　　　　E. 髁突颈部
【答案】B
【解析】下颌骨薄弱部位包括：①正中联合；②颏孔区；③下颌角；④髁突颈部。

17. 不属于下颌骨薄弱部位的是
A. 正中联合　　　　　　　B. 下颌支喙突部　　　　　　　C. 颏孔区
D. 下颌角　　　　　　　　E. 髁突颈部
【答案】B
【解析】下颌骨的薄弱部位：①正中联合；②颏孔区；③下颌角；④髁突颈部。

【破题思路】关于下颌骨喙突上的考点：喙突是咬肌和颞肌的共同附着部位。

18. 下牙槽神经阻滞麻醉口内法注射时，针尖应在
A. 下颌孔平面　　　　　　B. 下颌孔上方约 0.5cm　　　　C. 下颌孔上方约 1.0cm
D. 下颌孔上方约 1.5cm　　E. 下颌孔上方约 2.0cm
【答案】C
【解析】为使针尖避开下颌小舌的阻挡，并接近下牙槽神经注射，针尖应在下颌孔上方约 1.0cm 处穿入。

19. 下颌管走行规律是
A. 在下颌支内，行向正下方
B. 在下颌体内，该管行向前下
C. 在下颌孔至下颌第一磨牙之间，距骨外板较内板近
D. 在下颌孔至下颌第一磨牙之间，距下颌支前缘较后缘近
E. 在下颌孔至下颌第一磨牙之间，距牙槽缘较下颌下缘为近
【答案】D
【解析】下颌骨内部结构：下颌管（下颌神经管）位于下颌骨骨松质之间的骨密质通道。
下颌管的位置：在下颌支内，该管行向前下；在下颌体内，则几乎呈水平位。下颌管从下颌孔至下颌第一磨牙的位置具有以下规律：在下颌支内，距离前缘较后缘近；在下颌体内，距离下颌下缘较牙槽缘近；距离内板较外板近。

【破题思路】

下颌管	位置	在下颌支内，该管行向前下；在下颌体内，则几乎呈水平位
		在下颌支内，距离前缘较后缘近；在下颌体内，距离下颌下缘较牙槽缘近；距离内板较外板近
	与牙的关系	距离下颌第三磨牙最近
		至下颌第二前磨牙下方分为粗细两管，细管继续前行至中线，粗管行向后上外与颏孔相连

20. 与下颌管关系密切的牙齿是
A. 下颌第一前磨牙　　　　B. 下颌第二前磨牙　　　　　　C. 下颌第一磨牙

D. 下颌第二磨牙　　　　　　　　　　E. 下颌第三磨牙
【答案】E
【解析】与下颌管关系密切的牙齿是下颌第三磨牙。

21. 以下哪个解剖结构不位于下颌骨体部外侧面
A. 外斜线　　　　　　　　B. 颏孔　　　　　　　　C. 正中联合
D. 颏棘　　　　　　　　　E. 颏结节
【答案】D
【解析】下颌骨体外侧面正中有正中联合；正中联合两旁近下颌骨下缘处，左右各有一隆起称颏结节；从颏结节经颏孔之下延向后上与下颌支前缘相连的骨嵴，称外斜线。颏棘位于下颌骨体内侧面，为颏舌肌和颏舌骨肌的起点。

【破题思路】

下颌骨外侧面结构	下颌体	正中联合；颏结节；颏孔；外斜线
	下颌升支（上端）	喙突；髁突（关节突）；下颌切迹（乙状切迹）
	下颌角	外面有咬肌粗隆

22. 不属于下颌骨内侧面的解剖结构是
A. 颏棘　　　　　　　　　B. 颏结节　　　　　　　　C. 下颌小舌
D. 下颌下腺窝　　　　　　E. 舌下腺窝
【答案】B
【解析】颏棘位于下颌骨体内侧面，上、下颏棘分别为颏舌肌和颏舌骨肌的起点；内斜线上方，颏棘两侧有舌下腺窝；内斜线下方有二腹肌窝和下颌下腺窝；下颌孔前方有锐薄的小骨片，为下颌小舌。颏结节为下颌骨外侧面的解剖结构。

23. 关于下颌支的内面结构叙述，不正确的是
A. 下颌孔的前方为下颌小舌，为蝶下颌韧带的附着处　　　B. 下颌孔的后上方有下颌神经沟
C. 下颌孔的前上方有下颌隆突　　　　　　　　　　　　　D. 下颌孔的下方有下颌舌骨沟
E. 下颌小舌的后下方骨面粗糙称为咬肌粗隆
【答案】E
【解析】下颌支内面中央稍偏后方有下颌孔；下颌孔前方有锐薄的小骨片，为下颌小舌，为蝶下颌韧带的附着处；下颌孔后上方有下颌神经沟；下颌孔前上方，有由喙突往后下及髁突前下汇合成的下颌隆突；下颌孔的下方有下颌舌骨沟。咬肌粗隆为下颌支外侧面的解剖结构。

【破题思路】

下颌孔的前方	下颌小舌，为蝶下颌韧带的附着处
下颌孔的后上方	下颌神经沟
下颌孔的前上方	下颌隆突
下颌孔的下方	下颌舌骨沟
下颌小舌的后下方	翼肌粗隆

24. 乳突是哪一骨的结构部分
A. 颞骨　　　　　　　　　B. 颧骨　　　　　　　　C. 蝶骨
D. 枕骨　　　　　　　　　E. 舌骨
【答案】A
【解析】颞骨成对，介于蝶骨、顶骨与枕骨之间，分四部：①颞鳞；②乳突；③岩部；④鼓板。

【破题思路】

蝶骨	蝶骨体、小翼、大翼（大脑面、颞面、颞下面、眶面）、翼突（外板、内板）
舌骨	舌骨体、舌骨大角（为舌骨舌肌的起始处，寻找或结扎舌动脉的标志）、舌骨小角

25. 在下颌骨内侧面，位于二腹肌窝后上方的腺窝是
    A. 卵圆窝　　　　　　　　　B. 舌下腺窝　　　　　　　　　C. 下颌下腺窝
    D. 二腹肌窝　　　　　　　　E. 以上都不是
    【答案】C

26. 关于腭骨不正确
    A. 分为水平和垂直两部分，有三个突起　　　　B. 两侧水平部的内缘在中线处相连，形成翼腭管
    C. 垂直部的上缘有蝶突和眶突　　　　　　　　D. 水平部和垂直部的连接处有锥突
    E. 腭骨左右对称，呈L形
    【答案】B
    【解析】腭骨的垂直部构成鼻腔的外侧壁，其外侧面有翼腭沟与上颌体内面和蝶骨翼突前面的沟，共同形成翼腭管。

    【破题思路】上颌窦裂孔向前下方的沟＋蝶骨翼突＋腭骨垂直部——翼腭管。

27. 在下颌隆突处注射麻醉剂可以麻醉的神经是
    A. 颊神经和下牙槽神经　　　　B. 舌神经和下牙槽神经　　　　C. 下牙槽神经
    D. 颊神经和舌神经　　　　　　E. 颊神经、舌神经和下牙槽神经
    【答案】E
    【解析】在下颌隆突处，从前向后依次排列的神经为颊神经、舌神经、下牙槽神经，在此注射麻醉剂可以同时麻醉上述三条神经。

    【破题思路】

同时麻醉颊神经、下牙槽神经、舌神经的部位	下颌隆突
一针三麻（颊神经、舌神经、下牙槽神经）的部位	下颌小舌稍上方（下颌神经沟附近）

28. 关于下颌骨外斜线的描述，错误的是
    A. 有提上唇肌、降口角肌和颈阔肌附着　　　　B. 有降下唇肌、降口角肌和颈阔肌附着
    C. 起自颏结节　　　　　　　　　　　　　　　D. 止于下颌支前缘
    E. 为一前下至后上的斜行骨嵴
    【答案】A
    【解析】在下颌骨外斜线上有降下唇肌及降口角肌附着，外斜线之下有颈阔肌附着。下颌骨外斜线为由前下至后上的斜行骨嵴，起自颏结节，经颏孔之下，止于下颌支前缘。

29. TMJ关节盘由胶原纤维和粗大的弹性纤维组成的结构是
    A. 下颌前附着　　　　　　　　B. 颞前附着　　　　　　　　　C. 颞后附着
    D. 下颌后附着　　　　　　　　E. 以上都不是
    【答案】C
    【解析】关节盘颞后附着和下颌后附着之间夹杂着含有丰富神经、血管的疏松结缔组织，颞后附着由胶原纤维和粗大的弹力纤维构成，对髁突运动具有重要影响。

    【破题思路】

关节盘附着	颞前附着	附着在关节结节前缘处	两者之间有翼外肌肌腱附着
	下颌前附着	附着于髁突前斜面前缘髁突颈部	
	颞后附着	附着于关节窝后缘骨鳞裂和岩鳞裂附近	之间夹杂着含有丰富神经、血管的疏松结缔组织
	下颌后附着	附着于髁突后斜面下缘髁突颈部	
—	颞后附着＋下颌后附着＋两者之间的神经血管＝双板区（最易穿孔）		

30. 颞下颌关节的功能区是
A. 关节结节后斜面与髁突前斜面 B. 关节结节前斜面与髁突前斜面 C. 关节窝顶与髁突前斜面
D. 关节窝顶与髁突后斜面 E. 关节结节后斜面与髁突横嵴

【答案】A

【解析】关节结节前斜面斜度较小，后斜面是功能面，是关节的负重区；下颌骨髁突呈椭圆形，前斜面小，为功能面，是关节的负重区。

31. 组成颞下颌关节的关节韧带是
A. 颞下颌韧带、茎突下颌韧带、蝶下颌韧带 B. 颞下颌韧带、茎突下颌韧带、翼下颌韧带
C. 蝶下颌韧带、茎突下颌韧带、翼下颌韧带 D. 颞下颌韧带、蝶下颌韧带、翼下颌韧带
E. 蝶下颌韧带、茎突下颌韧带、翼下颌韧带、颞下颌韧带

【答案】A

【解析】颞下颌关节韧带每侧三条，即颞下颌韧带、茎突下颌韧带和蝶下颌韧带。

【破题思路】

颞下颌韧带	起于颧弓和上颌结节，止于髁突颈部外侧和后缘	可防止髁突过度向外侧脱位
茎突下颌韧带	起于茎突，止于下颌角和下颌支后缘	可限制下颌过度前伸
蝶下颌韧带	起于蝶骨角棘，止于下颌小舌	防止张口过大，同时具有保护神经血管的作用

32. 关节盘的分区不包括
A. 后带 B. 前带 C. 中间带
D. 侧带 E. 双板区

【答案】D

【解析】关节盘位于关节窝、关节结节和髁突之间，呈椭圆形，内外径大于前后径，从前到后分为五部：①前伸部；②前带；③中间带；④后带；⑤双板区。

【破题思路】

前伸部	颞前附着+下颌前附着+翼外肌上头肌腱+关节囊的前部
前带	较厚，约2mm
中间带	最薄，最薄处1mm，无血管及神经成分，为关节的负重区，好发关节盘穿孔，破裂
后带	最厚，约3mm
双板区	分为上下两层，两层之间为疏松结缔组织，是关节盘最好发的穿孔、破裂部位

33. 关于关节韧带描述，正确的是
A. 颞下颌韧带是颞下颌关节的内侧面一对坚强的侧副韧带
B. 颞下颌韧带亦是颞下颌关节的外侧面坚强的侧副韧带
C. 防止下颌过度向前移位的韧带是蝶下颌韧带
D. 下颌主要由茎突下颌韧带悬挂
E. 颞下颌韧带主要防止关节向前方脱位

【答案】B

【解析】颞下颌韧带位于关节囊外侧，故又称外侧韧带，其作用防止髁突向外侧移位，并与下颌后退运动的关系密切；防止下颌过度向前移位的韧带是茎突下颌韧带；悬吊下颌的主要韧带是蝶下颌韧带。

34. 颞下颌关节盘的前伸部没有
A. 颞前附着 B. 下颌前附着 C. 翼外肌上头肌腱
D. 颞后附着 E. 以上都有附着

【答案】D

【解析】关节盘位于关节窝、关节结节和髁突之间，呈椭圆形，内外径大于前后径，从前到后分为五部，其中前伸部由颞前附着+下颌前附着+翼外肌上头肌腱+关节囊的前部构成。

35. 颞下颌关节的组成部分,不包括
A. 髁突
B. 颞骨关节面
C. 关节囊
D. 喙突
E. 关节韧带
【答案】D
【解析】颞下颌关节由五部分组成:颞骨关节面、下颌骨髁突、关节盘、关节囊和关节韧带。

【破题思路】

颞下颌关节	颞骨关节面		关节结节后斜面是功能面
	下颌骨髁突		髁突前斜面为功能面
	关节盘	前伸部	颞前附着+下颌前附着+翼外肌上头肌腱+关节囊的前部
		前带	较厚,约2mm
		中间带	最薄,最薄处1mm,无血管及神经成分,好发关节盘穿孔、破裂
		后带	最厚,约3mm
		双板区	关节盘中最好发穿孔、破裂的部位
	关节囊		上腔大而松、下腔小而紧
	关节韧带	颞下颌韧带	可防止髁突过度向外侧脱位
		茎突下颌韧带	可限制下颌过度前伸
		蝶下颌韧带	防止张口过大,同时具有保护神经血管的作用

36. 两侧髁突水平轴的延长线,相交于枕骨大孔前缘所成的角度,大多数为
A. 135°~155°
C. 145°~155°
B. 140°~160°
D. 145°~160°
E. 150°~165°
【答案】D
【解析】将两侧髁突水平轴的延长线的交角分为三型,其中斜型占比例最多(78.3%),此型的交角为145°~160°。

【破题思路】

斜型(78.3%)	两侧髁突水平轴的延长线相交于枕骨大孔前缘呈145°~160°
中间型(13%)	两侧髁突水平轴的延长线相交大于160°
横型(8.7%)	两侧髁突水平轴的延长线不相交

37. 颞下颌关节盘内含神经、血管较多的部分是
A. 前带
B. 后带
C. 双板区
D. 颞前附着
E. 颞后附着
【答案】C
【解析】关节盘前带和后带含有少量血管神经。

38. 关节结节的功能面是
A. 前斜面
B. 后斜面
C. 外侧斜面
D. 内侧斜面
E. 以上都是
【答案】B
【解析】颞下颌关节由5部分构成:颞骨关节面、下颌骨髁突、关节盘、关节囊、关节韧带,其中髁突前斜面和关节结节后斜面是功能面。

39. 下颌髁突的功能面是
A. 髁突顶部的横嵴
B. 髁突前斜面
C. 髁突后斜面
D. 髁突内斜面
E. 髁突外斜面
【答案】B

40. 颞下颌关节的关节盘中没有神经和血管的是
A. 前带
B. 中间带
C. 双板区
D. 后带
E. 前伸部

【答案】B
【解析】颞下颌关节的关节盘中间带无神经和血管。

41. 颞下颌关节盘最易发生穿孔和破裂的部位是
A. 前带
B. 中间带
C. 后带
D. 双板区
E. 前伸部

【答案】D
【解析】关节盘最好发的穿孔、破裂部位是双板区。

42. 下颌骨髁突的结构特点是
A. 内外径长，前后径短；前斜面大，后斜面小
B. 内外径长，前后径短；前、后斜面大小相同
C. 内外径长，前后径短；前斜面小，后斜面大
D. 内外径短，前后径长；前斜面小，后斜面大
E. 内外径短，前后径长；前、后斜面大小相同

【答案】C
【解析】下颌骨髁突，略呈椭圆形，其结构特点：内外径长，前后径短；前斜面小，是负重的功能面，后斜面大，髁突是下颌骨的主要生长中心之一，如该处在发育完成之前受到损伤或破坏，将影响下颌骨的生长发育。

【破题思路】髁突解剖特点：内外长、前后短；前斜小、后斜大。

43. 起于下颏嵴的肌肉是
A. 颏舌肌
B. 颏舌骨肌
C. 茎突舌骨肌
D. 下颌舌骨肌
E. 以上都不是

【答案】B
【解析】A 选项颏舌肌起自上颏嵴；B 选项颏舌骨肌起自下颏嵴；C 选项茎突舌骨肌起自茎突；D 选项下颌舌骨肌起自内斜线（下颌舌骨肌线）。

【破题思路】

舌骨上肌群	二腹肌	前腹	起自下颌骨二腹肌窝	止于中间腱
		中间腱	—	—
		后腹	起自颞骨乳突切迹	止于中间腱
	下颌舌骨肌		起自下颌舌骨线	止于舌骨体的前面
	颏舌骨肌		起自下颏棘	止于舌骨体上部
	茎突舌骨肌		起自茎突	止于舌骨体和舌骨大角连接处

44. 喙突上附着的肌肉为
A. 咬肌和颞肌
B. 颞肌和颊肌
C. 颊肌和咬肌
D. 翼内肌和咬肌
E. 翼外肌和咬肌

【答案】A
【解析】咬肌深层止于下颌支的上部和喙突；颞肌肌束下行聚成肌腱，经颧弓深面止于喙突。

45. 舌骨上肌群不包括
A. 翼外肌
B. 二腹肌
C. 下颌舌骨肌
D. 颏舌骨肌
E. 茎突舌骨肌

【答案】A
【解析】舌骨上肌群包括：①二腹肌；②下颌舌骨肌；③颏舌骨肌；④茎突舌骨肌。故答案选 A；翼外肌属于咀嚼肌。

46. 没有附着在舌骨体上部或下部的肌肉是
A. 下颌舌骨肌
B. 胸骨舌骨肌
C. 肩胛舌骨肌
D. 颏舌骨肌
E. 二腹肌

【答案】E

【解析】舌骨体上部有颏舌骨肌附着，下部有下颌舌骨肌、胸骨舌骨肌和肩胛舌骨肌附着。

47. 下列肌肉无降下颌的功能的是
A. 二腹肌　　　　　　　　B. 下颌舌骨肌　　　　　　　C. 颏舌骨肌
D. 肩胛舌骨肌　　　　　　E. 茎突舌骨肌

【答案】E

【解析】从大方向讲二腹肌、下颌舌骨肌、颏舌骨肌及茎突舌骨肌属于舌骨上肌群，为广义的咀嚼肌，主要作用为下降下颌骨。D选项肩胛舌骨肌为舌骨下肌群，舌骨上、下肌群同时收缩起固定舌骨的作用，所以舌骨下肌群可辅助性降下颌。所以没有降下颌作用首选茎突舌骨肌。

48. 腭骨锥突上附着的肌肉是
A. 翼内肌浅头　　　　　　B. 翼内肌深头　　　　　　　C. 翼外肌上头
D. 翼外肌下头　　　　　　E. 翼内肌浅头和深头

【答案】E

【解析】翼内肌浅头起自腭骨锥突和上颌结节，翼内肌深头起自翼外板的内面和腭骨锥突。

【破题思路】

分层	起于	止于	功能
深头	翼外板的内侧面和腭骨锥突	下颌角内侧面及翼肌粗隆	上提下颌骨
浅头	腭骨锥突和上颌结节		下颌前伸 侧方运动

49. 口颌系统中垂直肌链的作用是
A. 充当口周括约肌的作用　　B. 行使发音和吞咽功能　　　C. 稳定头颈部
D. 参与下颌运动　　　　　　E. 支持头颈部

【答案】B

【解析】垂直肌链上半部分由腭帆张肌、腭帆提肌和腭垂肌组成，下半部分由腭咽肌和腭舌肌组成。上半部分肌肉收缩可上提软腭，下半部分肌肉收缩则下降软腭。软腭的这种功能活动类似存在于咽腔中的一个活瓣，行使发音和吞咽功能。A选项是水平肌链的作用；C、D、E都是姿态肌链的作用。

【破题思路】

水平肌链	由口轮匝肌、颊肌和咽上缩肌组成	充当口括约肌	唇裂、巨舌症
垂直肌链	由腭帆张肌、腭帆提肌、腭垂肌、腭咽肌和腭舌肌组成	行使发音和吞咽功能	腭裂
姿态肌链	颞肌、咬肌和舌骨上、下肌群组成	支持和稳定头颈，参与下颌运动	斜颈

50. 男，外伤致左侧髁突完全性骨折，髁突向前内移位主要是由于同侧何肌牵引
A. 翼外肌　　　　　　　　B. 翼内肌　　　　　　　　　C. 颞肌
D. 咬肌　　　　　　　　　E. 咽上缩肌

【答案】A

【解析】翼外肌呈三角形，分上下两头，上头较小起于蝶骨大翼的颞下面和颞下嵴，下头较大，起于翼外板的外侧面。呈水平方向从前内向后外行走，止于髁突颈前方的关节翼肌窝。因此髁突完全骨折后，受翼外肌牵引，髁突向前内移位。翼内肌、咬肌、颞肌和下颌骨髁突没关系。

【破题思路】翼外肌——开口肌群

分层	起于	止于	功能
上头	蝶骨大翼的颞下面和颞下嵴	髁突颈部的关节翼肌窝、关节囊和关节盘	牵引髁突和关节盘向前、下 双侧收缩：使下颌向前、下 单侧收缩：使下颌向对侧
下头	翼外板的外侧面		

51. 以下哪一肌肉不参与软腭的构成
A. 腭帆张肌
B. 腭帆提肌
C. 咽上缩肌
D. 腭舌肌
E. 腭垂肌

【答案】C

【解析】软腭内共有5对肌肉：腭帆张肌、腭帆提肌、腭舌肌、腭咽肌和腭垂肌。

【破题思路】

软腭内的五对腭肌	腭帆张肌	紧张腭帆，开大咽鼓管
	腭帆提肌	使软腭上提，咽侧壁向
	腭舌肌（舌腭肌）	下降腭帆，紧缩咽门
	腭咽肌（咽腭肌）	上提咽喉，向前牵引腭咽弓，并使两侧腭咽弓接近
	腭垂肌（悬雍垂肌）	上提悬雍垂（腭垂）

52. 不参与下颌开颌运动的肌肉是
A. 翼外肌
B. 二腹肌
C. 翼内肌
D. 下颌舌骨肌
E. 颏舌骨肌

【答案】C

【解析】翼外肌属开口肌群，可以下降下颌骨使下颌骨向前运动，A参与开颌运动。二腹肌的功能：下颌骨被固定时，上提舌骨；舌骨被固定时，向下牵拉下颌骨，B参与开颌运动。翼内肌是闭口肌群，可以上提下颌骨，使下颌向前和侧方运动，翼内肌参与闭颌运动，故答案选C。下颌舌骨肌的功能：上提口底、上提舌骨、下降下颌骨，D参与开颌运动。颏舌骨肌的功能：下颌骨被固定，牵引舌骨向前上；舌骨被固定，牵引下颌骨向下，E参与开颌运动。

53. 翼外肌在髁突上的附着处，其结构名称是
A. 后斜面
B. 前斜面
C. 髁突外侧的粗糙面
D. 髁突内侧
E. 关节翼肌窝

【答案】E

【解析】翼外肌分上下两头，共同止于髁突颈部的关节翼肌窝、关节囊和关节盘。

【破题思路】

	分层	起于	止于	功能
翼外肌	上头	蝶骨大翼的颞下面和颞下嵴	髁突颈部的关节翼肌窝、关节囊和关节盘	下降下颌骨 使下颌骨向前运动
	下头	翼外板的外侧面		

54. 参加下颌侧方运动的咀嚼肌不包括
A. 颞肌
B. 咬肌
C. 二腹肌
D. 下颌舌骨肌
E. 颏舌骨肌

【答案】C

【解析】A选项颞肌的作用是上提下颌骨、使下颌向后运动并参与侧方运动；B选项咬肌的作用是上提下颌骨、使下颌骨微向前伸并参与侧方运动；C选项二腹肌的作用是下颌骨被固定时，上提舌骨；舌骨被固定时，向下牵拉下颌骨，不参与侧方运动；D选项下颌舌骨肌的作用是上提口底、上提舌骨、下降下颌骨；E选项颏舌骨肌的作用是下颌骨被固定，牵引舌骨向前上；舌骨被固定，牵引下颌骨向下。

【破题思路】

	咬肌	上提下颌骨、使下颌骨微向前伸并参与侧方运动
升颌肌群	颞肌	上提下颌骨、使下颌向后运动并参与侧方运动
	翼内肌	上提下颌骨、下颌前伸、侧方运动

降颌肌群	翼外肌	下降下颌骨，使下颌骨向前运动
	二腹肌	下颌骨被固定时，上提舌骨；舌骨被固定时，向下牵拉下颌骨
	下颌舌骨肌	上提口底、上提舌骨、下降下颌骨
	颏舌骨肌	下颌骨被固定，牵引舌骨向前上；舌骨被固定，牵引下颌骨向下

55. 下颌作侧方运时，同时收缩的肌肉不包括

A. 对侧的翼内肌　　　　　　　B. 对侧的翼外肌下头　　　　　　C. 同侧的咬肌
D. 对侧的咬肌　　　　　　　　E. 同侧的颞肌

【答案】D

【解析】下颌做侧方运动时收缩的肌肉包括对侧的翼内肌和翼外肌以及同侧的咬肌和颞肌，对侧的咬肌处于舒张状态。

【破题思路】	
咬肌	双侧收缩上提下颌骨并使下颌骨微向前伸 单侧收缩使下颌向收缩侧运动
颞肌	双侧收缩上提下颌骨，使下颌向后运动 单侧收缩使下颌向收缩侧运动；颞肌后部肌是翼外肌的拮抗肌
翼内肌	上提下颌骨、下颌前伸、侧方运动
翼外肌	下降下颌骨，使下颌骨向前运动 单侧收缩时下颌向对侧运动

56. 口周围肌群上组不包括

A. 降口角肌　　　　　　　　　B. 提上唇肌　　　　　　　　　C. 笑肌
D. 颧肌　　　　　　　　　　　E. 提口角肌

【答案】A

【解析】唇周围肌上组包括：笑肌、颧肌（颧大肌）、颧小肌（颧头）、提上唇肌（眶下头）、提上唇鼻翼肌（内眦头）和提口角肌。

【破题思路】	
组成	笑肌、颧肌（颧大肌）、颧小肌（颧头）、提上唇肌（眶下头）、提上唇鼻翼肌（内眦头）和提口角肌
功能	笑肌、颧肌、上唇方肌颧头牵引口角向外上 上唇方肌眶下头与内眦头牵引上唇及鼻翼向上，尖牙肌上提口角

57. 不属于咀嚼肌范畴的肌肉是

A. 咬肌　　　　　　　　　　　B. 颞肌　　　　　　　　　　　C. 茎突舌骨肌
D. 翼外肌　　　　　　　　　　E. 翼内肌

【答案】C

【解析】狭义上的咀嚼肌包括主要包括咬肌、颞肌、翼内肌和翼外肌，受三叉神经下颌支支配；茎突舌骨肌属于舌骨上肌群，属于广义上的咀嚼肌。

58. 尖牙窝上附着的肌肉是

A. 提口角肌　　　　　　　　　B. 提上唇肌　　　　　　　　　C. 提上唇鼻翼肌
D. 颧大肌　　　　　　　　　　E. 提下唇肌

【答案】A

【解析】尖牙窝上附着尖牙肌，又称提口角肌；提上唇肌附着在上颌骨的眶下缘和颧突附近；提上唇鼻翼肌附着在上颌骨额突和眶下缘；颧大肌起自颧骨的颧颞缝前；没有提下唇肌。

【破题思路】	
唇周围肌上组	笑肌、颧大肌、颧小肌、提上唇肌、提上唇鼻翼肌、提口角肌
唇周围肌下组	降口角肌、降下唇肌、颏肌

59. 使下唇靠近牙龈并前伸下唇的表情肌是
A. 降口角肌　　　　　　　　B. 降下唇肌　　　　　　　　C. 提上唇肌下头
D. 笑肌　　　　　　　　　　E. 颏肌
【答案】E
【解析】使下唇靠近牙龈并前伸下唇的表情肌是颏肌。

【破题思路】			
表情肌	唇周围肌	口轮匝肌	作用：闭唇
		唇周围肌上组	笑肌、颧大肌、颧小肌、提上唇肌、提上唇鼻翼肌、提口角肌 作用：笑肌、颧肌、上唇方肌颧头牵引口角向外上，上唇方肌眶下头与内眦头牵引上唇及鼻翼向上，尖牙肌上提口角
		唇周围肌下组	降口角肌、降下唇肌、颏肌 功能：三角肌和下唇方肌降口角与下唇，颏肌使下唇靠近牙龈并前伸下
	颊肌	颊肌唇部参与口轮匝肌构成	牵引口角向后，使颊部贴近上下牙列

60. 翼外肌下头的起点为
A. 蝶骨大翼的颞下面和颞下嵴　　　　B. 翼外板的外侧面
C. 蝶骨翼外板的颞面　　　　　　　　D. 关节翼肌窝
E. 颞窝及颞深筋膜
【答案】B
【解析】翼外肌上头起于蝶骨大翼的颞下面和颞下嵴，下头起于翼外板的外侧面。

61. 下列关于二腹肌的描述，正确的是
A. 为舌骨下肌群　　　　　　　　　　B. 为颏舌骨肌的拮抗肌
C. 前腹由二腹肌神经支配　　　　　　D. 后腹由舌下神经支配
E. 有下拉下颌骨、上提舌骨的作用
【答案】E
【解析】二腹肌、颏舌骨肌均为舌骨上肌群，拉下颌骨向下而张口，排除A、B。前腹由下颌神经的下颌舌骨肌神经支配，排除C。后腹由面神经的二腹肌支配，排除D。当下颌骨被固定时，二腹肌可上提舌骨，当舌骨被固定时，可向下牵拉下颌骨。

62. 翼内肌深头起于
A. 腭骨锥突和上颌结节　　　　　　　B. 翼外板的外侧面和上颌结节
C. 翼外板的外侧面和颞下嵴　　　　　D. 翼外板的内侧面和颞下嵴
E. 翼外板的内侧面和腭骨锥突
【答案】E
【解析】翼内肌上端有两个头，深头起于翼外板内面及腭骨锥突；浅头起于腭骨锥突及上颌结节；止于下颌角内侧面和翼肌粗隆。作用：提下颌骨向上，由下颌神经支配。

分层	起于	止于	功能
深头	翼外板的内侧面和腭骨锥突	下颌角内侧面及翼肌粗隆	上提下颌骨 下颌前伸 侧方运动
浅头	腭骨锥突和上颌结节		

63. 二腹肌中间腱附着于
A. 颞骨乳突切迹　　　　　　　B. 舌骨体下缘　　　　　　　C. 舌骨体上缘
D. 舌骨体与舌骨大角交界处　　E. 舌骨体与舌骨小角交界处
【答案】D
【解析】二腹肌有两个肌腹，以中间腱相连。前腹起自下颌骨二腹肌窝，行向后下；后腹起于颞骨乳突切迹，行向前下，二腹移行于中间腱，中间腱以坚韧的结缔组织附着于舌骨体与舌骨大角交界处。

64. 在大开口运动时，运动下颌的主要肌肉是
A. 颞肌　　　　　　　　　　　B. 翼外肌　　　　　　　　　C. 翼内肌
D. 下颌舌骨肌　　　　　　　　E. 咬肌
【答案】B
【解析】大张口时，翼外肌下头收缩牵引髁突和关节盘向前，使下颌前伸并开口，因此B正确。下颌舌骨肌虽属降颌肌群，但不是大张口时运动下颌的主要肌肉，因此D错误。颞肌、翼内肌、咬肌为提颌肌群，主要作用为闭口，因此答案A、C、E错误。

65. 狭义的咀嚼肌不包括
A. 咬肌　　　　　　　　　　　B. 颞肌　　　　　　　　　　C. 翼内肌
D. 翼外肌　　　　　　　　　　E. 舌骨上肌群
【答案】E
【解析】咀嚼肌主要包括咬肌、颞肌、翼内肌、翼外肌。广义的咀嚼肌还包括舌骨上肌群。

66. 咬肌的起始部位为
A. 颞窝　　　　　　　　　　　B. 翼外板内侧　　　　　　　C. 腭骨锥突
D. 蝶骨大翼　　　　　　　　　E. 上颌骨颧突及颧弓下缘的前2/3和颧弓深面
【答案】E
【解析】咬肌浅层起于上颌骨颧突、颧弓下缘前2/3，中层起于颧弓前2/3的深面及后1/3的下缘，深层起于颧弓深面。选E。咬肌收缩时上提下颌骨并使下颌微伸向前，且参与下颌侧方运动。

67. 口腔颌面颈部动脉来源于
A. 颈内动脉　　　　　　　　　B. 颈外动脉　　　　　　　　C. 锁骨下动脉
D. A+B　　　　　　　　　　　E. A+B+C
【答案】E
【解析】面颈部的血液供应主要来源于颈总动脉和锁骨下动脉，颈总动脉在约平甲状软骨上缘处分为颈内动脉和颈外动脉。

【破题思路】

	颈内动脉	入颅前无分支	
甲状软骨上缘	颈外动脉	舌骨大角稍下方	甲状腺上动脉
		平舌骨大角处	舌动脉
		舌骨大角稍上方	面动脉
		髁突颈部的后内方	上颌动脉
		髁突颈部平面	颞浅动脉

68. 下颌牙齿的血液供应来自
A. 舌动脉　　　　　　　　　　B. 下唇动脉　　　　　　　　C. 面动脉
D. 颞浅动脉　　　　　　　　　E. 上颌动脉
【答案】E
【解析】舌动脉主要分布于舌、舌骨上肌群、下颌下腺、舌下腺及口底黏膜等；下唇动脉供应下唇黏膜、腺体和肌肉；面动脉主要分布于舌、舌骨上肌群、下颌下腺、舌下腺及口底黏膜等；颞浅动脉主要分布于腮腺、颞下颌关节及颅顶部软组织；上颌动脉主要分布于硬脑膜、上下颌骨、牙齿、腭、鼻窦、咀嚼肌和鼻腔。

【破题思路】

颈外动脉的主要分支			
甲状腺上动脉	舌骨大角稍下方	—	分布于甲状腺、胸锁乳突肌、环甲肌、舌骨下肌群、喉内肌及相应区域皮肤
舌动脉	平舌骨大角	舌背动脉、舌深动脉、舌下动脉	分布于舌、舌骨上肌群、下颌下腺、舌下腺及口底黏膜等
面动脉	舌骨大角稍上方	下唇动脉、上唇动脉、内眦动脉、颏下动脉、腭升动脉	分布于舌骨上肌群、下颌下腺、舌下腺及口底黏膜等
上颌动脉	髁突颈部的后内方	下颌段、翼肌段、翼腭段	分布于硬脑膜、上下颌骨、牙齿、腭、鼻窦、咀嚼肌和鼻腔
颞浅动脉	下颌骨髁突颈平面发出	面横动脉、额支、顶支	分布于腮腺、颞下颌关节及颅顶部软组织

69. 下列不是颈外动脉分支的是
A. 甲状腺上动脉 B. 枕动脉 C. 舌动脉
D. 椎动脉 E. 颞浅动脉
【答案】D
【解析】颈外动脉在上行过程中发出八大分支，分别为甲状腺上动脉、舌动脉、面动脉（颌外动脉）、上颌动脉（颌内动脉）、咽升动脉、枕动脉、耳后动脉及颞浅动脉。D选项椎动脉为锁骨下动脉的分支。

【破题思路】

甲状腺上动脉	舌骨大角稍下方	
舌动脉	平舌骨大角尖处	舌深动脉、舌下动脉
面动脉（颌外动脉）	舌骨大角的稍上方	下唇动脉、上唇动脉、内眦动脉、颏下动脉、腭升动脉
上颌动脉（颌内动脉）	髁突颈部的后内方（终末分支）	下颌段、翼肌段、翼腭段（眶下动脉、腭降动脉、蝶腭动脉、上牙槽后动脉）
颞浅动脉	下颌骨髁突颈平面发出	属于终末分支

70. 唇的血供主要来自
A. 上颌动脉 B. 舌动脉 C. 面动脉
D. 颞浅动脉 E. 面横动脉
【答案】C
【解析】唇的血液供应主要来自面动脉。

71. 下列关于颈总动脉的描述，错误的是
A. 为口腔颌面部血液供应的主要来源 B. 在舌骨水平分为颈内动脉和颈外动脉
C. 右侧颈总动脉起自无名动脉 D. 左侧颈总动脉起自主动脉弓
E. 左侧颈总动脉比右侧长
【答案】B
【解析】颈总动脉是头颈部的主要动脉干，A正确；左右起始不同，右侧起自无名动脉，C正确；左侧起自主动脉弓，D正确；右侧较短，左侧较长，E正确；颈总动脉约在甲状软骨上缘分为颈内动脉和颈外动脉。

72. 颈动脉窦描述错误的是
A. 窦壁内含有特殊压力感受器 B. 是颈内动脉起始处或颈总动脉分叉处的膨大部分
C. 可感受血液中二氧化碳的含量 D. 可感受动脉压的刺激
E. 手术不慎累及颈动脉窦可引起颈动脉窦综合征
【答案】C

【解析】颈动脉窦为颈内动脉起始处或颈总动脉分叉处的膨大部分，B 正确；窦壁内含有特殊压力感受器，A 正确；可以感受动脉压和其他压力刺激，D 正确；临床上在颈总动脉分叉附近进行手术时，稍不慎累及颈动脉窦，易导致颈动脉窦综合征，E 正确。感受血液中二氧化碳的含量是颈动脉体的功能。

【破题思路】

颈总动脉分叉处两个重要结构：颈动脉窦、颈动脉体	
颈动脉窦	为颈内动脉起始处或颈总动脉分叉处的膨大部分，窦壁内含有特殊压力感受器，可以感受动脉压和其他压力刺激，临床上在颈总动脉分叉附近进行手术时，稍不慎累及颈动脉窦，易导致颈动脉窦综合征
颈动脉体	一棕色的椭圆形扁平小体，由结缔组织连于颈总动脉分叉处的后壁或其附近，属于化学感受器，能感受血液中二氧化碳的含量

73. 颈外动脉的描述，错误的是
A. 开始在颈内动脉前内侧，继而转到前外侧
B. 来源于颈总动脉
C. 颈部有一系列分支
D. 上行于腮腺的浅面，形成终支（颈浅动脉）
E. 暂时阻断颈外动脉，颞浅动脉和面动脉均无波动
【答案】D
【解析】颈外动脉自颈总动脉起始后，先在颈内动脉前内侧，继而转到前外侧，A、B 正确；经二腹肌后腹及茎突舌骨肌深面，穿腮腺实质或深面，行至下颌骨髁突颈部内后方，分为上颌动脉与颞浅动脉两终支，D 错误；颈外动脉有 8 大分支，C 正确；暂时阻断颈外动脉，颞浅动脉和面动脉均无波动，E 正确。

74. 颈部鉴别颈外动脉与颈内动脉的描述中，正确的是
A. 颈外动脉初在颈内动脉的前内侧，继而转至颈内动脉的前外侧
B. 颈外动脉无分支，颈内动脉有分支
C. 暂时阻断颈内动脉，则触不到颞浅动脉或者颌外动脉的搏动
D. 颈外动脉初在颈内动脉的后外侧，继而转至颈内动脉的后内侧
E. 颈外动脉较颈内动脉粗
【答案】A
【解析】

颈内、外动脉的鉴别	
位置	颈内动脉初在颈外动脉的后外侧，继而转至其后内侧
分支	颈内动脉——无分支，颈外动脉——一系列分支
搏动	暂时阻断颈外动脉，同时触摸颞浅动脉或面动脉，如无搏动，即可证实所阻的是颈外动脉

75. 结扎颈外动脉的部位是
A. 甲状腺上动脉起始处
B. 舌动脉起始处
C. 面动脉起始处
D. 上颌动脉起始处
E. 面横动脉起始处
【答案】B
【解析】临床上选择甲状腺上动脉起始处，行颈外动脉逆行插管区域化疗；颈外动脉结扎术一般在甲状腺上动脉和舌动脉之间进行，舌动脉在舌骨大角尖处发出，舌骨大角尖是寻找颈外动脉的标志。

76. 舌动脉在舌骨肌前缘处分为哪两条终支
A. 舌深动脉和舌背动脉
B. 颏下动脉和舌背动脉
C. 舌背动脉和舌下动脉
D. 颏动脉和舌下动脉
E. 舌下动脉和舌深动脉
【答案】E
【解析】舌动脉在舌骨舌肌前缘处分为舌下动脉和舌深动脉两终支。

【破题思路】

	甲状腺上动脉	舌骨大角稍下方	—
颈外动脉的主要分支	舌动脉	平舌骨大角处	舌深动脉、舌下动脉
	面动脉	舌骨大角稍上方	下唇动脉、上唇动脉、内眦动脉、颏下动脉、腭升动脉
	上颌动脉	髁突颈部的后内方	下颌段、翼肌段、翼腭段
	颞浅动脉	下颌骨髁突颈平面发出	面横动脉、额支、顶支

77. 供应上颌后牙的动脉为
A. 上牙槽前动脉　　　　B. 上牙槽后动脉　　　　C. 腭小动脉
D. 蝶腭动脉　　　　　　E. 腭大动脉
【答案】B
【解析】上牙槽后动脉供应上颌磨牙、前磨牙及上颌窦黏膜。

78. 颈总动脉分叉处约平于
A. 舌骨大角　　　　　　B. 环状软骨上缘　　　　C. 环状软骨下缘
D. 甲状软骨上缘　　　　E. 甲状软骨下缘
【答案】D
【解析】颈总动脉位于颈内静脉内侧，平甲状软骨上缘处分为颈内动脉和颈外动脉。颈总动脉末端和颈内动脉始部膨大处为颈动脉窦，窦壁上有压力感受器；颈总动脉分叉处的后方有颈动脉小球，是化学感受器。二者有调节血压和呼吸的作用。

79. 颈外动脉的两终支为
A. 甲状腺上动脉及舌动脉　　　B. 舌动脉及面动脉　　　C. 面动脉及上颌动脉
D. 上颌动脉及颞浅动脉　　　　E. 颞浅动脉及枕动脉
【答案】D
【解析】颈外动脉自颈总动脉起始，先在颈内动脉前内侧，再略向前弯向上行，而转向上后，经二腹肌后腹及茎突舌骨肌深面，穿腮腺实质或深面，行至下颌骨髁状突颈部内后方，分为上颌动脉和颞浅动脉两终支。

80. 颅内外静脉之间有很多交通静脉，不属于其交通静脉的是
A. 导血管　　　　　　　B. 板障静脉　　　　　　C. 脑神经及血管周围静脉网
D. 眼静脉　　　　　　　E. 上颌静脉
【答案】E
【解析】颅内外静脉之间有很多交通静脉，交通途径有：破裂孔导血管、板障静脉、脑神经及血管周围静脉网、眼静脉。上颌静脉位于翼丛后端，于下颌支后缘附近汇入下颌后静脉。

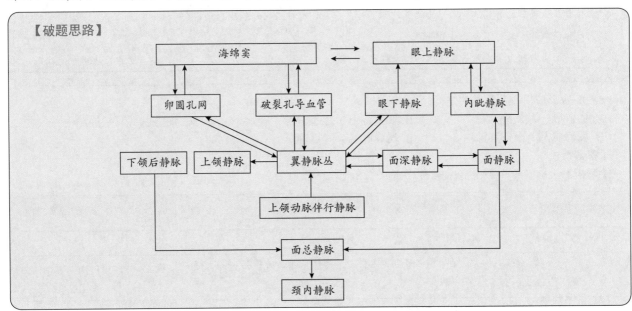

【破题思路】

81. 男，20岁，上唇及鼻根部炎症，因处理不当可使菌血栓逆流入颅面导致海绵窦化脓性血栓性静脉炎，下列其可能的逆流途径中错误的是
   A. 面前V—面深V—翼丛—卵圆孔网—海绵窦
   B. 面前V—面深V—翼丛—眼下V—眼上V—海绵窦
   C. 面前V—面深V—翼丛—破裂孔导血管—海绵窦
   D. 面前V—内眦V—眼上V—海绵窦
   E. 面前V—面深V—翼丛—颌内V—脑膜中V—海绵窦

【答案】E

【解析】翼静脉丛主要收集口腔颌面及眼部的静脉血，这些交通静脉可将该处感染扩散蔓延到海绵窦，从而引发颅内感染，交通途径有：卵圆孔网、破裂孔导血管和眼静脉。E选项中翼丛经上颌V（颌内V）汇入下颌后V，不能进入海绵窦。

82. 关于翼静脉丛的交通途径错误的描述是
   A. 经卵圆孔静脉网至海绵窦
   B. 经破裂孔导血管至海绵窦
   C. 经面横静脉至下颌后静脉
   D. 经面深静脉至面静脉
   E. 经上颌静脉至下颌后静脉

【答案】C

【解析】翼静脉丛与颅内、外静脉有广泛的交通，向后外经上颌静脉汇入下颌后静脉，向前经面深静脉通入面静脉，向上经卵圆孔静脉网和破裂孔导血管等与海绵窦交通。

83. 翼静脉丛与颅内交通的通道是
   A. 眼静脉、卵圆孔网、颈内静脉
   B. 眼静脉、破裂孔导血管、卵圆孔网
   C. 上颌静脉、破裂孔导血管、颈内静脉
   D. 颈内静脉、破裂孔导血管、卵圆孔网
   E. 眼静脉、上颌静脉、卵圆孔网

【答案】B

【解析】翼静脉丛主要收集口腔颌面及眼部的静脉血，这些交通静脉可将该处感染扩散蔓延到海绵窦，交通途径有卵圆孔网（卵圆孔静脉丛）、破裂孔导血管和眼静脉。

84. 颈内静脉
   A. 位于颈内动脉与颈总动脉背侧
   B. 在颈静脉孔处续于横窦
   C. 在锁骨后方与锁骨下静脉汇合成无名静脉
   D. 回流头面部所有的静脉血
   E. 属支多在舌骨大角附近汇入

【答案】E

【解析】颈内静脉上端起于颅底颈静脉孔处的乙状窦，颅外属支有面总静脉、舌静脉、咽静脉以及甲状腺上、中静脉等，这些属支多在舌骨大角附近汇入颈内静脉。

【破题思路】关于颈内静脉

是头面颈部血管回流的主要静脉	
颈内静脉上端起于颅底颈静脉孔处的乙状窦，颅外属支多在舌骨大角附近汇入颈内静脉	
起始位于颈内动脉的背侧，后沿颈总动脉外侧下行，并与迷走神经一起包于颈鞘内	
颈内静脉与锁骨下静脉汇合成头臂静脉	
颈内静脉的下端膨大形成颈静脉下球，膨大腔内上方有一对瓣膜，有时下方也有，这些瓣膜有防止血液逆流的作用	

85. 汇合形成下颌后静脉的是
   A. 面静脉、颞浅静脉
   B. 颞浅静脉、上颌静脉
   C. 面静脉、耳后静脉
   D. 翼静脉丛、上颌静脉
   E. 翼静脉丛、耳后静脉

【答案】B

【解析】上颌静脉+颞浅静脉=面后静脉（下颌后静脉）。

【破题思路】

面后静脉（下颌后静脉）	上颌静脉+颞浅静脉
面总静脉	面后静脉前支+面静脉（面前静脉）
颈外静脉	面后静脉后支+耳后静脉

86. 患者，35岁，在行左上颌结节麻醉时出现左颊面部血肿。其原因是
A. 注射针头污染
B. 刺破了翼静脉丛
C. 注射深度过浅，麻醉药存于黏膜下
D. 局部麻醉药中未加入肾上腺素
E. 损伤了上牙槽后神经

【答案】B

【解析】临床上进行上颌结节注射法时，禁止进针深度过深，以免刺破翼静脉丛引起患者的血肿。

87. 口腔颌面颈部的静脉错误的是
A. 分为浅静脉和深静脉两类
B. 浅静脉接受浅层组织的血液，汇入深静脉
C. 静脉血主要通过颈内静脉和颈外静脉向心脏回流
D. 静脉的行径、分布大多与动脉一致
E. 面部静脉较少，变异相对较少

【答案】E

【解析】口腔颌面颈部的静脉分浅静脉和深静脉两类。浅静脉接受口腔颌面颈部之浅层组织的血液，汇入深静脉，静脉血主要通过颈内静脉和颈外静脉向心脏回流。静脉的行径、分布大多与动脉一致，但分支多而细，变异较多，吻合更丰富，常呈现网状分布。

【破题思路】动脉之间有大量的血管吻合，静脉分支多而细，变异较多，吻合更丰富，常呈现网状分布。	
口腔颌面部浅静脉	面静脉（面前静脉） 颞浅静脉
口腔颌面部深静脉	翼丛 上颌静脉（颌内静脉） 下颌后静脉 面总静脉

88. 属于运动神经的是
A. 颊神经
B. 颞深神经
C. 耳颞神经
D. 颊神经（颊长神经）
E. 舌神经

【答案】B

【解析】A、D选项颊神经（颊长神经）是下颌神经前干中唯一的感觉神经；B选项颞深神经属于下颌神经前干中的运动神经；C选项耳颞神经和E选项的舌神经都属于下颌神经后干中的感觉神经。

89. 下颌神经分支中属于感觉神经的是
A. 咬肌神经
B. 翼外肌神经
C. 翼内肌神经
D. 颞深神经
E. 耳颞神经

【答案】E

【解析】A选项咬肌神经；B选项翼外肌神经；C选项翼内肌神经；D选项颞深神经都属于运动神经；E耳颞神经属于下颌神经后干中的感觉神经。

【破题思路】			
下颌神经 （混合神经）		脑膜支（棘孔神经）	分布于硬脑膜
		翼内肌神经	分布于翼内肌（运动神经）
	下颌神经前干	颞深神经	分布于颞肌（运动神经）
		咬肌神经	分布于咬肌（运动神经）
		翼外肌神经	分布于翼外肌上下头（运动神经）
		颊神经（颊长神经）	前干中唯一感觉神经
	下颌神经后干	耳颞神经	感觉神经
		舌神经	感觉神经
		下牙槽神经	混合神经

90. 上颌神经出颅的部位是
    A. 眶上孔   B. 卵圆孔   C. 圆孔
    D. 茎乳孔   E. 棘孔

【答案】C

【解析】A 选项眶上孔是眼神经中的眶上神经的出颅部位；B 选项卵圆孔为下颌神经出颅部位；C 选项圆孔为上颌神经出颅部位；D 选项茎乳孔为面神经出颅部位；E 选项棘孔内有脑膜中动脉通过。

【破题思路】

三叉神经	混合神经	眼神经、上颌神经、下颌神经
眼神经	感觉神经	经眶上裂出颅
上颌神经	感觉神经	经圆孔出颅——翼腭窝
下颌神经	混合性神经	经卵圆孔出颅——颞下窝
面神经	混合性神经	经茎乳孔出颅
舌咽神经	混合性神经	—
舌下神经	运动神经	经舌下神经管出颅

91. 男，25岁，左上第一磨牙残根，周围牙根无炎症，建议拔除后义齿修复。局部浸润麻醉后拔除，实际上麻醉的神经是
    A. 鼻腭神经、腭前神经、上牙槽后神经   B. 腭前神经、上牙槽前神经、上牙槽后神经
    C. 鼻腭神经、上牙槽中神经、上牙槽后神经   D. 腭前神经、上牙槽中神经、上牙槽后神经
    E. 上牙槽前神经、上牙槽中神经、上牙槽后神经

【答案】D

【解析】腭前神经支配 8-3|3-8 的腭侧黏骨膜及牙龈，上牙槽中神经支配 54|45 以及 6|6 的近中颊根、牙周膜、牙槽骨和颊侧牙龈，上牙槽后神经支配 87|78 以及 6|6 的腭根和远中颊根、牙周膜、牙槽骨和颊侧牙龈，故答案选D。

【破题思路】

上颌神经	鼻腭神经	1|1 的牙髓和 321|123 的腭侧黏骨膜和牙龈
	腭前神经	8-3|3-8 的腭侧黏骨膜及牙龈
	上牙槽后神经	87|78 以及 6|6 的腭根和远中颊根、牙周膜、牙槽骨和颊侧牙龈
	上牙槽中神经	54|45 以及 6|6 的近中颊根、牙周膜、牙槽骨和颊侧牙龈
	上牙槽前神经	321|123 的牙髓及其牙周膜、牙槽骨、唇侧牙龈
下颌神经	颊神经	8-5|5-8 颊侧牙龈、颊部皮肤黏膜
	舌神经	8-1|1-8 舌侧牙龈、口底及舌前 2/3 的黏膜、舌下腺和下颌下腺
	下牙槽神经	8-1|1-8 的牙髓及其牙周膜、牙槽骨
	颏神经	4-1|1-4 的唇颊侧牙龈及下唇黏膜、皮肤及颏部皮肤

92. 一女性患者因腮腺区外伤后就诊，临床检查发现同侧眼睑闭合不全，考虑为面神经哪一个分支受损
    A. 下颌缘支   B. 眼支   C. 上颊支
    D. 颞支   E. 颧支

【答案】E

【解析】面神经在腮腺内分 5 支：颞支、颧支、颊支、下颌缘支、颈支。没有眼支，排除 B；A 选项下颌缘支受损后患侧口角下垂和流口水；C 选项颊支受损后出现鼻唇沟变浅、鼓腮无力等；D 选项颞支受损后同侧额纹消失；E 选项颧支受损后眼睑不能闭合。

【破题思路】面神经为混合性神经，含有三种纤维：运动纤维、副交感纤维和味觉纤维；以茎乳孔为界，可将面神经分为面神经管段和颅外段。

颞支	额肌、眼轮匝肌上份、耳上肌和耳下肌	额纹消失
颧支	眼轮匝肌、颧肌和提上唇肌	眼睑不能闭合
颊支	颧肌、笑肌、提上唇肌、提口角肌、口轮匝肌	鼻唇沟变浅或消失、不能鼓腮
下颌缘支	支配降口角肌、降下唇肌笑肌	口角下垂、流口水
颈支	分布于颈阔肌	影响颈阔肌运动

93. 男，35岁。下颌下区手术时，由于切口位置平下颌骨下缘而导致面神经下颌缘支损伤，术后可能表现为
A. 额部皱纹消失　　　　　B. 眼睑闭合不全　　　　　C. 口角下垂和流口水
D. 舌前2/3感觉丧失　　　E. 伸舌时舌尖偏向患侧
【答案】C
【解析】面神经支配面部表情肌，在腮腺内分支有5支：①A选项额纹消失是颞支受损的表现；②B选项眼睑不能闭合是颧支受损的表现；③C选项口角下垂和流口水是下颌缘支受损的表现；④D选项舌前2/3的感觉由舌神经支配，不由面神经支配；⑤E选项舌头的运动由舌下神经支配，若该神经受损，可导致患侧舌肌萎缩及瘫痪，伸舌时，舌尖偏患侧。

【破题思路】

面神经管段	岩大神经——泪腺、鼻和腭黏膜的腺体	面神经颅外段	颞支——额纹消失
	镫骨肌——听力		颧支——眼睑不能闭合
			颊支——鼻唇沟变浅或消失、不能鼓腮
	鼓索——味觉、唾液腺		下颌缘支——口角下垂、流口水
			颈支——影响颈阔肌运动

94. 面神经颅外段及分支不包括
A. 颞支　　　　　　　　B. 颧支　　　　　　　　C. 颊支
D. 下颌缘支　　　　　　E. 上颌缘支
【答案】E
【解析】面神经主要分支：颞支、颧支、颊支、下颌缘支、颈支。

95. 面神经主干与乳突前缘的关系较为恒定，一般在
A. 乳突尖平面处，距皮肤2～3cm　　　　　　　B. 距乳突尖平面上方约1cm处，距皮肤3～4cm
C. 距乳突尖平面下方约1cm处，距皮肤2～3cm　D. 距乳突尖平面上方约1cm处，距皮肤2～3cm
E. 距乳突尖平面下方约1cm处，距皮肤3～4cm
【答案】D
【解析】面神经出茎乳孔的位置：成人位于乳突前缘中点或乳突尖端上方约1cm处，距皮肤2～3cm。

【破题思路】

眶下孔	位于眶下缘中点下约0.5cm处 体表投影：自鼻尖至睑外侧联合连线的中点
颏孔	下5或下4、5之间的下方，下颌体上、下缘中点微上方，距正中线2～3cm
腮腺导管的体表投影	为耳垂至鼻翼与口角之间中点连线的中1/3处
面神经出茎乳孔的位置	成人位于乳突前缘中点或乳突尖端上方约1cm处，距皮肤2～3cm

96. 拔除7⊥7的最佳麻醉方法是
A. 颊侧近中局部浸润加上颌结节麻醉，腭侧行腭大孔麻醉　　B. 颊、腭侧局部浸润

C. 颊侧行上颌结节阻滞麻醉，腭侧行局部浸润　　D. 颊侧行上颌结节阻滞麻醉，腭侧行腭大孔麻醉
E. 颊侧行眶下孔阻滞麻醉，腭侧行腭大孔麻醉

【答案】D

【解析】上颌结节阻滞麻醉（上牙槽后神经阻滞麻醉）麻醉的区域为 87|78 以及 6|6 的腭根和远中颊根、牙周膜、牙槽骨和颊侧牙龈；腭大孔麻醉（腭前神经）麻醉区域为 8-3|3-8 的腭侧黏骨膜及牙龈。

97. 不属于面神经的分支是
    A. 鼓索支　　　　　　　　　B. 颧神经　　　　　　　　　C. 下颌缘支
    D. 颈支　　　　　　　　　　E. 岩大神经

【答案】B

【解析】面神经分为管段和颅外段；管段的分支包括：岩大神经（膝状神经节）、镫骨肌、鼓索；颅外段分支包括：颞支、颧支、颊支、下颌缘支和颈支。

98. 一侧口角歪斜可能是损伤了面神经的
    A. 颧支　　　　　　　　　　B. 颞支　　　　　　　　　　C. 上颊支
    D. 下颊支　　　　　　　　　E. 下颌缘支

【答案】E

【解析】面神经支配面部表情肌，在腮腺内分支有5支：①A选项颧支受损的表现是眼睑不能闭合；②B选项颞支受损的表现是额纹消失；③C、D选项颊支受损的表现是鼻唇沟变浅，不能鼓腮；④E选项下颌缘支受损的表现是口角歪斜下垂和流口水。

99. 舌前伸运动障碍时，受损神经是
    A. 舌神经　　　　　　　　　B. 舌咽神经　　　　　　　　C. 舌下神经
    D. 舌上神经　　　　　　　　E. 舌前神经

【答案】C

【解析】支配舌头的神经有：舌神经、舌咽神经、舌下神经、迷走神经。排除D、E。其中舌前2/3的感觉由舌神经支配，味觉——鼓索味觉纤维支配，排除A；舌后1/3的感觉和味觉由舌咽神经支配，舌后1/3中部由迷走神经支配，排除B；舌的运动由舌下神经支配（腭舌肌——迷走神经咽支支配）。

100. 面神经颊支
    A. 出腮腺前缘行于咬肌筋膜深面　　　　　　B. 一般与腮腺导管平行
    C. 损伤时口角歪斜　　　　　　　　　　　　D. 来自颞面干
    E. 位于耳屏间切迹与鼻翼上缘的连线

【答案】B

【解析】面神经颊支由面颈干发出，或来自颞面、颈面两干，排除D；出腮腺前缘，行于咬肌筋膜的表面，排除A；根据和腮腺导管的关系，可分为上、下颊支，二者分别与导管平行，走行于导管上下各10mm的范围内，故答案选B；上颊支较粗，位置较恒定，体表投影约在耳屏前切迹与鼻翼下缘的连线上，排除E；颊支损伤可出现鼻唇沟变浅或消失、鼓腮无力、食物积存等症状，排除C。

101. 导致眼睑不能闭合，可能损伤的神经是
    A. 面神经颞支　　　　　　　B. 面神经颧支　　　　　　　C. 面神经下颌缘支
    D. 面神经颊支　　　　　　　E. 面神经颈支

【答案】B

【解析】面神经在腮腺内分5支：颞支、颧支、颊支、下颌缘支、颈支。A选项颞支受损后同侧额纹消失；B选项颧支受损后眼睑不能闭合；C选项下颌缘支受损后患侧口角下垂和流口水；D选项颊支受损后出现鼻唇沟变浅、鼓腮无力等；E选项颈支受损影响颈阔肌运动。

102. 分布于下颌牙及其牙周膜、牙槽骨的神经是
    A. 舌神经　　　　　　　　　B. 颊神经　　　　　　　　　C. 下牙槽神经
    D. 颏神经　　　　　　　　　E. 腭前神经

【答案】C

【解析】下牙槽神经麻醉的范围是 8-1|1-8 的牙髓及其牙周膜、牙槽骨；A舌神经麻醉的区域是 8-1|1-8 舌侧牙龈、口底及舌前2/3的黏膜、舌下腺和颌下腺；B颊神经麻醉的区域是 8-5|5-8 颊侧牙龈、颊部皮肤黏膜；D颏神经麻醉的区域是 4-1|1-4 的唇颊侧牙龈及下唇黏膜、皮肤及颏部皮肤；E腭前神经麻醉的区域是 8-3|3-8 的腭侧黏骨膜及牙龈。

103. 鼻腭神经局部麻醉的表面标志是
   A. 切牙乳头　　　　　　　B. 腭大孔　　　　　　　　C. 颏孔
   D. 腭小孔　　　　　　　　E. 以上都不是
【答案】A
【解析】腭中缝前端的黏膜隆起，称为切牙乳头，其深面为切牙孔，鼻腭神经、血管经此孔穿出；腭大孔是腭前神经麻醉的表面标志；颏孔是颏神经麻醉的表面标志；腭小孔是腭小神经麻醉的表面标志。

【破题思路】

神经	表面标志
鼻腭神经	切牙乳头
腭前神经	腭大孔
上牙槽前、中神经	眶下孔
上牙槽后神经	上颌第二磨牙远中前庭沟
颊、舌、下牙槽神经	颊脂垫尖
颏神经	颏孔

104. 下颌神经的分支不包括
   A. 蝶腭神经　　　　　　　B. 颞深神经　　　　　　　C. 翼外肌神经
   D. 咬肌神经　　　　　　　E. 颊神经
【答案】A
【解析】下颌神经的分支包括：脑膜支（棘孔神经）、翼内肌神经、颞深神经、咬肌神经、翼外肌神经、颊神经、舌神经、下牙槽神经和耳颞神经。

【破题思路】

下颌神经		脑膜支	分布于硬脑膜
		翼内肌神经	分布于翼内肌（运动神经）
	前干	颞深神经	分布于颞肌（运动神经）
		咬肌神经	分布于咬肌（运动神经）
		翼外肌神经	分布于翼外肌上下头（运动神经）
		颊神经	颊神经（颊长神经）（前干中唯一感觉神经）
	后干	舌神经	（感觉神经）
		下牙槽神经	（混合神经）
		耳颞神经	（感觉神经）

105. 支配上颌窦的神经不包括
   A. 上牙槽前神经　　　　　B. 上牙槽中神经　　　　　C. 上牙槽后神经
   D. 腭中神经　　　　　　　E. 以上全包括
【答案】D
【解析】支配上颌窦的神经有：上牙槽前、中、后神经以及腭前神经，腭中神经下行出腭小孔，分布于软腭及腭扁桃体。

106. 在下颌隆突处，从前向后依次排列的神经为
   A. 舌神经、颊神经、下牙槽神经　　　　　B. 颊神经、下牙槽神经、舌神经
   C. 颊神经、舌神经、下牙槽神经　　　　　D. 下牙槽神经、颊神经、舌神经
   E. 舌神经、下牙槽神经、颊神经
【答案】C
【解析】在下颌隆突处，从前向后依次排列的神经为颊神经、舌神经、下牙槽神经。

【破题思路】同时麻醉颊神经、舌神经、下牙槽神经三个神经的注射部位在下颌隆突处。

107. 上颌神经的分支不包括
   A. 脑膜中神经　　　　　　B. 牙槽后神经　　　　　　C. 翼腭神经
   D. 颧神经　　　　　　　　E. 颞深神经
   【答案】E
   【解析】上颌神经的分支包括：脑膜中神经、颧神经、翼腭神经（鼻腭神经、腭前神经、腭中神经、腭后神经）、上牙槽后神经、上牙槽前神经、上牙槽中神经等；颞深神经属于下颌神经前干。

【破题思路】

	颅中窝段	脑膜中神经	
上颌神经	翼腭窝段	颧神经	
		翼腭神经	（鼻腭神经、腭前神经、腭中神经、腭后神经）
		上牙槽后神经	
	眶下管段	上牙槽中神经、上牙槽前神经	
	面段	—	
下颌神经		脑膜支	
		翼内肌神经	
	下颌神经前干	颞深神经、咬肌神经、翼外肌神经、颊神经	
	下颌神经后干	耳颞神经、舌神经、下牙槽神经	

108. 面神经从茎乳孔穿出处，一般在乳突前缘相当于乳突尖上方约
   A. 0.5cm　　　　　　　　B. 1cm　　　　　　　　C. 1.5cm
   D. 2cm　　　　　　　　　E. 2.5cm
   【答案】B
   【解析】面神经出茎乳孔后，在乳突尖端上方约1cm处，距皮肤表面2～3cm向前外，并稍向下经外耳道软骨和二腹肌后腹之间，在腮腺覆盖下，经茎突根部的浅面，进入腮腺，形成五组分支。

109. 舌的运动是由什么神经支配的
   A. 舌神经　　　　　　　　B. 舌下神经　　　　　　　C. 舌咽神经
   D. 面神经分支　　　　　　E. 三叉神经分支
   【答案】B

110. 患者，女，15岁，因正畸需要拔除下颌第一前磨牙，需要麻醉哪组神经
   A. 上牙槽后神经＋腭前神经　　　　　　　B. 鼻腭神经＋腭前神经
   C. 下牙槽神经＋舌神经　　　　　　　　　D. 下牙槽神经＋舌神经＋颊长神经
   E. 上牙槽神经＋上牙槽后神经＋腭前神经
   【答案】C
   【解析】拔出下颌第一前磨牙需要麻醉的神经是下牙槽神经和舌神经，颊神经麻醉的区域是下颌5～8颊侧的牙龈、黏膜和皮肤，所以不包括颊神经。

111. 面部刀砍伤患者临床检查时发现其笑时对侧口角高，考虑为哪一支面神经损伤
   A. 颧支　　　　　　　　　B. 颞支　　　　　　　　　C. 颊支
   D. 下颌缘支　　　　　　　E. 颈支
   【答案】D
   【解析】面神经支配面部表情肌，在腮腺内分支有5支：①A选项颧支受损的表现是眼睑不能闭合；②B选项颞支受损的表现是额纹消失；③C选项颊支受损的表现是鼻唇沟变浅，不能鼓腮；④D选项下颌缘支受损的表现是口角歪斜下垂和流口水；⑤E选项颈支受损影响颈阔肌的运动。

112. 患者，女性，22岁，因右上第三磨牙颊向高位阻生，要求拔除，需要麻醉的神经是同侧的
   A. 上牙槽后神经＋腭后神经　　　　　　　B. 上牙槽中神经＋上牙槽后神经＋腭前神经
   C. 上牙槽后神经＋腭前神经　　　　　　　D. 上牙槽中神经＋腭前神经
   E. 上牙槽后神经＋鼻腭神经

【答案】C

【解析】拔除上第三磨牙需要麻醉的神经是上牙槽后神经和腭前神经，上牙槽后神经支配 87|78 以及 6|6 的腭根和远中颊根、牙周膜、牙槽骨和颊侧牙龈，腭前神经支配 8-3|3-8 的腭侧黏骨膜及牙龈，禁止麻醉腭后神经，会引起患者的恶心或呕吐。

113. 患者，女性，56岁，⌐56残根要求拔除，在行左下牙槽神经及舌神经阻滞麻醉5min后，患者觉左下唇及同侧舌尖前部有麻木感，但在分离颊侧牙龈时，患者仍觉疼痛。其原因可能是

A. 患牙根尖有炎症　　B. 未麻醉颊长神经　　C. 局部麻醉药中未加入肾上腺素
D. 未麻醉颏神经　　E. 患者过度紧张

【答案】B

【解析】分离颊侧牙龈时，患者仍觉疼痛，说明颊侧牙龈没有麻醉，而颊神经支配的区域是 8-5|5-8 颊侧牙龈、颊部皮肤黏膜，颏神经支配的区域是 4-1|1-4 的唇颊侧牙龈及下唇黏膜、皮肤及颏部皮肤。

114. 一患者因左上尖牙残根需拔除，在进行了鼻腭神经及上牙槽前神经的有效麻醉后，分离腭侧牙龈时患者仍有痛感。这是因为

A. 解剖变异　　B. 患者紧张　　C. 没有麻醉同侧的腭前神经
D. 患者对疼痛敏感　　E. 分离牙龈时用力过重

【答案】C

【解析】鼻腭神经经切牙管出切牙孔，分布于上颌前牙的腭侧黏骨膜及牙龈，并且发出分支与上牙槽前神经交通，共同分布于上颌中切牙；另有分支在上颌尖牙的腭侧与腭前神经吻合。题干中已经麻醉了鼻腭神经及上牙槽前神经，但分离腭侧牙龈时患者仍有痛感，说明没有进行腭前神经的麻醉。

115. 临床行下颌下区手术时，切口应在

A. 下颌下缘下7mm　　B. 下颌下缘下10mm　　C. 下颌下缘下12mm
D. 下颌下缘下15mm　　E. 紧贴下颌下缘处

【答案】D

【解析】因面神经的下颌缘支走行于下颌下缘上12mm至下颌下缘下7mm的范围内，为避免损伤下颌缘支，切口应在下颌下缘下15mm处进行。

116. 眼睑不能闭合可能是损伤了

A. 面神经颞支　　B. 面神经颧支　　C. 面神经颊支
D. 面神经下颌缘支　　E. 面神经颈支

【答案】B

【解析】面神经颧支支配上下眼轮匝肌、颧大肌、颧小肌、提上唇肌和提上唇鼻翼肌。其中，颧大肌、颧小肌、提上唇肌和提上唇鼻翼肌还有面神经的颊支支配。面神经颞支只分布于眼轮匝肌上份。

117. 在下列神经中，不属于下颌神经前干的是

A. 颞深神经　　B. 翼内肌神经　　C. 翼外肌神经
D. 颊神经　　E. 耳颞神经

【答案】E

【解析】下颌神经前干的分支有颞深神经、翼内肌神经、翼外肌神经和颊神经。下颌神经后干的分支有耳颞神经、舌神经和下牙槽神经。

118. 面神经管段的分支有

A. 岩大神经、镫骨肌神经、鼓索　　B. 镫骨肌神经、茎突舌肌神经、耳后神经
C. 鼓膜张肌神经、腭帆张肌神经、二腹肌神经　　D. 耳后神经、茎突舌骨肌神经、二腹肌神经
E. 鼓膜张肌神经、茎突舌肌神经、腭帆张肌神经

【答案】A

【解析】面神经管段分支包括：鼓索，传导味觉冲动及支配下颌下腺和舌下腺的分泌；岩大神经，也称岩浅大神经，含副交感分泌纤维，支配泪腺、腭及鼻黏膜的腺体分泌；镫骨肌神经，支配鼓室内的镫骨肌。故选A。面神经管段的分支有岩大神经、镫骨肌神经、鼓索。

119. 以下哪一组神经属纯感觉神经

A. 眼神经、颊神经、下牙槽神经　　B. 耳颞神经、舌神经、鼓索
C. 上颌神经、迷走神经、舌咽神经　　D. 上牙槽后神经、颊神经、舌神经
E. 鼻腭神经、面神经、腭前神经

【答案】D

【解析】三叉神经中，下颌神经为混合性神经，眼神经和上颌神经为感觉神经，颊神经、舌神经属于下颌神经。下颌神经前干中颊神经是唯一的感觉神经；下颌神经后干中耳颞神经和舌神经是感觉神经，下牙槽神经为混合神经。

120. 下列哪项不属于面神经
    A. 鼓索　　　　　　　　　B. 岩大神经　　　　　　　　C. 耳颞神经
    D. 颧支　　　　　　　　　E. 颊支
【答案】C
【解析】面神经以茎乳孔为界分为面神经管段及颅外段。分支有岩大神经、镫骨肌神经、鼓索、面神经主干、颞支、颧支、颊支、下颌缘支、颈支。耳颞神经为三叉神经下颌支分支。选择C。耳颞神经分布于颞下、关节、耳廓前上部及外耳道、腮腺及颞区的皮肤，属感觉神经。

121. 一侧额纹消失可能是因为损伤了同侧面神经的
    A. 颞支　　　　　　　　　B. 颧支　　　　　　　　　　C. 颊支
    D. 下颌缘支　　　　　　　E. 颈支
【答案】A
【解析】颞支分布于额肌、眼轮匝肌上份，耳前肌和耳上肌。该支受损，临床上可出现同侧额纹消失。

122. 对口腔的描述中，正确的是
    A. 以下颌舌骨肌为底　　　　B. 经口裂通向外界　　　　　C. 向后借软腭与咽分界
    D. 固有口腔前界为唇和颊　　E. 口腔前庭的顶为腭
【答案】B
【解析】口腔前界口裂与外界相通，后经咽峡与咽相续；口腔借上、下牙弓分为前外侧部的口腔前庭和后内侧部的固有口腔；口腔的前壁为唇、侧壁为颊、顶为腭、口腔底为黏膜和肌等结构。

【破题思路】口腔前庭——牙列的唇颊侧部分。
　　　　　　固有口腔——牙列的舌侧部分。

123. 口腔前庭的表面解剖标志不包括
    A. 唇颊龈沟　　　　　　　　B. 上、下唇及颊系带　　　　C. 翼下颌韧带
    D. 腮腺导管口　　　　　　　E. 磨牙后区
【答案】C
【解析】口腔前庭的表面解剖标志包括：口腔前庭沟（唇颊龈沟）、上下唇系带、颊系带、腮腺管乳头、磨牙后区、翼下颌皱襞、颊脂垫尖。翼下颌韧带为深面解剖标志。

【破题思路】

腮腺管乳头	在平对上颌第二磨牙牙冠的颊黏膜上，有一乳头状突起，腮腺导管口开口于此
磨牙后区	由磨牙后三角和磨牙后垫组成。磨牙后三角位于下颌骨最后磨牙远中，其尖向后；磨牙后垫为覆盖于磨牙后三角表面的软组织
翼下颌皱襞	深面有翼下颌韧带
颊脂垫尖	大张口时，平时上、下颌后牙面间颊黏膜上有一个三角形隆起，称为颊垫。下牙槽神经麻醉进针点

124. 关于磨牙后垫的描述，正确的是
    A. 为磨牙区后部的软组织垫　　　　　B. 为覆盖磨牙后三角的软组织垫
    C. 为覆盖上颌第三磨牙后方的软组织垫　D. 其深面为翼下颌韧带
    E. 为覆盖磨牙后三角的脂肪垫
【答案】B
【解析】首先区分磨牙后区、磨牙后垫、磨牙后三角的概念。
　　磨牙后区由磨牙后三角和磨牙后垫组成；磨牙后三角位于下颌骨最后磨牙远中，其尖向后；磨牙后垫为覆盖于磨牙后三角表面的软组织；磨牙后垫只在下颌中存在；翼下颌皱襞的深面为翼下颌韧带；E选项磨牙后垫是一个软组织垫，不是能说是脂肪垫。

【破题思路】

磨牙后区	磨牙后三角 + 磨牙后垫
磨牙后三角	从颊舌向看，磨牙后垫颊面、舌面向前与下颌尖牙的近中面形成一个三角形
磨牙后垫	覆盖于磨牙后三角表面的软组织

125. 腭大孔的描述，错误的是
A. 位于硬腭后部，上颌第三磨牙的腭侧　　B. 在硬腭后缘的后方约 0.5cm
C. 是翼腭管的下口　　D. 相当于腭中缝至龈缘的外、中 1/3 处
E. 腭前神经和腭大血管由此孔穿出
【答案】B
【解析】腭大孔位置：上颌第三磨牙腭侧牙槽嵴顶至腭中缝连线的中点。表面标志：上颌第三磨牙腭侧牙槽嵴顶至腭中缝连线的中外 1/3 的交点上，距硬腭后缘前方约 0.5cm 处。上颌窦裂孔向前下方的沟＋蝶骨翼突＋腭骨垂直部＝翼腭管，翼腭管在口内的开口为腭大孔。位置在硬腭后缘的前方，而非硬腭后缘的后方。

【破题思路】

关于腭大孔	上颌牙槽突和腭骨水平部共同围成腭大孔	位置	上颌第三磨牙腭侧牙槽嵴顶至腭中缝连线的中点
		表面标志	上颌第三磨牙腭侧牙槽嵴顶至腭中缝连线的中外 1/3 的交点上，距硬腭后缘前方约 0.5cm 处
			腭大孔是翼腭管在口内的开口，有腭前神经通过

126. 翼下颌皱襞
A. 是上颌结节后内方与磨牙后垫后方之间的黏膜皱襞　　B. 深面有蝶下颌韧带
C. 是麻醉舌神经的标志　　D. 是麻醉上牙槽神经的标志
E. 是咽后间隙切口的标志
【答案】A
【解析】翼下颌皱襞是延伸于上颌结节后内方与磨牙后垫后方之间的黏膜皱襞；其深面为翼下颌韧带所衬托；该皱襞是下牙槽神经阻滞麻醉的参考标志；也是翼下颌间隙及咽旁间隙口内切口的有关标志。

127. 颊脂垫尖是下牙槽神经阻滞麻醉的重要标志。在张大口时，颊脂垫尖的平面相当于
A. 乙状切迹平面　　B. 下颌孔平面　　C. 外斜嵴的平面
D. 喙突的平面　　E. 下颌神经分出颊神经的平面
【答案】B
【解析】大张口时，平时上、下颌后牙面间颊黏膜上有一个三角形隆起，称为颊垫。其颊垫尖指向后方，临近翼下颌皱襞的前缘，约相当于下颌孔平面，也是下牙槽神经麻醉的重要标志。

128. 蝶骨翼突钩位于上颌第三磨牙后内侧面约是
A. 0.5～1.0cm　　B. 1.0～1.5cm　　C. 2.0～2.5cm
D. 1.5～2.0cm　　E. 以上都不是
【答案】B
【解析】蝶骨翼突钩位于上颌第三磨牙后内侧 1.0～1.5cm 左右处黏膜下。

【破题思路】

硬腭表面标志	腭中缝	硬腭中线上纵行的黏膜隆起
	切牙乳头（腭乳头）	腭中缝前端的黏膜隆起，其深面为切牙孔，鼻腭神经、血管经此孔穿出
	腭皱襞	腭的前部，向两侧略呈辐射状的软组织嵴
	腭大孔	硬腭后缘前方约 0.5cm 处，约相当于腭中缝至龈缘之外中 1/3 处
	蝶骨翼突钩	上颌第三磨牙后内侧 1.0～1.5cm 左右处黏膜下

129. 硬腭表面解剖标志不包括
   A. 切牙乳头　　　　　　C. 腭大孔　　　　　　　　B. 腭中缝
   D. 蝶骨翼突钩　　　　　E. 腭小凹
   【答案】E
   【解析】硬腭表面解剖标志有：切牙乳头、腭大孔、腭中缝、蝶骨翼突钩；腭小凹在软腭前端中线两侧的黏膜上。

130. 腭大孔位于硬腭后缘前约
   A. 0.5cm　　　　　　　B. 1.0cm　　　　　　　　C. 1.5cm
   D. 2.0cm　　　　　　　E. 2.5cm
   【答案】A
   【解析】腭大孔位于硬腭后缘前方约0.5cm处，约相当于腭中缝至龈缘之外中1/3处。

131. 寻找腭大孔的标志的牙是
   A. 上颌第一磨牙　　　　B. 上颌第二磨牙　　　　　C. 上颌第三磨牙
   D. 下颌第一磨牙　　　　E. 下颌第二磨牙
   【答案】C
   【解析】腭大孔位置：上颌第三磨牙腭侧牙槽嵴顶至腭中缝连线的中点；表面标志：上颌第三磨牙腭侧龈缘至腭中缝连线的中外1/3的交点上，距硬腭后缘约0.5cm处。

【破题思路】上颌牙槽突＋腭骨水平部围成腭大孔，孔内有腭前神经通过。

132. 下牙槽神经阻滞麻醉的主要标志为
   A. 下后牙咬合平面　　　B. 口腔前庭　　　　　　　C. 颊脂垫尖
   D. 翼下颌韧带　　　　　E. 腮腺导管开口
   【答案】C
   【解析】下牙槽神经麻醉的注射标志：患者大张口，可见磨牙后方，腭舌弓之前，有一索条样黏膜皱襞，即翼下颌皱襞。另在颊部有一由脂肪组织突起形成的三角形颊脂垫，此即为注射的重要标志。

【破题思路】若遇颊脂垫尖不明显或磨牙缺失的患者，可在大张口时，以上下颌牙槽嵴相距的中点线上与翼下颌韧带外侧3～4mm的交点处作为进针标志。

133. 翼腭间隙向下通口腔的途径结构是
   A. 蝶腭孔　　　　　　　B. 眶下裂　　　　　　　　C. 翼腭管
   D. 圆孔　　　　　　　　E. 翼上颌裂
   【答案】C
   【解析】翼腭间隙向前经眶下裂通眼眶，排除B；向内经蝶腭孔通鼻腔，排除A；向外经翼上颌裂通颞下间隙，排除E；向后经圆孔通颅腔，排除D；向下经翼腭管通口腔。

【破题思路】

境界	前界：上颌骨体；后界：蝶骨翼突；上：蝶骨大翼；内：腭骨垂直板
通向	向前经眶下裂通眼眶；向内经蝶腭孔通鼻腔；向外经翼上颌裂通颞下间隙；向后经圆孔通颅腔；向下经翼腭管通口腔
内容物	主要有上颌神经、蝶腭神经节、上颌动脉及其分支

134. 口角的正常位置约相当于
   A. 尖牙　　　　　　　　B. 尖牙和第一前磨牙之间　　C. 第一前磨牙
   D. 第一前磨牙和第二前磨牙之间　E. 第二前磨牙
   【答案】B
   【解析】口裂两端为口角，其正常位置约相当于尖牙与第一前磨牙之间。

135. 下述关于口腔前庭沟的叙述中哪项是错误的
A. 又称唇颊龈沟
B. 为口腔前庭的上、下界
C. 为唇、颊黏膜移行于牙槽黏膜的沟槽
D. 前庭沟黏膜下组织致密
E. 是口腔局麻常用的穿刺及手术切口的部位

【答案】D

【解析】口腔前庭沟又称唇颊龈沟,即口腔前庭上、下界。前庭沟呈马蹄形,为唇、颊黏膜移行于牙槽黏膜的沟槽。前庭沟黏膜下组织松软,是口腔局部麻醉常用的穿刺及有关手术切口部位。

【破题思路】前庭沟黏膜下软组织松软,是口腔局部麻醉常用的穿刺及有关手术切口部位。

136. 下列关于唇的解剖层次描述哪一项是错误的
A. 最外层为皮肤,富于毛囊,皮脂腺和汗腺
B. 皮肤下为浅筋膜,较疏松
C. 中间为肌层,主要是口轮匝肌
D. 肌层内侧紧贴黏膜
E. 黏膜上有黏液腺开口

【答案】D

【解析】唇最外层为皮肤,较厚,富于毛囊、皮脂腺和汗腺;皮肤下为浅筋膜,较疏松;中间为肌层,主要为口轮匝肌;黏膜下层内含上、下唇动脉及黏液腺;黏膜上有黏液腺开口,排出黏液、润滑黏膜。

【破题思路】唇的结构由外向内分为五层(无皮下组织注意层次)

皮肤	富于毛囊、皮脂腺和汗腺
浅筋膜	比较疏松
肌层	主要为口轮匝肌
黏膜下层	有黏液腺和上、下唇动脉
黏膜	有黏液腺开口

137. 在口底黏膜的深面,从两侧向中线排列有下列重要的解剖结构,位于最近中线的是
A. 舌下神经
B. 舌下动脉
C. 下颌下腺导管
D. 舌神经
E. 下颌下腺深部

【答案】B

【解析】口底黏膜深面从两侧向中线排列有舌下腺、下颌下腺导管、舌下神经及其伴行静脉、舌下动脉。其中,舌下动脉行于舌下腺与颏舌肌、颏舌骨肌之间,分支至舌下腺,该动脉前行于舌下区前部黏膜下与对侧同名动脉吻合,发出分支至舌系带,最近中线。临床上,舌下腺摘除及舌系带手术时应注意舌下动脉。

【破题思路】

自上而下——舌背黏膜层、舌肌、舌腹黏膜下层、舌腹黏膜

舌腹黏膜下层:
在舌腹三角区内有血管及神经走形,从外向内排列着舌深静脉、舌神经和舌深动脉

舌的肌层	舌内肌	舌上纵肌	使舌头缩短
		舌下纵肌	
		舌横肌	使舌头伸长
		舌垂直肌	使舌头变宽
	舌外肌	颏舌肌、舌骨舌肌、茎突舌肌及腭舌肌	收缩时改变舌的位置

138. 舌前2/3的边缘及外侧淋巴管一部分引流至下颌下淋巴结,另一部分引流至
A. 颏下淋巴结
B. 肩胛舌骨肌淋巴结
C. 颈深上淋巴结
D. 锁骨上窝淋巴结
E. 耳后淋巴结

【答案】C

【解析】舌前2/3的边缘或外侧淋巴管一部分引流至下颌下淋巴结，另一部分淋巴管引流至颈深上淋巴结。

139. 关于舌的描述中正确的是
A. 菌状乳头位于舌前2/3，数量最多，司味觉
B. 丝状乳头位于舌侧缘，司味觉
C. 叶状乳头位于舌背，司味觉
D. 轮廓乳头排列于界沟前方，司味觉
E. 舌扁桃体为结节状淋巴组织位于舌体部

【答案】D

【解析】丝状乳头，数目最多，司感觉；菌状乳头，数目较少，司味觉；叶状乳头，为5~8条并列皱襞，位于舌侧缘后部，在人类中多退化。

【破题思路】舌前2/3遍布乳头，包括下列4种。丝状乳头：数目最多，体积甚小，呈天鹅绒状，布于舌体表面，司一般感觉。菌状乳头：数目较少，色红，分散于丝状乳头之间而稍大，有味蕾，司味觉。叶状乳头：为5~8条并列皱襞，位于舌侧缘后部，在人类多退化。轮廓乳头：一般为7~9个，体积最大，每个乳头直径约2mm，排列于界沟前方，乳头周围有深沟环绕，沟内有味蕾，司味觉。

丝状乳头	数量多，分布于舌体上面，司一般感觉
菌状乳头	散在分布于丝状乳头之间，司味觉
轮廓乳头	一般为7~9个，排列于界沟前方，司味觉
叶状乳头	为5~8条并列皱襞，位于舌侧缘后部，司味觉

舌后1/3黏膜没有舌乳头，但有许多结节状淋巴组织，称为舌扁桃体

140. 舌后1/3黏膜无乳头，有许多结节状淋巴组织，称为
A. 舌根滤泡
B. 舌根乳头
C. 舌根淋巴结
D. 舌扁桃体
E. 腭扁桃体

【答案】D

【解析】舌后1/3黏膜无乳头，有许多结节状淋巴组织，称为舌扁桃体。

141. 属于舌下区境界的是
A. 颏舌骨肌之上
B. 口底黏膜之上
C. 下颌舌骨肌之上
D. 前界为颏结节
E. 后以舌骨体为界

【答案】C

【解析】舌下区是指下颌舌骨肌及舌骨舌肌之上，舌根之前，前及两侧为下颌体的内侧面的区域；颏舌骨肌和颏舌肌将其分为左右两半。

142. 女，48岁。主诉右颊部肿块，检查：右腮腺区可及一活动性肿块，2cm×2cm，质中，界清，无明显压痛。如果要检查腮腺导管口的情况，如何寻找其位置
A. 上颌第一磨牙牙冠相对的颊黏膜
B. 上颌第二磨牙牙冠相对的颊黏膜
C. 上颌第三磨牙牙冠相对的颊黏膜
D. 上颌第一前磨牙牙冠相对的颊黏膜
E. 上颌第二前磨牙牙冠相对的颊黏膜

【答案】B

【解析】在平对上颌第二磨牙牙冠的颊黏膜上，有一乳头状突起，腮腺导管口开口于此。

【破题思路】		
腮腺导管乳头开口位置	最初	上颌第一乳磨牙相对的颊黏膜处
	3~4岁	上颌第二乳磨牙相对的颊黏膜处
	12岁	上颌第一恒磨牙相对的颊黏膜处
	成人	上颌第二恒磨牙相对的颊黏膜处

143. 男，68岁。舌根部恶性肿瘤，手术时需要清除的淋巴结应该是
A. 颏下淋巴结　　　　　　B. 下颌下淋巴结　　　　　　C. 咽淋巴结
D. 颈深下淋巴结　　　　　E. 颈深上淋巴结

【答案】E

【解析】舌的淋巴管极为丰富：①舌尖淋巴管大部分至颏下淋巴结，另一部分至肩胛舌骨肌淋巴结；②舌前2/3的边缘或外侧淋巴结回流至下颌下淋巴结或颈深上淋巴结；③舌中央淋巴管回流至颈深上淋巴结，或注入下颌下淋巴结；④舌后1/3淋巴管引流至颈深上淋巴结。舌淋巴不引流到咽淋巴结和颈深下淋巴结。

144. 上颌牙和牙龈的淋巴，主要回流的淋巴结是
A. 腮腺淋巴结　　　　　　B. 下颌下淋巴结　　　　　　C. 颏下淋巴结
D. 颊淋巴结　　　　　　　E. 颈深上淋巴结

【答案】B

【解析】上颌牙和牙龈的淋巴都属于上唇淋巴，上唇淋巴主要引流至下颌下淋巴结，有时会引流至耳前淋巴结或颈深上淋巴结。

【破题思路】

唇	结构	皮肤；浅筋膜；肌层；黏膜下层；黏膜
	淋巴	上唇及下唇外侧部——下颌下淋巴结
		上唇的淋巴管——有时可注入耳前淋巴结或颈深上淋巴结
		下唇中部——颏下淋巴结
		下唇中线或近中线的淋巴管——有时交叉至对侧的下颌下淋巴结
		下唇外1/3——通过颏孔进入下颌骨

145. 男，40岁。右下颌下区肿大，无明显疼痛。检查：右下颌下区可触及一2.0cm×1.5cm肿块，质中，边界清楚，活动度较好，疑为下颌下腺囊肿。术史发现囊肿深入到舌下区，通过何处可进入舌下区
A. 舌骨舌肌与咽上缩肌之间　　　　　B. 舌骨舌肌与下颌舌骨肌之间
C. 舌骨舌肌与颏舌骨肌之间　　　　　D. 下颌舌骨肌与颏舌骨肌之间
E. 下颌舌骨肌与腺导管、舌神经之间

【答案】B

【解析】该题主要考舌下区的境界；舌下区是指下颌舌骨肌及舌骨舌肌之上，舌根之前，前及两侧为下颌体的内侧面的区域；颏舌骨肌和颏舌肌将其分为左右两半；下颌下三角的底为下颌舌骨肌、舌骨舌肌及咽上缩肌，两个区借下颌舌骨肌和舌骨舌肌的裂隙交通。

【破题思路】

舌下区境界	上界	舌和口底黏膜之下
	下界	下颌舌骨肌及舌骨舌肌之上
	后界	舌根之前
	前、两侧	下颌体的内侧面
舌下区内容物		舌下腺及下颌下腺深部 下颌下腺导管及舌神经 舌下神经及其伴行静脉 舌下动脉

146. 在舌腹左右伞襞与舌腹中线间的三角区内，由外向内排列的结构是
A. 舌深动脉、舌神经、舌深静脉　　　　B. 舌神经、舌深动脉、舌深静脉
C. 舌深静脉、舌神经、舌深动脉　　　　D. 舌深静脉、舌深动脉、舌神经
E. 舌神经、舌深静脉、舌深动脉

【答案】C
【解析】在舌腹三角区内有血管及神经走形，从外向内排列着舌深静脉、舌神经和舌深动脉。

147. 舌系带与伞襞之间的三角区域内，清晰可见的结构是
A. 舌深动脉　　　　　　　　B. 舌深静脉　　　　　　　　C. 舌下神经
D. 舌下神经伴行静脉　　　　E. 舌神经
【答案】B

148. 唇淋巴的叙述中，错误的是
A. 下唇中部的淋巴管，不交叉至对侧　　　　B. 上、下唇的淋巴管均可注入下颌下淋巴结
C. 下唇外1/3的淋巴管可通过颏孔进入下颌骨　　D. 上唇的淋巴管有时可注入耳前或颈深上淋巴结
E. 下唇中部的淋巴管主要注入颏下淋巴结
【答案】A
【解析】下唇中部的淋巴管引流至颏下淋巴结，有时交叉至对侧的下颌下淋巴结，A错误，E正确；上唇及下唇外侧部引流至下颌下淋巴结，B正确；下唇外1/3的淋巴管通过颏孔进入下颌骨，C正确；上唇的淋巴管有时可注入耳前淋巴结或颈深上淋巴结，D正确。

149. 行舌系带手术时应注意不属于舌下区内容的解剖结构为
A. 舌下神经　　　　　　　　B. 舌下肉阜　　　　　　　　C. 舌神经
D. 舌下腺　　　　　　　　　E. 舌下神经
【答案】B
【解析】舌下区的内容物：舌下腺及下颌下腺深部、下颌下腺导管及舌神经、舌下神经及其伴行静脉、舌下动脉。

150. 腮腺导管的体表投影是
A. 耳屏至鼻翼与口角之间中点连线的中1/3处　　B. 外耳孔至鼻翼与口角之间中点连线的中1/3处
C. 耳垂至鼻翼与口角之间中点连线的中1/3处　　D. 外耳孔至鼻翼连线的中1/3处
E. 耳垂至鼻翼连线的中1/3处
【答案】C
【解析】腮腺导管的体表投影为耳垂至鼻翼与口角之间中点连线的中1/3处。

【破题思路】

眶下孔	位于眶下缘中点下约0.5cm处 体表投影：自鼻尖至睑外侧联合连线的中点
颏孔	下5或下4、5之间的下方，下颌体上、下缘中点微上方，距正中线2～3cm
腮腺导管的体表投影	为耳垂至鼻翼与口角之间中点连线的中1/3处
面神经出茎乳孔的位置	成人位于乳突前缘中点或乳突尖端上方约1cm处，距皮肤2～3cm

151. 符合颌面部软组织特点是
A. 皮肤厚，皮下组织疏松　　B. 汗腺丰富，皮脂腺少　　C. 血管较少，血运较差
D. 皮肤皱纹的走向有一定规律　　E. 皮下组织中有咀嚼肌
【答案】D
【解析】面部皮肤薄，皮下软组织疏松，皮肤易于伸展移动，A错误；面部皮肤富含皮脂腺、毛囊、汗腺，B错误；面部皮肤血管密集，血运丰富，C错误；咀嚼肌是皮下组织的下层结构，不在皮下组织中，E错误。

【破题思路】颌面部软组织的特点（理解）

皮肤薄而柔软，皮下组织疏松，易于伸展移动
富于皮脂腺、毛囊和汗腺
血管密集，血运丰富
有皮肤皱纹，走向有一定的规律
皮下组织中有表情肌，手术或创伤处理时应注意表情肌的缝合，以免影响表情肌功能

152. 腮腺咬肌筋膜来自
A. 颈浅筋膜　　　　　　　B. 颈深筋膜浅层　　　　　　C. 颈深筋膜中层
D. 颈鞘　　　　　　　　　E. 颈脏器筋膜
【答案】B
【解析】腮腺咬肌筋膜来自颈深筋膜浅层，筋膜在腮腺后缘分浅、深两层，包被腮腺，形成腮腺鞘。

【破题思路】

颈浅筋膜	包绕颈部，颈阔肌在此层内
颈深筋膜浅层	形成完整的封套包绕颈部，除颈阔肌和浅层的脉管、神经外
颈深筋膜中层	颈深筋膜浅层＋中层＝颈白线，包绕舌骨下肌群
颈脏器筋膜	包被颈部脏器；壁层包于全部脏器的外围并形成颈鞘
椎前筋膜（颈深筋膜深层）	覆盖椎前肌和斜角肌

153. 排列于腮腺浅叶前缘的解剖结构不包括
A. 面横动脉　　　　　　　B. 面神经　　　　　　　　　C. 腮腺导管
D. 副腮腺　　　　　　　　E. 耳大神经
【答案】E
【解析】腮腺浅叶前缘有一排神经血管，还有腮腺管，从上至下依次为：面横动脉、面神经颧支、面神经上颊支、腮腺管、面神经下颊支及下颌缘支。耳大神经不在此范围内，选择E。耳大神经起于第二、第三颈神经，为颈丛皮支中最大的分支。它绕过胸锁乳突肌后缘，向上前方斜跨胸锁乳突肌表面，向下颌角方向走行，然后穿过颈深筋膜，沿颈外静脉后侧并与其平行上升，分成前、中、后三个终支，分布于腮腺、嚼肌下部、耳垂、耳廓后和乳突部的皮肤。

【破题思路】

腮腺与神经血管的关系	腮腺浅叶上缘	从后向前依次为：颞浅静脉、耳颞神经、颞浅动脉、面神经颞支、颧支
	腮腺浅叶前缘	从上向下依次为：面横动脉、面神经颧支、面神经上颊支、腮腺管、面神经下颊支、下颌缘支
	腮腺浅叶下缘	从前向后依次为：面神经下颌缘支、面神经颈支、下颌后静脉
	腮腺深叶	颈内动、静脉，第Ⅸ～Ⅻ对脑神经

154. 舌下腺和下颌下腺导管位于哪个分区
A. 下颌下区　　　　　　　B. 舌下区　　　　　　　　　C. 颏下区
D. 腮腺咬肌区　　　　　　E. 面侧深区
【答案】B
【解析】舌下腺和下颌下腺导管位于舌下区。舌下区包括舌下腺、下颌下腺导管、舌下神经及舌下神经伴行静脉、舌下动脉。

【破题思路】

舌下区的内容物	下颌下三角的内容
舌下腺及下颌下腺深部	下颌下腺：为主要内容物
下颌下腺导管及舌神经	下颌下淋巴结
舌下神经及其伴行静脉	面静脉
舌下动脉	面动脉

155. 下述关于"腮腺鞘"的叙述中哪项是错误的
A. "腮腺鞘"来自颈深筋膜浅层
B. "腮腺鞘"与腮腺紧密结合，并发出间隔伸入腺体
C. 鞘的浅层致密，深层薄弱
D. 鞘的上部与外耳道紧密相连，并有纤维束伸入外耳道
E. 鞘的深层附于颅底，且增厚成蝶下颌韧带
【答案】E
【解析】腮腺咬肌筋膜来自颈深筋膜浅层，筋膜在腮腺后缘分为浅、深两层，包被腮腺，形成腮腺鞘；腮腺鞘与其腺体紧密结合，并发出许多间隔，伸入腺体实质内，将其分隔为许多小叶；鞘的浅层特别致密，但其深层薄弱；腮腺鞘上部与外耳道紧密相连，并发出索状纤维束，伸入外耳道前下壁软骨部的裂隙中。腮腺鞘深层附于颅底，且增厚成茎突下颌韧带，不是蝶下颌韧带。

【破题思路】腮腺咬肌区的层次与内容

皮肤	
皮下组织	内含颈阔肌上部
腮腺咬肌筋膜形成腮腺鞘	特点：①浅层致密，深层薄弱 ②鞘与腺体结合紧密，并发出许多间隔伸入腺体 ③鞘的上部与外耳道紧密相连，并发出索状纤维束伸入外耳道前下壁软骨部的裂隙（Santorini裂隙）
腮腺	以面神经主干和分支平面为界，将腮腺分为浅深两叶
咬肌	位于筋膜深面，在咬肌深面和下颌支之间有咬肌间隙

156. 腮腺床的结构是
A. 第Ⅸ～Ⅻ对脑神经
B. 颈内动脉、颈内静脉与第Ⅸ～Ⅻ对脑神经
C. 颈外动脉、颈内动脉、颈内静脉与第Ⅸ～Ⅺ对脑神经
D. 茎突与茎突诸肌、颈内动脉、颈内静脉与第Ⅸ～Ⅻ对脑神经
E. 茎突与茎突诸肌、颈外动脉、颈内动脉、颈内静脉、第Ⅸ～Ⅻ对脑神经
【答案】D
【解析】腮腺床——腮腺深叶的深面与茎突诸肌及围以蜂窝组织的深部血管神经[颈内动、静脉，第Ⅸ～Ⅻ对脑神经（舌咽神经、迷走神经、副神经、舌下神经）]。

【破题思路】

12对脑神经	感觉性神经	嗅神经、视神经、前庭蜗神经
	运动性神经	动眼神经、滑车神经、展神经、副神经、舌下神经
	混合性神经	三叉神经、面神经、舌咽神经、迷走神经

157. 腮腺咬肌区的前界是
A. 胸锁乳突肌的前缘
B. 胸锁乳突肌的后缘
C. 下颌支的后缘
D. 咬肌的前缘
E. 咬肌的后缘
【答案】D
【解析】腮腺约为三角楔形，位于耳前下方，被颈部深筋膜包裹。腮腺咬肌区的境界：前界为咬肌前缘，后界为胸锁乳突肌、乳突二腹肌后腹的前缘，上界为颧弓及外耳道，下界为下颌骨下缘，内侧为咽旁间隙，外侧为皮肤。

158. 临床上分腮腺为浅、深叶的依据是
A. 颈外动脉穿经的平面
B. 下颌后静脉穿行的平面
C. 面神经主干及其分支的平面
D. 咬肌的前缘
E. 下颌支的后缘
【答案】C

【解析】临床上以面神经主干和分支平面为界，将腮腺分为浅、深两叶。

159. 腮腺床的结构不包括
A. 颈内动脉　　　　　　B. 颈内静脉　　　　　　C. 颈外动脉
D. 迷走神经　　　　　　E. 舌咽神经
【答案】C
【解析】腮腺床——腮腺深叶的深面与茎突诸肌及围以蜂窝组织的深部血管神经[颈内动、静脉，第Ⅸ～Ⅻ对脑神经（舌咽神经、迷走神经、副神经、舌下神经）]。

160. 腮腺浅叶上缘，神经血管排列由后向前依次为
A. 颞浅静脉、耳颞神经、颞浅动脉、面神经颞支、颧支
B. 颞浅动脉、耳颞神经、颞浅静脉、面神经颞支、颧支
C. 耳颞神经、颞浅静脉、颞浅动脉、面神经颞支、颧支
D. 面神经颞支、颞浅静脉、耳颞神经、颞浅动脉、颧支
E. 面神经颞支、颞浅动脉、耳颞神经、颞浅静脉、颧支
【答案】A
【解析】腮腺浅叶上缘，神经血管排列由后向前依次为颞浅静脉、耳颞神经、颞浅动脉、面神经颞支、颧支。

161. 穿行于腮腺内的血管是
A. 颈内动脉　　　　　　B. 颈外动脉　　　　　　C. 颈外静脉
D. 面动脉　　　　　　　E. 舌动脉
【答案】B
【解析】腮腺与神经血管关系密切，其中，穿经腮腺的主要神经血管由浅入深为面神经、下颌后静脉及颈外动脉等。

【破题思路】根据腮腺内血管神经的走向，可将其分为纵行和横行两组。

纵行组	颞浅动静脉、耳颞神经、下颌后静脉及颈外动脉
横行组	为面神经、上颌动静脉及面横动脉

162. 有关腮腺筋膜的描述，错误的是
A. 来自颈深筋膜浅层
B. 腮腺鞘与腺体结合紧密
C. 腮腺鞘上部与外耳道软骨紧密相连
D. 腮腺鞘深层致密
E. 腮腺鞘发出许多间隔，将腺体分为许多小叶
【答案】D
【解析】腮腺筋膜来自颈深筋膜浅层，筋膜在腮腺后缘分为浅深两层包被腮腺，形成腮腺鞘，A正确；腮腺鞘具有以下特点：①浅层致密，深层薄弱，D错误；②鞘与腺体结合紧密，并发出许多间隔伸入腺体，将腺体分为许多小叶，B、E正确；③鞘的上部与外耳道紧密相连，并发出索状纤维束伸入外耳道前下壁软骨部的裂隙，C正确。

163. 颈鞘内包裹的组织不包括
A. 颈外静脉　　　　　　B. 颈内动脉　　　　　　C. 迷走神经
D. 颈内静脉　　　　　　E. 颈总动脉
【答案】A
【解析】颈脏器筋膜的壁层形成颈鞘即颈动脉鞘，里面包绕着颈内静脉、颈内动脉、颈总动脉和迷走神经，是颈内静脉而非颈外静脉。

【破题思路】颈鞘或称颈动脉鞘、颈血管鞘，呈管状。在鞘内，颈内静脉居外侧，颈内动脉或颈总动脉居内侧，迷走神经行于上述动、静脉之间的后方。

164. 临床某患者因面部肿瘤行手术治疗，术中打开面侧深区，可以看见从翼外肌两头之间穿出的神经为
A. 翼内肌神经　　　　　B. 咬肌神经　　　　　　C. 下牙槽神经

D. 颊神经　　　　　　　　E. 耳颞神经

【答案】D

【解析】翼外肌两头之间有上颌动脉穿入和颊神经穿出。

【破题思路】	
翼外肌的浅面	翼丛和上颌动脉
深面	下颌神经及其分支
翼外肌上缘	颞深前、后神经和咬肌神经穿出
翼外肌两头之间	有上颌动脉穿入和颊神经穿出
翼外肌下缘	有舌神经和下牙槽神经穿出

165. 在腮腺浅叶前缘由上到下依次为
A. 面神经颧支，面神经上颊支，腮腺导管，面神经下颊支
B. 面神经颧支，面神经上颊支，腮腺导管，面神经颧支，下颌缘支
C. 面动脉，面横动脉，面神经颧支，腮腺导管
D. 面横动脉，面神经颧支，面神经上颊支，腮腺导管，面神经下颊支，面神经下颌缘支
E. 面神经颧支，面横动脉，面神经上颊支，腮腺导管，面神经下颊支

【答案】D

【解析】腮腺浅叶前缘从上向下依次为面横动脉、面神经颧支、面神经上颊支、腮腺管、面神经下颊支、下颌缘支。

166. 在面侧深区中，从翼外肌上缘穿出的组织结构有
A. 颞深前、后神经，咬肌神经　　B. 上颌神经、上颌动脉　　C. 翼丛、下颌神经
D. 舌神经，下牙槽神经　　E. 耳颞神经，翼内、外肌神经

【答案】A

【解析】翼外肌的浅面有翼丛和上颌动脉，排除B、C。翼外肌下缘有舌神经、下牙槽神经，排除D。翼外肌深面有耳颞神经行向后，排除E。在面侧深区中，从翼外肌上缘穿出的组织结构有颞深前、后神经，咬肌神经。

（167～168题共用题干）

面侧深区内有大量的血管和神经位于下颌支、翼内肌、翼外肌与翼外板之间

167. 从翼外肌上头上缘穿出的结构有
A. 上颌动脉和舌神经　　　　　　B. 上颌动脉和咬肌神经
C. 颞深神经和咬肌神经　　　　　D. 颞深神经和翼内肌神经
E. 咬肌神经和下牙槽神经

168. 位于翼外肌深面的结构有
A. 翼内肌神经、翼外肌神经和颊神经　　B. 耳颞神经、翼外肌神经和上颌动脉
C. 耳颞神经、翼外肌神经和翼内肌神经　　D. 翼内肌神经、翼外肌神经和舌神经
E. 耳颞神经、翼外肌神经和舌神经

【答案】C、C

169. 下颌下区的内容不包括
A. 下颌下腺　　　　　　B. 下颌下淋巴结　　　　　　C. 面静脉
D. 面动脉　　　　　　　E. 舌下区

【答案】E

【解析】下颌下区内容包括下颌下腺、下颌下淋巴结、面静脉、面动脉等重要的解剖结构；舌下区内有舌下腺、下颌下腺导管、舌神经及其伴行静脉、舌下动脉等。因此下颌下区内容物不包括舌下区。

170. 颌下区的下界为
A. 下颌骨下缘　　　　　B. 下颌舌骨肌　　　　　　C. 二腹肌的前后腹
D. 颏舌骨肌外缘　　　　E. 舌骨舌肌表面

【答案】C

【解析】下颌下区又称下颌下三角，位于舌骨上区内，上界为下颌骨下缘，下界为二腹肌的前后腹，其底由下颌舌骨肌、舌骨舌肌和咽上缩肌等构成。

【破题思路】

下颌下区境界	上界	下颌骨下缘
	下界	二腹肌的前后腹
	底	下颌舌骨肌、舌骨舌肌和咽上缩肌等

下颌下区内容物	下颌下腺：为主要内容物
	下颌下淋巴结、面静脉、面动脉
	舌神经、下颌下腺导管和舌下神经

舌骨舌肌的浅面，自上而下依次排列：舌神经、下颌下腺导管、舌下神经

171. 翼下颌间隙位于
A. 眼眶前部的下方
B. 颊肌与咬肌之间
C. 下颌支与翼内肌之间
D. 翼内肌、腮腺深叶与咽侧壁之间
E. 眶尖的下方、颞下窝的内侧

【答案】C

【解析】翼下颌间隙（翼颌间隙）位于下颌支与翼内肌之间。前界——颞肌及颊肌，后界——腮腺，上界——翼外肌下缘，下界——翼内肌附着于下颌支；A 眼眶前部下方是眶下间隙；B 颊肌和咬肌之间是颊间隙；D 翼内肌、腮腺深叶与咽侧壁之间是咽旁间隙；E 眶尖的下方、颞下窝的内侧是翼腭间隙（翼腭窝）。

【破题思路】翼下颌间隙内主要有舌神经、下牙槽神经和下牙槽动、静脉通过；间隙内的蜂窝组织向上与颞下间隙及颞间隙通联，向前通颊间隙；向下与舌下、下颌下间隙相同；向外通咬肌间隙；翼颌间隙尚可经颅底神经血管束通入颅内。

172. 舌神经与下颌下腺导管的关系是
A. 导管由舌神经外上绕至其内侧，向舌侧进行
B. 两者的交叉部位多位于舌骨舌肌后缘附近
C. 导管由舌神经内下绕至其外侧，向舌侧进行
D. 舌神经由导管外上绕至其内侧，向舌侧进行
E. 舌神经由导管内下至其外侧，向舌侧进行

【答案】D

【解析】在舌骨舌肌前缘处，舌神经自导管外上绕至其内侧向舌侧行进。

【破题思路】舌神经与下颌下腺导管关系密切，从解剖关系上可作以下鉴别。

联系	舌神经连于下颌下神经节，导管则直接发自下颌下腺
位置	在舌骨舌肌表面，舌神经位于导管的上方
形态	舌神经比下颌下腺导管粗而略扁，且坚韧

173. 舌骨舌肌浅面自上而下依次排列的是
A. 舌神经，舌下神经，下颌下腺导管
B. 舌下神经，舌神经，下颌下腺导管
C. 舌下神经，下颌下腺导管，舌神经
D. 舌神经，下颌下腺导管，舌下神经
E. 下颌下腺导管，舌神经，舌下神经

【答案】D

【解析】舌神经、下颌下腺导管、舌下神经三者均位于下颌下腺的深面，在舌骨舌肌浅面，自后向前经下颌舌骨肌的深面进入舌下区；在舌骨舌肌浅面，自上而下依次排列的是舌神经、下颌下腺导管、舌下神经。

174. 翼下颌间隙内的结构主要有
A. 舌神经、下牙槽神经及下牙槽动、静脉
B. 颊神经、舌神经和下牙槽神经
C. 颊神经、舌神经和上颌动脉
D. 翼丛、舌神经和下牙槽神经
E. 舌神经、下牙槽神经和面深动脉
【答案】A
【解析】翼下颌间隙内主要有舌神经、下牙槽神经和下牙槽动、静脉通过。

【破题思路】

翼下颌间隙	境界	位于下颌支和翼内肌之间
		前界：颞肌和颊肌
		后界：腮腺
		上界：翼外肌下缘
		下界：翼内肌附着于下颌支处
	通向	向上与颞下间隙和颞间隙通联
		向下与舌下、下颌下间隙通联
		向前通颊间隙
		向后通咽旁间隙
		向外通咬肌间隙
	内容物	舌神经、下牙槽神经和下牙槽动、静脉

175. 下颌下腺导管与舌神经相交叉的部位多位于
A. 下颌第一前磨牙舌侧下方
B. 下颌第二前磨牙舌侧下方
C. 下颌第一磨牙舌侧下方
D. 下颌第二磨牙舌侧下方
E. 下颌第三磨牙舌侧下方
【答案】D
【解析】在下颌第二磨牙舌侧下方，舌神经自外上钩绕下颌下腺导管，经其下方转至其内侧和上方。

176. 形成颈白线的是
A. 颈浅筋膜和颈深筋膜浅层
B. 颈深筋膜浅层
C. 颈深筋膜浅层和中层
D. 颈脏器筋膜
E. 颈深筋膜中层
【答案】C
【解析】颈深筋膜浅层和中层在中线结合形成2~3mm宽的颈白线。

【破题思路】

颈浅筋膜	包绕颈部，颈阔肌在此层内
颈深筋膜浅层	形成完整的封套包绕颈部，除颈阔肌和浅层的脉管、神经外
颈深筋膜中层	颈深筋膜浅层+中层=颈白线，包绕舌骨下肌群
颈脏器筋膜	包被颈部脏器；壁层包于全部脏器的外围并形成颈鞘
椎前筋膜（颈深筋膜深层）	覆盖椎前肌和斜角肌

177. 形成颈鞘的筋膜是
A. 颈深筋膜浅层
B. 颈深筋膜中层
C. 颈脏器筋膜的脏层
D. 颈脏器筋膜的壁层
E. 颈脏器筋膜的脏层和壁层
【答案】D
【解析】颈脏器筋膜的壁层包被颈内静脉、颈内动脉或颈总动脉、迷走神经，并形成颈鞘。

178. 男性，30岁。颌面部外伤后烦躁不安，口唇发绀，呼吸困难，出现锁骨上窝、胸骨上窝及肋间隙明显凹陷等体征，临床急救欲行气管切开术，正确的切开部位是
A. 环甲膜
B. 第1气管环软骨

C. 第 1～2 气管环软骨　　　　　　　　　　　D. 第 3～5 气管环软骨
E. 第 5～6 气管环软骨
【答案】D
【解析】气管颈段上接环状软骨，下在胸骨颈静脉切迹处续于气管胸段，长约 6.5 cm，有 6～8 个气管软骨环，在气管颈段 2～4 气管软骨环的前方，有甲状腺峡部横过，临床处理呼吸困难和窒息通常行气管切开，切开部位为第 3～5 气管软骨环范围内。

【破题思路】临床行气管切开时注意点：
采取头正中后仰位，以免伤及颈总动脉，并使气管位置变浅。
一般在第 3～5 气管软骨环的范围内切开。
切开时注意深度，以免伤及气管后壁，甚至伤及食管。
勿切第 1 气管软骨环，以免术后发生喉部狭窄。
切开不应低于第 5 气管软骨环，以免引起无名动脉等损伤。

179. 颈动脉三角的境界是
A. 胸锁乳突肌前缘，二腹肌前腹，下颌骨下缘
B. 胸锁乳突肌前缘，二腹肌前腹，肩胛舌骨肌下腹
C. 胸锁乳突肌前缘，二腹肌前腹，肩胛舌骨肌上腹
D. 胸锁乳突肌前缘，二腹肌后腹，肩胛舌骨肌上腹
E. 胸锁乳突肌后缘，二腹肌前腹，肩胛舌骨肌上腹
【答案】D
【解析】颈动脉三角的境界：前上界是二腹肌后腹，前下界是肩胛舌骨肌上腹；后界是胸锁乳突肌；顶是颈深筋膜浅层；底是咽中、下缩肌，甲状舌骨肌及舌骨大角的一部分。

【破题思路】

颈动脉三角	境界	前上界——二腹肌后腹，前下界——肩胛舌骨肌上腹；后界——胸锁乳突肌 顶——颈深筋膜浅层；底——咽中、下缩肌，甲状舌骨肌及舌骨大角的一部分
	层次	皮肤 颈浅筋膜 颈深筋膜浅层
	内容物	颈总动脉、颈内动脉和颈外动脉 颈内静脉、面总静脉 舌下神经、喉上神经 二腹肌后腹

180. 颈动脉三角内不包含的内容是
A. 颈内动脉　　　　　　　　B. 颈外静脉　　　　　　　　C. 颈内静脉
D. 喉上神经　　　　　　　　E. 二腹肌后腹
【答案】B
【解析】颈动脉三角内包含的内容有：颈总动脉、颈内动脉、颈外动脉、颈内静脉、面总静脉、舌下神经、喉上神经和二腹肌后腹。

（181～183 题共用备选答案）
A. 牙槽窝的游离缘　　　　　　　　　　　B. 两牙之间的牙槽骨
C. 多根牙诸牙根之间的牙槽骨　　　　　　D. 牙槽窝周壁，又称固有牙槽骨
E. 牙槽骨容纳牙根的深窝
181. 牙根间隔为
182. 硬骨板为
183. 牙槽间隔为
【答案】C、D、B

【破题思路】牙槽突名词解释

牙槽骨	上下颌骨包绕牙根周围的突起部分
牙槽窝	为牙槽突容纳牙根的部分，牙槽窝的形态、大小、数目和深度与所容纳的牙根相适应
牙槽嵴	牙槽窝的游离缘
牙槽间隔	两牙之间的牙槽骨
牙根间隔	多根牙各牙根之间的牙槽骨

牙槽窝周壁，又称固有牙槽骨

(184~188题共用备选答案)
A. 牙槽骨　　　　　　　B. 牙槽窝　　　　　　　C. 牙槽嵴
D. 牙槽间隔　　　　　　E. 牙根间隔

184. 上下颌骨包绕牙根周围的突起部分
185. 牙槽窝的游离缘
186. 多根牙诸牙根之间的牙槽骨
187. 两牙之间的牙槽骨是
188. 牙槽骨容纳牙根的部位是

【答案】A、C、E、D、B

(189~191题共用备选答案)
A. 颞下颌韧带　　　　　B. 蝶下颌韧带　　　　　C. 关节囊
D. 茎突下颌韧带　　　　E. 盘锤韧带

189. 限制下颌过度向前运动的是
190. 悬吊下颌并保护进入下颌孔的血管、神经的是
191. 防止下颌侧方脱位的是

【答案】D、B、A

【解析】茎突下颌韧带起于茎突，止于下颌角及下颌支后缘，其作用为防止下颌过度前伸；蝶下颌韧带起于蝶棘，止于下颌小舌，作用为悬吊下颌及保护进入下颌孔的血管和神经；颞下颌韧带起于颞骨关节结节外侧面，止于下颌骨髁状突和关节盘，其作用为限制下颌过度向后向下运动及防止关节向侧方脱位。

【破题思路】

颞下颌关节韧带	颞下颌韧带	起于颧弓和上颌结节 止于髁突颈部外侧和后缘	可防止髁突向外侧脱位
	茎突下颌韧带	起于茎突 止于下颌角和下颌支后缘	可限制下颌过度前伸
	蝶下颌韧带	起于蝶骨角棘 止于下颌小舌	防止张口过大，同时具有保护神经血管的作用

(192~193题共用备选答案)
A. 作用为紧张腭帆，开大咽鼓管　　　B. 使软腭上提，咽侧壁向内运动
C. 下降腭帆，紧缩咽门　　　　　　　D. 上提咽喉，向前牵引腭咽弓使两侧腭咽弓接近
E. 提腭垂

192. 腭帆提肌
193. 腭帆张肌

【答案】B、A

【解析】腭帆提肌的作用是使软腭上提，咽侧壁向内运动；腭帆张肌的作用是作用为紧张腭帆，开大咽鼓管，是软腭内唯一一个不参与腭咽闭合作用的肌肉。

(194~198 共用备选答案)
A. 穿过棘孔的动脉分支是　　　　　　　　B. 穿过下颌孔的动脉分支是
C. 穿过眶下孔的动脉分支是　　　　　　　D. 穿过切牙孔的动脉分支是
E. 穿过蝶腭孔的动脉分支是
194. 蝶腭动脉
195. 鼻腭动脉
196. 眶下动脉
197. 下牙槽动脉
198. 脑膜中动脉

【答案】E、D、C、B、A

【解析】蝶腭动脉出蝶腭孔；腭降动脉发出腭大动脉出腭大孔，腭大动脉的末端即鼻腭支，至切牙孔，穿切牙管进入鼻腔；眶下动脉出眶下孔；下牙槽动脉出下颌孔；脑膜中动脉出棘孔。

【破题思路】

上颌动脉	第一段（下颌段）	棘孔——脑膜中动脉
		下颌孔——下牙槽动脉
	第二段	翼肌段
		牙槽孔——上牙槽后动脉
	第三段（翼腭段）	眶下裂——眼——眶下动脉
		腭大孔——口腔——腭降动脉
		蝶腭孔——鼻腔——蝶腭动脉

(199~201 共用备选答案)
A. 上颌动脉　　　　　　B. 面动脉　　　　　　C. 颞浅动脉
D. 颈总动脉　　　　　　E. 唇动脉
199. 头顶颞部出血时可压迫
200. 唇部出血时可压迫
201. 面部广泛严重出血时可暂时压迫

【答案】C、E、D

【破题思路】

甲状腺上动脉		舌骨大角稍下方
舌动脉	平舌骨大角尖处	舌深动脉、舌下动脉
面动脉（颌外动脉）	舌骨大角的稍上方	下唇动脉、上唇动脉、内眦动脉、颏下动脉、腭升动脉
上颌动脉（颌内动脉）	髁突颈部的后内方（终末分支）	下颌段、翼肌段、翼腭段（眶下动脉、腭降动脉、蝶腭动脉、上牙槽后动脉）
颞浅动脉	下颌骨髁突颈平面发出	属于终末分支 额支、顶支、面横动脉

(202~207题 共用备选答案)
A. 上颌动脉　　　　　　B. 面动脉　　　　　　C. 舌动脉
D. 脑膜中动脉　　　　　E. 甲状腺上动脉
202. 属于上颌动脉分支的是
203. 面部软组织血供主要来自
204. 上、下唇动脉属于哪一动脉的分支

205. 上颌骨血供主要来自
206. 在平舌骨大角稍下方发自颈外动脉的是
207. 在平舌骨大角尖处发自颈外动脉的是

【答案】D、B、B、A、E、C

【解析】上颌动脉为供应口腔颌面部的主要动脉，分支较多。分为下颌段、翼肌段、翼腭段。下颌段主要分支有脑膜中动脉、下牙槽动脉；面动脉又称颌外动脉，主要负责面部软组织血液供应；上、下唇动脉属面动脉的分支，两侧上、下唇动脉相互吻合形成动脉环；上颌骨血供极为丰富，接受骨内上牙槽动脉的血供，又接受颊、唇、腭侧黏骨膜等软组织的血供，上牙槽动脉为上颌动脉的分支；甲状腺上动脉一般在舌骨大角稍下方，发自颈外动脉起始部的前内侧壁；舌动脉于甲状腺上动脉起点稍上方，平舌骨大角尖处。

(208～212题共用备选答案)

A. 面总静脉　　　　　　　　　B. 下颌后静脉
C. 上颌静脉　　　　　　　　　D. 颈内静脉
E. 颈外静脉

208. 头面颈部血管回流的主要静脉是
209. 颞浅静脉和上颌静脉汇合成
210. 面静脉和下颌后静脉前支汇合成
211. 下颌后静脉后支和耳后静脉汇合成
212. 翼丛的血液主要经上颌静脉汇入

【答案】D、B、A、E、B

【解析】颈内静脉是头颈部粗大的静脉干，为头面颈部血管回流的主要静脉；下颌后静脉，又名面后静脉，由颞浅静脉和上颌静脉在腮腺内于下颌骨髁突颈部后方汇合；面总静脉，为一短粗静脉干，在颈动脉三角内，下颌角后方，由面静脉和下颌后静脉的前支汇合而成；颈外静脉由前后两支汇合而成，前支为下颌后静脉的后支，后支由枕静脉与耳后静脉合成；翼丛向后汇集成上颌静脉，再汇入下颌后静脉。

(213～215题共用备选答案)

A. 面横静脉　　　　　　　　　B. 面深静脉
C. 上颌静脉　　　　　　　　　D. 颞浅静脉
E. 面总静脉

213. 连接下颌后静脉与翼静脉丛的静脉为
214. 连接面静脉与翼静脉丛的静脉为
215. 下颌后静脉与面静脉汇合成的静脉为

【答案】C、B、E

(216～217题共用备选答案)

A. 感觉神经　　　　　　　　　B. 运动神经
C. 混合性神经　　　　　　　　D. 副交感纤维
E. 味觉纤维

216. 面神经属于
217. 上颌神经属于

【答案】C、A

(218～222题共用备选答案)

A. 圆孔　　　　　　　　　　　B. 卵圆孔
C. 棘孔　　　　　　　　　　　D. 眶上裂
E. 茎乳孔

218. 眼神经出颅的位置是
219. 上颌神经出颅的位置是
220. 下颌神经出颅的位置是
221. 面神经出颅的位置是
222. 脑膜中动脉入颅的位置是

【答案】D、A、B、E、C

【解析】眼神经经眶上裂出颅入眶；上颌神经经圆孔出颅；下颌神经经卵圆孔出颅；面神经于脑桥延髓沟进入内耳道，继之下行出茎乳孔；脑膜中动脉入颅位置是棘孔。

【破题思路】

三叉神经	眼神经（感觉神经）	眶上裂	主要分布于泪腺、眼球、眼睑、前额皮肤和部分鼻黏膜
	上颌神经（感觉神经）	圆孔	颅中窝段、翼腭窝段、眶下管段、面段
	下颌神经（混合神经）	卵圆孔	脑膜支、翼内肌神经、下颌神经前干、下颌神经后干
面神经	混合性神经	茎乳孔	管段：岩大神经、镫骨肌神经、鼓索 颅外段：颞支、颧支、颊支、下颌缘支、颈支
上颌动脉	第一段（下颌段）		棘孔——脑膜中动脉 下颌孔——下牙槽动脉
	第二段		翼肌段 牙槽孔——上牙槽后动脉
	第三段（翼腭段）		眶下裂——眼——眶下动脉 腭大孔——口腔——腭降动脉 蝶腭孔——鼻腔——蝶腭动脉

（223～227题共用备选答案）

A. 颞窝　　　　　　　　B. 颞下窝　　　　　　　　C. 翼腭窝
D. 翼突窝　　　　　　　E. 尖牙窝

223. 位于上颌骨前面，眶下孔下方骨面的窝称为
224. 颞肌的起始处称为
225. 翼内肌的起始处称为
226. 上颌神经自圆孔出颅进入
227. 下颌神经自卵圆孔出颅进入

【答案】 E、A、D、C、B

【解析】 上颌骨前面，眶下孔下方骨面的窝称为尖牙窝，主要位于前磨牙根尖上方；颞肌起于颞窝内骨面和颞深筋膜的深面，止于喙突及下颌支前缘；翼内肌浅头起自腭骨锥突和上颌结节，深头起自翼外板的内面和腭骨锥突；上颌神经穿圆孔出颅进入翼腭窝上部；下颌神经经卵圆孔出颅进入颞下窝。

（228～229题共用题干）

一患者右上颌第二前磨牙残根需要拔除

228. 需要麻醉的颊侧神经是

A. 上牙槽前神经　　　　B. 上牙槽中神经　　　　C. 上牙槽后神经
D. 鼻腭神经　　　　　　E. 腭前神经

229. 需要麻醉的腭侧神经是

A. 上牙槽前神经　　　　B. 上牙槽中神经　　　　C. 上牙槽后神经
D. 鼻腭神经　　　　　　E. 腭前神经

【答案】 B、E

（230～233题共用备选答案）

A. 患侧口角下垂，流口水
B. 同侧面肌麻痹，同侧舌前2/3味觉丧失，唾液分泌障碍
C. 鼻唇沟变浅或消失、上唇运动力减弱或偏斜以及食物积存于颊部等症状
D. 眼睑不能闭合
E. 同侧额纹消失

230. 面神经颞支损伤，临床上可出现的症状是
231. 面神经颧支损伤，临床上可出现的症状是

232. 面神经颊支损伤，临床上可出现的症状是
233. 面神经下颌缘支损伤，临床上可出现的症状是
【答案】E、D、C、A
【解析】面神经受损的临床症状：颞支受损时同侧额纹消失；颧支受损时同侧眼睑闭合不全；颊支受损时鼻唇沟变浅或消失、上唇运动力减弱或偏斜以及食物积存于颊部等症状；下颌缘支受损时患侧口角下垂，流口水。

(234～235题共用题干)

患者1个月前接受腮腺摘除术，术后患侧鼻唇沟变浅或消失，面部不对称。

234. 损伤了面神经的哪个分支
　　A. 颞支　　　　　　　　B. 颧支　　　　　　　　C. 颊支
　　D. 下颌缘支　　　　　　E. 颈支

235. 显露面神经该分支的标志为
　　A. 颞浅动脉前约1cm处　　B. 耳垂下缘与眼外眦的连线上　　C. 腮腺导管上、下1cm处
　　D. 咬肌前缘与下颌骨下缘相交处　　E. 耳屏基部前1cm处
【答案】C、C

(236～240题共用备选答案)
　　A. 唇红　　　　　　　　B. 人中点　　　　　　　C. 唇弓
　　D. 唇峰　　　　　　　　E. 唇珠

236. 唇弓两侧的最高点是
237. 唇弓在正中线并微向前突，此处称为
238. 上下唇的游离缘，即皮肤和黏膜的移行区
239. 上唇正中唇红呈珠状向前下方突起
240. 上唇的整个唇红缘，呈弓背状
【答案】D、B、A、E、C
【解析】唇的解剖标志有唇红、人中点、唇弓、唇峰、唇珠，此外还有唇红缘、人中嵴。以上解剖标志在唇裂手术及外伤修复中，均为重要标志。唇弓两侧的最高点是唇峰；唇弓在正中线并微向前突的部位为人中；唇红为上、下唇的游离缘，即皮肤和黏膜的移行区；唇珠为唇正中唇红呈珠状的向前下方突出部分；上唇的全部唇红缘呈M形弓背状称唇弓。

【破题思路】

口角	口裂的两端，其正常位置相当于尖牙和第一前磨牙之间
红唇	上下唇的游离缘，是皮肤和黏膜的移行区
唇红缘	唇红和皮肤的交界处
唇弓	上唇的全部唇红缘呈弓背状
唇峰	两侧的唇弓最高点
唇珠	上唇正中唇红呈珠状向前下方的突起
人中	上唇正中由鼻小柱向下至唇红缘的纵行浅沟

(241～242题共用备选答案)
　　A. 舌神经　　　　　　　B. 舌咽神经　　　　　　C. 舌下神经
　　D. 鼓索神经　　　　　　E. 下颌神经

241. 支配舌体运动的是
242. 支配舌后1/3感觉的是
【答案】C、B
【解析】支配舌头的神经有：舌神经、舌咽神经、舌下神经、迷走神经。排除D、E。其中舌的运动由舌下神经支配（腭舌肌——迷走神经咽支支配）；舌后1/3的感觉和味觉由舌咽神经支配。

【破题思路】

舌的神经支配	舌前2/3一般感觉	舌神经
	舌前2/3味觉	鼓索味觉纤维
	舌后1/3一般感觉和味觉	舌咽神经；特殊：舌后1/3中部由迷走神经支配
	舌的运动	舌下神经；特殊：腭舌肌——迷走神经咽支支配

(243～246题共用备选答案)
A. 颈浅筋膜　　　　　　　　B. 颈深筋膜浅层　　　　　　C. 颈深筋膜中层
D. 颈脏器筋膜　　　　　　　E. 颈深筋膜深层

243. 包被舌骨下肌群的是
244. 包被气管的是
245. 包被甲状腺的是
246. 包被下颌下腺的是

【答案】C、D、D、B
【解析】颈筋膜分为5层：①颈浅筋膜：包绕颈阔肌；②颈深筋膜浅层：包绕斜方肌、胸锁乳突肌、腮腺及下颌下腺；③颈深筋膜中层：包绕舌骨下肌群形成肌鞘；④颈脏器筋膜：包绕喉、气管、甲状腺、咽及食管等各个脏器；⑤椎前筋膜：覆盖椎前肌和斜角肌。

【破题思路】

颈浅筋膜	包绕颈部，颈阔肌在此层内
颈深筋膜浅层	形成完整的封套包绕颈部，除颈阔肌和浅层的脉管、神经外
颈深筋膜中层	颈深筋膜浅层＋中层＝颈白线，包绕舌骨下肌群
颈脏器筋膜	包被颈部脏器；壁层包于全部脏器的外围并形成颈鞘
椎前筋膜（颈深筋膜深层）	覆盖椎前肌和斜角肌

247. 根据面神经在颅外的行程及其与腮腺的关系，将其分为三段，第二段是
A. 面神经干从茎乳孔穿出到进入腮腺前的一段　　B. 在腮腺内
C. 显露面神经主干可在此处进行　　　　　　　　D. 为面神经五组分支从腮腺边缘走出
E. 呈放射状分布于面部表情肌的一段

【答案】B
【解析】腮腺与面神经关系密切，根据面神经在颅外的行程及其与腮腺的关系，将其分为三段，第一段指面神经干从茎乳孔穿出到进入腮腺前的一段，显露面神经主干可在此处进行；第二段在腮腺内；第三段为面神经五组分支从腮腺边缘走出，呈放射状分布于面部表情肌的一段。

248. "长正中"所指的滑动距离为
A. 由下颌后退接触位自如滑到牙尖交错位　　　　B. 由牙尖交错位向前滑到下颌后退接触位
C. 由下颌后退接触位向前滑到牙尖交错位　　　　D. 由牙尖交错位自如地直向前滑动到下颌后退接触位
E. 由下颌后退接触位自如地直向前滑动到牙尖交错位

【答案】E
【解析】确定正中关系𬌗（后退接触位）后能自如地直向前滑动到牙尖交错位（如有偏斜不超过0.5mm），其滑动距离多在0.5～1.0mm，这一距离称为长正中。

249. 以下不能破坏建𬌗动力平衡的一项是
A. 功能异常　　　　　　　　B. 不良口腔习惯　　　　　　C. 唇裂
D. 龋齿　　　　　　　　　　E. 腭裂

【答案】D
【解析】功能异常（异常吞咽）、不良口腔习惯（吐舌习惯）和唇裂、腭裂等疾病，可以破坏动力平衡，影响正常的生长发育，造成错𬌗畸形和不正常的𬌗关系。

第四单元 口腔生理功能

1. 决定下颌运动最重要的因素是
A. 咬合力 B. 神经肌肉 C. 精神心理
D. 左侧 TMJ E. 右侧 TMJ
【答案】B
【解析】决定下颌运动最重要的是神经肌肉。下颌运动有4个制约因素，分别是𬌗、左侧颞下颌关节（TMJ）、右侧颞下颌关节（TMJ）、神经肌肉。其中双侧颞下颌关节（TMJ）是难以改变的，𬌗因素可以在一定范围内调整，而神经肌肉则影响着下颌运动。

【破题思路】下颌运动的制约因素	
右侧颞下颌关节	双侧颞下颌关节是解剖性因素，相对固定，一般不会发生改变，对下颌运动的范围和方式有重要制约作用
左侧颞下颌关节	双侧颞下颌关节是解剖性因素，相对固定，一般不会发生改变，对下颌运动的范围和方式有重要制约作用
𬌗	自然的变化（生理性磨耗和病理性磨耗）和医源性改变（充填、修复、正畸、𬌗重建）而发生变化
神经肌肉	受牙周、关节囊及关节韧带多种结构中感受器的反馈调节而灵活多变的因素

2. 关于边缘运动的描述，不正确的是
A. 边缘运动是下颌的一种功能性运动
B. 边缘运动代表了下颌在运动方面的功能的潜力
C. 边缘运动是指下颌向各方向所做的最大限度运动
D. 边缘运动表明了颞下颌关节、肌肉、韧带的生物学特性
E. Posselt 图形是下颌边缘运动在矢状面的投影
【答案】A
【解析】边缘运动：下颌向各方向所能做的大范围的功能性运动。

3. 下颌运动的制约因素中，可以改变的是
A. 颞下颌关节 B. 上下颌牙齿的咬合 C. 神经结构
D. 咀嚼肌 E. 下颌骨的形状
【答案】B
【解析】控制下颌运动的因素分两类，共有4个因素。解剖性控制因素：双侧颞下颌关节和咬合接触；生理性控制因素：即神经、肌肉系统。颞下颌关节为下颌运动的转动和滑动轴，机械地限定了下颌的运动范围。咬合关系限定了下颌运动的上界和有牙接触时的下颌运动的轨迹。神经肌肉活动是下颌运动行使功能（如咀嚼、吞咽、言语、歌唱等）不可缺少的。控制因素中的双侧颞下颌关节是相对固定的，无法改变；而咬合接触，能够修改，甚至重建。通过修改𬌗面，可以改变牙的受力情况，改变牙周韧带的应力分布，从而改变本体感受器的传入信号，间接地调节神经、肌肉的反应。

【破题思路】	
右侧颞下颌关节 左侧颞下颌关节	双侧颞下颌关节为解剖因素是难以改变的
𬌗	𬌗因素可以在一定范围内人为地加以调整 决定因素
神经肌肉	最重要的因素

4. 保证下颌运动协调的关系是
A. 双侧颞下颌关节的协调 B. 𬌗关系的协调 C. 神经协调控制

D. 肌肉运动协调　　　　　　　　　E. 颞下颌关节、𬌗和神经、肌肉结构三者协调一致

【答案】E

【解析】制约下颌运动的因素主要有：①双侧颞下颌关节；②𬌗；③神经和肌肉。

5. 咀嚼运动的作用可归纳为3个阶段，即

A. 前伸、后退、侧方运动　　　　　B. 切割、压碎、磨细运动

C. 前后、开闭、侧方运动　　　　　D. 开口、食物定位、咀嚼运动

E. 正中𬌗、小开𬌗、返回正中𬌗

【答案】B

【解析】咀嚼运动的作用可归纳为3个阶段，即切割、压碎、磨细运动。

【破题思路】

前牙切割运动	下颌自前伸，经切牙对刃，滑回至牙尖交错位为前牙的一次切割运动（前牙𬌗运循环的功能阶段）
后牙捣碎和磨细	压碎指垂直方向将食物捣碎 磨细则需伴有下颌的侧方运动 循环始于下颌由牙尖交错位向下向外（向工作侧），继而上升，使工作侧上下颌后牙的同名牙尖彼此相对，然后下颌后牙颊尖的颊斜面，沿上颌后牙颊尖的舌斜面向舌侧滑行，返回牙尖交错位。 下颌后牙颊尖舌斜面从中央窝沿上后牙舌尖

6. 咀嚼肌（颞肌、咬肌、翼内肌）的肌力大小排列是

A. 颞肌最大，咬肌次之，翼内肌最小　　B. 颞肌最大，翼内肌次之，咬肌最小

C. 咬肌最大，颞肌次之，翼内肌最小　　D. 咬肌最大，翼内肌次之，颞肌最小

E. 翼内肌最大，咬肌次之，颞肌最小

【答案】A

【解析】咀嚼肌力：为咀嚼肌所能发挥的最大力，也称咀嚼力。成年人的颞肌、咬肌和翼内肌的横断面积约为 $8cm^2$、$7.5cm^2$ 和 $4cm^2$，颞肌＞咬肌＞翼内肌。

【破题思路】

咀嚼肌力	为咀嚼肌所能发挥的最大力，也称咀嚼力 与肌肉横截面积有关 颞肌＞咬肌＞翼内肌
𬌗力	指上、下牙咬合时，牙齿所承受的实际咀嚼力量，又称为咀嚼压力
最大𬌗力	为牙周组织所能耐受的最大𬌗力。 第一磨牙＞第二磨牙＞第三磨牙＞第二前磨牙＞第一前磨牙＞尖牙＞中切牙＞侧切牙 日常咀嚼食物所需力为 3～30kg
牙周储备力	牙周潜力 牙缺失后的义齿修复的基础

7. 磨耗与磨损的主要区别为

A. 都是牙与牙之间的摩擦，发生在牙体的部位不同

B. 都是牙与食物之间的摩擦，发生在牙体的部位不同

C. 前者是牙与牙之间的摩擦，后者是牙与食物之间的摩擦

D. 前者是牙与牙或牙与食物之间的摩擦引起，后者是牙与外物机械摩擦产生，且发生在牙体的部位不同

E. 前者是牙与牙或牙与食物之间的摩擦引起，后者是牙与外物机械摩擦产生，且发生在牙体的部位相同

【答案】D

【解析】磨耗是指在咀嚼过程中，由于牙面与牙面之间，或牙面与食物之间的摩擦，使牙齿硬组织缓慢地、渐进性消耗的生理现象。牙齿的磨耗随年龄的增长而逐渐明显，多发生在牙齿的𬌗面、切嵴及邻面。

磨损一般指牙齿表面与外物机械性摩擦而产生的牙体组织损耗。如刷牙引起的前后牙唇、颊面的非生理性损耗；嗑瓜子造成的上下中切牙切缘的楔形缺损。

【破题思路】

磨耗	生理现象：牙齿的磨耗随年龄的增长而逐渐明显，多发生在牙齿的沿面、切嵴及邻面
磨损	非生理性损耗：如刷牙引起的前后牙唇、颊面的非生理性损耗，嗑瓜子造成的上下中切牙切缘的楔形缺损

8. 下述磨耗的生理意义中不正确的是
A. 消除早接触　　　　　B. 有利于冠根比的协调　　　　　C. 形成尖牙保护𬌗
D. 为第三磨牙萌出提供空间　　　E. 磨除初期龋坏
【答案】C
【解析】生理磨耗有以下生理意义：①在上下颌牙建立𬌗的初期，往往没有平衡的全面接触，而出现早接触点。这种早接触点通过磨耗而消除，建立了广泛的𬌗接触。②随着年龄的增长，牙组织对外力的抵抗力逐渐减弱。磨耗使牙尖高度降低、𬌗面的嵴磨平，𬌗力线与牙体长轴趋向于接近平行，可减少咀嚼时牙周组织所受的侧向压力，使牙尖形态与牙周组织功能相适应。这有利于牙周组织发挥其最大的抗力，使其不致负担过重。𬌗面的尖、嵴因磨耗而有不同程度的消失，咀嚼效能随之减低，咀嚼力必然有代偿性加强。③高龄者的牙周组织发生老年性退缩，甚至牙根部分暴露，临床牙冠增长。这等于加长了牙齿在牙槽外的杠杆力臂，使𬌗力的力矩增加，因而加重了牙周组织的负担，有可能受到创伤。牙冠磨耗可减少临床牙冠的长度，保持冠根比例协调，从而不致由于杠杆作用而使牙周组织负担过重。④全牙列邻面持续地磨耗，可代偿牙弓连续地向前移动，使前牙不致因后牙的推动而拥挤。

【破题思路】磨耗的生理意义

有利于平衡的建立	消除早接触点，使𬌗面广泛接触
降低牙尖高度，减少侧向力	随着年龄增长，磨耗使牙尖高度降低，可减少咀嚼时牙周组织所受的侧向压力，使牙尖形态与牙周组织功能相适应
协调临床冠根比例	高龄者的牙周组织发生老年性退缩，临床牙冠增长，甚至牙根部分暴露。牙冠磨耗可减少临床牙冠的长度，保持冠根比例协调，从而不致由于杠杆作用而使牙周组织负担过重如上下颌牙的功能尖磨损过多，可形成反横𬌗曲线，易引起牙周组织的创伤和牙体组织的折裂
全牙列邻面持续地磨耗，可代偿牙弓连续地向前移动，使前牙不拥挤	

9. 与牙齿磨耗的程度无关的因素是
A. 唾液的黏稠度　　　　B. 食物的性质　　　　C. 牙体组织的结构
D. 咀嚼习惯　　　　　　E. 𬌗力的强弱
【答案】A
【解析】牙齿的磨耗程度与食物的性质、牙体组织的结构、咀嚼习惯和咀嚼力的强弱有关。

10. 测定咀嚼效率最常用的方法是
A. 称重法　　　　　　　B. 吸光度法　　　　　　C. 溶解法
D. 比色法　　　　　　　E. 依咀嚼面积的大小测定
【答案】A
【解析】测定咀嚼效率的方法有称重法、吸光度法、比色法、依咀嚼面积的大小测定等，临床最常用的测定咀嚼效率的方法是称重法。

【破题思路】

筛分称重法	计算在单位时间内嚼碎食物的量占所嚼食物总量的百分率。其方法是给被试者花生米 4g，咀嚼 20s，然后全部吐在盛器内，并漱净口内咀嚼物残渣，过筛（筛孔径为 2.0mm），将未能通过筛孔的残渣烤干，若称其重量为 0.74g，其咀嚼效率按公式计算为：（总量－余量）/总量×100%=（4-0.74）/4×100%=81.5%

	续表
吸光度法	采用光栅分光光度计，以其可见光对咀嚼后的食物（如花生米）悬浊液进行测定。咀嚼效能高者，咀嚼得细，悬浊度高，测得的吸光读数大，反之则小。其测定步骤如下：给受试者每次2g烤杏仁，咀嚼20s后吐在盛器内并漱净口内咀嚼残渣，用水将吐出的咀嚼物稀释到1000mL，经充分搅拌1min，静置2min以后，采样放入722型光栅分光光度计，在光谱波长590nm处测定其吸光度值
比色法	利用试物对生物染料苋菜红溶液的吸附作用，将咀嚼后的试物放入苋菜红溶液中，试物嚼得越细，其表面积就越大，吸附染料越多，则溶液浓度越低。通过测定即可获得咀嚼效率的大小

11. 不属于牙齿磨耗生理意义的是
A. 形成尖牙保护𬌗
B. 协调冠根比例
C. 消除早接触
D. 减少牙周组织损伤
E. 便于调整颌位

【答案】A

【解析】牙齿的磨耗使尖牙保护𬌗变为组牙功能𬌗，随着年龄增长，牙冠逐渐磨耗，冠根比趋于协调；牙齿的磨耗消除早接触，使上下牙的接触更广泛、更紧密，颌位得以调整𬌗的位置；牙齿的磨耗减小牙齿所受的侧向力，减少牙周组织受的侧向力，减少损伤。

12. 咀嚼肌收缩所发挥的最大力是
A. 咀嚼压力
B. 咀嚼肌力
C. 最大𬌗力
D. 𬌗力
E. 牙周潜力

【答案】B

【解析】咀嚼肌收缩所发挥的最大力是咀嚼肌力。咀嚼压力也叫𬌗力，是咀嚼时牙齿实际承受的咀嚼力量；咀嚼肌力也叫咀嚼力，是指咀嚼肌收缩所能发挥的最大力；最大𬌗力也叫牙周潜力，是指牙周组织能承受的最大力。

13. 前牙咬切食物的生物杠杆是
A. Ⅰ类杠杆
B. Ⅱ类杠杆
C. Ⅰ和Ⅱ类杠杆
D. Ⅲ类杠杆
E. Ⅰ和Ⅲ类杠杆

【答案】D

【解析】前牙切咬是Ⅲ类杠杆，后牙咀嚼是Ⅱ类杠杆，在研磨食物后阶段下颌接近正中𬌗位时，可能同时存在Ⅱ和Ⅲ类杠杆。

【破题思路】

切咬运动	Ⅲ类杠杆，切咬食物时，前牙切咬食物为重点、颞下颌关节为支点 提下颌肌群以咬肌和颞肌为主要动力点，从矢状面观察构成第Ⅲ类杠杆
侧方咀嚼运动	Ⅱ类杠杆，左侧或右侧的单侧型咀嚼，此时非工作侧髁突虽向工作侧移动，但仍为翼外肌、颞肌和舌骨上下肌群所稳定，并作为支点 工作侧的升颌肌主要以咬肌与翼内肌收缩为力点 研磨食物处为重点，从额状面观察构成第Ⅱ类杠杆

14. 影响咀嚼效率最重要的因素是
A. 牙的数目
B. 牙的形态
C. 牙的生长部位
D. 牙的功能接触面积
E. 牙的生长发育情况

【答案】D

【解析】影响咀嚼效率最重要的因素是牙的功能接触面积。

【破题思路】影响咀嚼效率的因素

牙齿的功能性接触面积（最主要）	接触面积越大，咀嚼效率越高
缺牙的位置	前牙缺失影响小于后牙缺失。当不对称分布时，𬌗单位数小于6，则出现咀嚼效率低

	续表
牙周组织	由于局部或全身的疾患，使牙齿支持组织受到损害牙周组织的耐受力降低而影响咀嚼效率
颞下颌关节疾病	影响下颌运动及咀嚼肌的作用导致不能充分发挥咀嚼功能
口腔内软硬组织缺损、手术或外伤等后遗症	—
全身的健康状态	—
其他因素	过度疲劳、精神紧张和不良咀嚼习惯等，也可影响咀嚼效率

15. 咀嚼效率是指
A. 在一定时间内嚼碎食物的数量
B. 嚼碎一定量食物所需的时间
C. 在一定时间内将食物嚼碎的能力
D. 将一定量食物嚼碎的能力
E. 在一定时间内将一定量食物嚼碎的程度
【答案】E
【解析】机体在一定时间内，对一定量食物咀嚼的程度，称为咀嚼效率。

16. 左侧侧方咀嚼运动，研磨食物开始阶段的生物杠杆是
A. 左侧髁突为支点，右侧降颌肌为力点，研磨食物处为重点
B. 左侧髁突为支点，左侧降颌肌为力点，研磨食物处为重点
C. 右侧髁突为支点，左侧升颌肌为力点，研磨食物处为重点
D. 右侧髁突为支点，右侧升颌肌为力点，研磨食物处为重点
E. 以上全是错误的
【答案】C
【解析】左侧侧方咀嚼运动，工作侧升颌肌群以咬肌与翼内肌收缩为力点，研磨食物处为重点。

17. 在下颌习惯性开闭口运动，开口较大再闭口时，矢状面整个切点的轨迹呈
A. 圆形   B. 卵圆形   C. 三角形
D. "8"字形   E. 扇形
【答案】D
【解析】下颌开闭口运动运动轨迹呈滴泪水形、8字形。

【破题思路】	
轨迹图形	似滴泪水形、8字形
时间变化	快（开口）→慢（最大开口）→快（闭口）→慢（咬合接触） 一个咀嚼周期所需时间平均为0.875s，其中咬合接触时间平均为0.2s 两者间之比约为4∶1 在咀嚼周期中时程最长的阶段是开口相，最短的阶段是咬合接触

18. 关于咀嚼运动的反馈控制哪项是不正确的
A. 感觉信息参与的
B. 多感觉系统参与的
C. 口腔内所有感受器都参与的
D. 颞下颌关节感受器参与的
E. 少数几种感受器功能丧失将产生功能障碍
【答案】E
【解析】咀嚼运动的反馈控制是对于疼痛刺激的快速反射性张口反应。许多感受器参与咀嚼模式发生器的反馈，包括牙周机械感受器，口腔内广泛分布的痛、温、触觉感受器，Golgi腱器官和肌梭，控制需要大量的感觉信息来调节肌肉的收缩力和方向、颞下颌关节感受器参与。

19. 磨耗多发生在牙冠的
A. 唇面、颊面和𬌗面
B. 舌面、𬌗面和邻面
C. 切端、邻面和轴面
D. 切缘、𬌗面和邻面
E. 轴面、𬌗面和切缘
【答案】D
【解析】磨耗是指在咀嚼过程中，由于牙面与牙面之间，或牙面与食物之间的摩擦，使牙齿硬组织缓慢地、渐进性消耗的生理现象。牙齿的磨耗随年龄的增长而逐渐明显，多发生在牙齿的𬌗面、切嵴及邻面。

20. 最大𬌗力是指
A. 咀嚼肌能发挥的最大力　　B. 咀嚼中咀嚼肌实际发出之力　　C. 牙周膜的最大耐受力
D. 𬌗力计测得的上下牙间咬合力　　E. 粉碎食物所需的力
【答案】C
【解析】𬌗力值是通过将𬌗力计的咬头置于牙齿𬌗面或切嵴进行咬合测出的数值。最大𬌗力主要由牙周膜的最大耐受力所决定。咬合力刺激牙周膜本体感受器，感觉传入反馈调节咀嚼肌力的大小，使产生的𬌗力不超出牙周膜的最大耐受力范围。咀嚼肌所能发挥的最大力，称为咀嚼肌力或咀嚼力，这一力量的大小是根据肌肉在生理状态下的横断面积大小和肌纤维附着部位与方向计算出。咀嚼肌力较最大𬌗力大。

21. 咀嚼时，牙齿磨耗明显的部位是
A. 上颌磨牙颊尖　　B. 下颌磨牙颊尖　　C. 上颌磨牙颊轴嵴
D. 下颌磨牙颊轴嵴　　E. 上、下颌磨牙咬合面发育沟
【答案】B
【解析】牙齿磨耗随年龄增长逐渐明显，多发生在𬌗面、切嵴及邻面。

22. 右侧侧方咀嚼形成Ⅱ类杠杆，其支点位于
A. 右侧颞下颌关节　　B. 左侧颞下颌关节　　C. 右侧牙列
D. 左侧牙列　　E. 升颌肌𬌗力
【答案】B

23. 关于咀嚼肌的运动，不正确的是
A. 双侧咬肌收缩可使下颌向前上运动　　B. 翼内肌可上提下颌骨
C. 翼外肌的主要作用是牵引髁突和关节盘向下　　D. 颞肌的主要作用是将下颌骨向侧方移动
E. 单侧咬肌收缩可使下颌向收缩方移动
【答案】D
【解析】颞肌的主要作用是上提下颌骨，产生咬合力，维持下颌姿势。

24. 关于呼吸与咀嚼、吞咽的关系，不正确的是
A. 吞咽时需要中断呼吸
B. 老年人咳嗽反射强度降低，时间延长
C. 吞咽时，喉升高前移，会厌遮盖喉，前庭襞和声带闭合
D. 咳嗽可以避免食物进入肺泡
E. 咀嚼时，呼吸不中断
【答案】B
【解析】老年人咳嗽反射强度降低，时间缩短。

25. 关于咀嚼时牙的磨耗，不正确的是
A. 侧方咬合时，上颌磨牙的磨耗较多　　B. 前伸咬合时，上颌前牙较下颌前牙磨耗多
C. 咳瓜子时可造成上、下中切牙切缘的缺损　　D. 磨耗使牙尖高度降低，𬌗面嵴磨平
E. 年龄越大，磨耗越明显
【答案】B
【解析】前伸咬合时，下颌前牙比上颌前牙磨耗多。

26. 横𬌗曲线方向改变是因为
A. 切牙切端的磨耗　　B. 尖牙牙尖的磨耗
C. 前磨牙颊尖的磨耗　　D. 下颌后牙舌尖、上颌后牙颊尖的磨耗
E. 下颌后牙颊尖、上颌后牙舌尖的磨耗
【答案】E
【解析】颊舌尖的磨损程度不均或过多，上下颌牙的功能尖磨耗过多，可形成反横𬌗曲线。

27. 𬌗力的定义为
A. 咀嚼肌所能发挥的最大力　　B. 咀嚼运动时，牙所承受的实际压力
C. 咀嚼运动时，咀嚼肌实际发生之力　　D. 牙周膜的最大耐受力
E. 粉碎食物所需的最小力
【答案】B
【解析】𬌗力是指咀嚼运动时，牙及牙周组织实际所承受的咀嚼力量。𬌗力是反映咀嚼系统健康状况的一个重要标志，咀嚼系统的任何部分发生疾患，均可影响正常𬌗力。

28. 咀嚼运动中的3种生物应力分别是
A. 咀嚼力、咀嚼压力、最大殆力
B. 牙力、咀嚼压力、殆力
C. 殆力，最大咀嚼力、最大殆力
D. 最大咀嚼力、肌力、殆力
E. 肌力、牙力、咀嚼力

【答案】A

【解析】咀嚼运动的3种生物应力为咀嚼力、殆力、最大殆力。咀嚼肌力是指参与咀嚼的肌肉所能发挥的最大力量，也称咀嚼力。咀嚼压力是指牙齿所承受的实际咀嚼力量，临床上称为咀嚼压力，又称为殆力，最大殆力是牙周膜的最大耐受力，所以A正确。没有最大咀嚼力和牙力的概念。

29. 殆力最小的牙是
A. 下颌中切牙
B. 下颌侧切牙
C. 上颌侧切牙
D. 上颌中切牙
E. 下颌第一前磨牙

【答案】C

【解析】殆力大小顺序为第一磨牙>第二磨牙>第三磨牙>第二前磨牙>第一前磨牙>尖牙>中切牙>侧切牙。而上颌侧切牙殆力11.5kg，小于下颌侧切牙殆力13.8kg，所以上颌侧切牙的最大殆力最小。

30. 前牙殆运循环的作用是
A. 切割食物
B. 刺穿食物
C. 撕裂食物
D. 压碎食物
E. 磨细食物

【答案】A

【解析】咀嚼运动分为切割、捣碎、磨细三个过程。切割运动主要是通过下颌的前伸运动，由上下颌切牙进行前伸咬合来完成的。

31. 正常人的一个咀嚼周期中，发生咬殆接触的平均时间为
A. 0.2s
B. 0.4s
C. 0.6s
D. 0.8s
E. 1.0s

【答案】A

【解析】一个咀嚼周期所需时间平均为0.875s，其中，咬合接触时间平均为0.2s，两者之比约为4∶1。

32. 下列论述哪一项是错误的
A. 咀嚼力是咀嚼肌所能发挥的最大力
B. 殆力是咀嚼时牙齿实际承受的咀嚼力
C. 最大殆力为牙周膜的最大耐受力
D. 第一磨牙殆力最大，中切牙殆力最小
E. 殆力可因锻炼而增加

【答案】D

【解析】咀嚼力又称咀嚼肌力，为升颌肌收缩时所发挥的最大力；殆力是指上、下牙咬合时，牙周组织所承受之力；最大殆力为牙周膜所能耐受的最大力。最大殆力男性大于女性；最大殆力大小顺序：第一磨牙>第二磨牙>第三磨牙>第二前磨牙>第一前磨牙>尖牙>中切牙>侧切牙。故D项是错误的。

33. 下列哪项不是影响殆力的因素
A. 性别、年龄
B. 釉质钙化的程度
C. 咀嚼习惯
D. 殆力线的方向
E. 张口距离

【答案】B

【解析】殆力大小，因人而异。同是一人，又因其年龄、健康状况及牙周膜耐受力等而有所差异。B项，釉质钙化的程度，关键影响牙体组织硬度，而对牙周组织无影响。

【破题思路】影响殆力因素有：

性别	男性殆力较女性大
年龄	最大殆力随年龄增加直到青春期
咀嚼习惯	对殆力有很大影响
殆力线的方向	牙齿承受轴向殆力较侧向殆力为大
张口的距离	殆力在牙尖交错殆时为最大值
其他	殆力的大小与面部骨骼有关

34. 下述因素与𬌗力大小无关的是
   A. 性别　　　　　　　　　B. 年龄　　　　　　　　　C. 体重
   D. 𬌗力方向　　　　　　　 E. 咀嚼习惯
   【答案】C
   【解析】影响𬌗力的一些因素有以下几点。①性别：一般男性𬌗力较女性大。②年龄：最大𬌗力随年龄增加直到青春期。③咀嚼习惯：对𬌗力有很大影响，咀嚼侧较非咀嚼侧的𬌗力大。④𬌗力线的方向：牙齿承受轴向𬌗力较侧向𬌗力为大。⑤张口的距离：颌间距离过大过小，皆可影响𬌗力，使之下降。⑥其他：𬌗力的大小与面部骨骼有关。

35. 下列哪项不是咀嚼效率的影响因素
   A. 牙周组织的健康状况　　B. 颞下颌关节疾患　　　　C. 年龄
   D. 全身健康状况　　　　　E. 性别
   【答案】E
   【解析】影响咀嚼效率的因素有：牙齿的功能性接触面积、牙周组织健康程度、颞下颌关节是否健康、全身性疾患或口腔内软组织炎症、外伤后遗症、疲劳、紧张、不良咀嚼习惯等，与性别无关。

36. 在咀嚼过程中，磨损的定义是
   A. 牙面与食物之间的摩擦而造成牙齿缓慢的渐进性消耗
   B. 牙面与牙面之间的摩擦而造成牙齿缓慢的渐进性消耗
   C. 牙面与外物机械摩擦而造成牙体损耗
   D. 牙面与外物机械摩擦而产生的外物机械损耗
   E. 牙面与牙面之间摩擦而造成牙齿迅速损耗
   【答案】C
   【解析】在咀嚼运动中，磨损是指牙面与外物机械摩擦而造成牙体损耗。

(37～38题共用题干)
女，50岁。右侧上颌缺失第一前磨牙、第一磨牙和第二磨牙。左侧上颌缺失侧切牙。

37. 在这种情况下，患者的咀嚼运动类型是
   A. 单侧咀嚼　　　　　　　B. 双侧同时咀嚼　　　　　C. 双侧交替咀嚼
   D. 前牙咀嚼　　　　　　　E. 后牙咀嚼

38. 该女性患者长期不进行义齿修复，临床检查中会发现的问题是
   A. 出现咬合紊乱　　　　　B. 两侧咀嚼肌收缩强度不一致　　C. 两侧颞下颌关节动度不一致
   D. 𬌗面磨耗程度不一致　　E. 以上情况都可能发生
   【答案】A、E
   【解析】习惯性的单侧或前伸咀嚼运动，常是对障碍适应的结果。咀嚼系统行使功能时，有很大的作用力加于牙周支持组织、颌颜面骨骼和颞下颌关节。在一些情况下，这种作用力对咀嚼系统有生理性刺激作用，促进该系统的生长发育和生理性改建。

【破题思路】

双侧交替咀嚼	约占78%，人类最常用的咀嚼方式
单侧及前伸咀嚼	约占12%，以软食为主的人或由于正常型为牙齿、牙周异常所干扰者，多属此类
双侧（同性时）咀嚼	约占10%～20%，全口义齿患者常有这种咀嚼方式

39. 一老年患者以"不能嚼碎食物，要求修复"来医院治疗，临床检查发现，口内仅有左上1237、右上126、左下456、右下4567存在，这些牙无明显松动，无颞下颌关节及咀嚼肌不适，患者不能嚼碎食物的主要原因是
   A. 上下颌牙齿的功能性接触面积太少　　B. 因年纪大了，咀嚼食物的能力也下降了
   C. 患者不愿咀嚼食物　　　　　　　　　D. 无法明确原因
   E. 食物直径太大
   【答案】A
   【解析】牙齿的功能性接触面积在咀嚼系统功能正常的情况下，上下颌牙齿的功能性接触面积可以代表牙齿分裂或咀嚼食物的潜在能力，接触面积越大，咀嚼效率越高。若𬌗关系异常，牙齿的大小、形状、数目、

排列等不正常，解剖的完整性（尖、凹、沟、嵴等）被破坏，或牙齿缺失等均可减少接触面积，导致咀嚼效率降低。

40. 口腔的部分缺损或畸形会影响言语功能，导致难以发双音，是因为
   A. 唇裂或唇缺损　　　　　　B. 舌缺失或畸形　　　　　　C. 腭裂
   D. 下颌后缩或过小　　　　　E. 下颌前突或过大
【答案】D
【解析】下颌后缩或过小，导致难以发双音。

41. 吞咽随意期是哪一期
   A. 第一期　　　　　　　　　B. 第二期　　　　　　　　　C. 第三期
   D. 第一期 + 第二期　　　　 E. 第二期 + 第三期
【答案】A
【解析】第一期也称口腔阶段（食团由口腔至咽），在大脑皮层冲动影响下开始的随意动作；第二期也称咽腔阶段（食团由咽至食管上段），通过一系列急速反射动作而完成，为时0.1s；第三期也称食管阶段（食团由食管下行至胃），食管肌肉顺序收缩形成蠕动波作用完成的周期6～7s。

【破题思路】

第一期	也称口腔阶段（食团由口腔至咽），在大脑皮层冲动影响下开始的随意动作
第二期	也称咽腔阶段（食团由咽至食管上段），通过一系列急速反射动作而完成，为时0.1s
第三期	也称食管阶段（食团由食管下行至胃），食管肌肉顺序收缩形成蠕动波作用完成的周期6～7s

42. 唾液对食物的分解是通过什么起作用
   A. 氧化酶　　　　　　　　　B. 溶菌酶　　　　　　　　　C. 淀粉酶
   D. 硫酸盐　　　　　　　　　E. 唾液腺素
【答案】C
【解析】唾液淀粉酶能将食物中的淀粉分解成糊精，进而水解成α型麦芽糖。唾液中溶解酶具有杀菌和抗菌作用。

【破题思路】

氧化酶	是腺泡细胞分泌的过氧化酶，主要是乳过氧化物酶，它同硫氰酸盐一起构成唾液的防御屏障。因为硫氰酸盐的氧化产物能使细菌蛋白中的硫醇氧化而抑制细菌生长
溶菌酶	它主要由浆黏液细胞产生，部分小叶内导管也分泌少量溶菌酶，它可水解革兰阳性菌细胞壁上的黏多糖或黏多肽的某些成分，使细菌对溶解作用敏感，因而具有抗菌特性
淀粉酶	除主要起消化作用外，它破坏淋球菌细胞壁上的多糖，也是唾液中活跃的淋球菌抑制剂
乳铁蛋白	能抑制那些需要铁的细菌的生长，具有杀灭链球菌的作用
免疫球蛋白	主要是IgA，其含量高出血清100倍。唾液IgA约85%属于分泌型IgA（SIgA），由结缔组织内的浆细胞产生，同细菌和病毒发生凝集反应，结合与黏附有关的细菌抗原，或作用于细菌代谢关键的酶，在黏膜的局部免疫中起重要作用，其抗鼻病毒和流感病毒的作用优于全身免疫，病毒可能通过SIgA和单核 - 吞噬细胞系统联合作用而被杀灭。缺乏SIgA的患者对于引起浅表性黏膜病变的病毒无免疫力

43. 下列有关唾液的性质不正确的是
   A. 黏稠液体　　　　　　　　B. 比重较水大　　　　　　　C. pH 范围在 6.0～7.9
   D. 餐后为酸性　　　　　　　E. 渗透压随分泌率变化
【答案】D
【解析】唾液是泡沫状、稍浑浊，微呈乳光色的黏稠液体，比重为1.004～1.009。pH在6.0～7.9之间，平均为6.75，但存在个体和分泌时间的差异。在无刺激状态下，如睡眠或早晨起床时多呈弱酸性，餐后可呈碱性。渗透压随分泌率的变化而有所不同。

【破题思路】唾液的性质和成分
唾液为泡沫状，稍混浊，微呈乳光色的黏稠液体
比重为1.004～1.009，pH平均为6.75
唾液中水分约占99.4%，固体物质约占0.6%（其中有机物约占0.4%，无机物约占0.2%）
唾液中的有机物主要为黏蛋白
渗透压：100～200mOsm/L，较血浆低

44. 在无刺激条件下，分泌量最多的唾液腺是
A. 舌下腺	B. 腮腺	C. 副腮腺
D. 小唾液腺	E. 下颌下腺

【答案】E
【解析】正常成人每天的唾液分泌量为1000～1500mL，其中绝大多数来自三对大唾液腺，下颌下腺静止时分泌量最大，占60%～65%，腮腺占22%～30%，舌下腺占2%～4%，小唾液腺约占7%～8%。

【破题思路】唾液的分泌和调节
正常成人每天唾液的分泌量为1000～1500mL
在无任何刺激的情况下，唾液的基础分泌为每分钟0.5mL
腮腺占22%～30%（对于进食等刺激的反应大于下颌下腺）
下颌下腺占60%～65%（静止时分泌量最大）
腮腺和下颌下腺占90%
舌下腺2%～4%，小唾液腺约占7%～8%
影响唾液分泌的因素很多，如情绪、气候、年龄、食物、药物、健康状况等

45. 唾液的功能不包括
A. 消化作用	B. 吸收作用	C. 溶酶作用
D. 冲洗作用	E. 排泄作用

【答案】B
【解析】以上选项中除了B选项吸收作用不是唾液的功能之外，其余选项均为唾液的功能。

【破题思路】

作用	原理
消化作用	淀粉酶
溶酶作用	使食物中的有味物质，先溶解于唾液
清洁作用	唾液的流动性
稀释和缓冲作用	量稀释，碳酸氢盐缓冲
杀菌和抗菌作用	溶菌酶，硫氰酸盐，SIgA
黏附和固位作用	唾液的黏着力
缩短凝血时间的作用	血液：唾液=1:2时，凝血时间最短
排泄作用	血液中的异常或过量成分，常可通过唾液排出
其他作用	—

46. 正常每天唾液的分泌量是
A. 1～1.5L	B. 1.5～2L	C. 2.5～3L
D. 3～3.5L	E. 3.5～4.0L

【答案】A
【解析】正常成人每天的唾液分泌量为1000～1500mL，唾液腺在无刺激的情况下，分泌量为每分钟0.5mL。

47. 唾液腺基础分泌，分泌量最大的是
A. 腮腺	B. 颌下腺	C. 舌下腺

D. 腭腺   E. 颊腺
【答案】B

48. 腮腺分泌量占唾液分泌总量的比例是
A. 2%～4%   B. 7%～8%   C. 22%～30%
D. 41%～55%   E. 60%～65%
【答案】C

49. 唾液腺中，下颌下腺分泌量约占总量的
A. 45%   B. 55%   C. 65%
D. 75%   E. 85%
【答案】C

50. 混合唾液中固体物质约占
A. 0.2%   B. 0.4%   C. 0.6%
D. 0.8%   E. 1.0%
【答案】C
【解析】唾液中水分约占99.4%，固体物质约占0.6%（有机物约占0.4%，无机物约占0.2%）。

51. 对酸味最敏感的部位是
A. 舌尖   B. 舌根   C. 舌侧面
D. 舌的各部   E. 以上都不是
【答案】C
【解析】不同部位对味觉的敏感度不同，舌侧面对酸味敏感，舌尖对甜味最敏感，舌根对苦味敏感，但舌的各部位对咸味均很敏感。

【破题思路】基本味觉

酸	舌侧（叶状乳头）缘酸敏感
甜	舌尖（菌状乳头）甜敏感
苦	舌根（轮廓乳头）苦敏感
咸	全舌咸敏感，腭部主要感觉酸苦味，比舌敏感

52. 基本味觉中舌尖最敏感的是
A. 酸   B. 甜   C. 咸
D. 苦   E. 辣
【答案】B
【解析】不同部位对味觉的敏感度不同，舌侧面对酸味敏感，舌尖对甜味最敏感，舌根对苦味敏感，但舌的各部位对咸味均很敏感。

53. 位于舌侧缘且有味觉功能的舌乳头是
A. 丝状乳头   B. 菌状乳头   C. 轮廓乳头
D. 叶状乳头   E. 丝状乳头和叶状乳头
【答案】D
【解析】舌背的菌状乳头、轮廓乳头和叶状乳头均含有味蕾，司味觉；丝状乳头不含有味蕾，司一般感觉。菌状乳头散在分布于舌背上，轮廓乳头位于界沟前方，叶状乳头位于舌侧缘。

54. 痛觉感受器密度从高到低的部位是
A. 前牙、前磨牙、磨牙   B. 前磨牙、磨牙、前牙   C. 磨牙、前磨牙、前牙
D. 前磨牙、前牙、磨牙   E. 磨牙、前磨牙、前牙
【答案】A
【解析】牙髓及牙周膜的痛觉感受器密度从高到低依次的部位为前牙、前磨牙、磨牙。

(55～58题共用备选答案)
A. 咀嚼肌力   B. 𬌗力   C. 最大𬌗力
D. 牙周潜力   E. 咀嚼用力

55. 哪种力与肌肉横断面积有关
56. 哪种力是指牙周组织所能耐受的最大力
57. 哪种力又叫咀嚼压力
58. 哪种力又称为牙周储备力

【答案】A、C、B、D

【解析】咀嚼力又称咀嚼肌力,为升颌肌收缩时所发挥的最大力,与肌肉横断面有关;𬌗力是指上、下牙咬合时,牙周组织所承受之力,咀嚼活动时咀嚼肌未用全力,所以又称为咀嚼压力;最大𬌗力为牙周组织所能耐受的最大力;日常咀嚼食物所需𬌗力为最大𬌗力之一半,可知正常牙周组织尚存在一定承受力,称为牙周储备力或牙周潜力。

(59～63题共用备选答案)

A. 开闭口运动 B. 前后运动 C. 侧方运动
D. 边缘运动 E. 咀嚼运动

59. 哪一项属于功能运动
60. 哪一项是指下颌向各个方向所作最大范围的运动
61. 髁道斜度与哪种运动有关
62. 哪种运动属于下颌的非对称性运动
63. Bennett 角出现在哪种运动

【答案】E、D、B、C、C

【解析】下颌运动的范围可分为三种:①边缘运动,为下颌向各个方向所能做最大范围的运动;②习惯性开闭口运动;③功能运动,下颌功能运动包括咀嚼、吞咽及言语等活动。下颌运动的形式为开闭口运动、前后运动、侧方运动。与髁道斜度有关的是前后运动;下颌做侧方运动时,非工作侧的髁道是从前伸髁道的内侧通过,所以侧方运动属于下颌的非对称性运动;下颌的侧方运动成为 Bennett 运动,非工作侧髁突向下、前、内运动的轨迹在水平面上与矢状面构成的角度称为 Beennett 角。

(64～67题共用备选答案)

A. 4g B. 5g C. 10s
D. 20s E. 30s

64. 称重法测定咀嚼效率(咀嚼值),咀嚼花生米的重量是
65. 称重法测定咀嚼效率(咀嚼值),咀嚼的时间是
66. 吸光度法测定咀嚼效率(咀嚼值),咀嚼花生米的重量是
67. 吸光度法测定咀嚼效率(咀嚼值),咀嚼的时间是

【答案】A、D、A、D

【解析】筛分称重法测咀嚼效率:计算在单位时间内嚼碎食物的量占所嚼食物总重量的百分比。其方法是给被试者花生米 4g,咀嚼 20s,然后全部吐在盛器内,并漱净口内咀嚼物残渣,过筛(筛孔径为 2.0mm),将未过筛的残渣烤干,称重,按公式计算:(总量-余量)/总量×100%。吸光度法测定咀嚼效率:每次给被试者花生米 4g 或烤杏仁 2g,咀嚼 20s,然后全部吐在盛器内并漱净口内咀嚼物残渣,用水将吐出的咀嚼物稀释到 1000mL,经充分搅拌 1min,静置 2min 后,采样放入 722 型光栅分光光度计,在光谱波长 590nm 处测定其吸光度值。

(68～69题共用备选答案)

A. Meckel 环形小体 B. 克劳斯终球 C. 鲁菲尼小体
D. 游离神经末梢 E. Meissner 触觉小体

68. 热觉感受器为
69. 痛觉感受器为

【答案】C、D

【解析】痛觉感受器为游离神经末梢。通常认为热觉感受器为鲁菲尼小体,冷觉感受器为克劳斯终球。触压觉感受器主要有游离神经末梢、牙周膜本体感受器、Meckel 环形小体和 Meissner 触觉小体。

70. 下列论述哪一项是错误的
A. 咀嚼力是咀嚼肌所能发挥的最大力 B. 力量的大小,视参与咀嚼的肌纤维的多少而定
C. 成年人颞肌的横断面积约 8cm² D. 咬肌的横断面约 4.5cm²
E. 翼内肌的横断面约 4cm²

【答案】D

【解析】咀嚼肌力是指参与咀嚼的肌肉所能发挥的最大力量，也称咀嚼力。力量的大小，视参与咀嚼的肌纤维的多少而定。一般以肌肉在生理状态下的横断面积的大小来衡量。就下颌提肌而论，成年人颞肌的横断面积约 $8cm^2$，咬肌的横断面约 $7.5cm^2$，翼内肌的横断面约 $4cm^2$，共 $19.5cm^2$。按照生理学测定法，每平方厘米具有10kgf的力量，则三肌的合力应为195kgf。根据肌纤维附着部位与其方向的不同，它们所产生的垂直向力为：颞肌80kgf，咬肌70kgf，翼内肌30kgf，三肌的合力为180kgf。

（71～74题共用备选答案）

A. 舌在咀嚼中的作用　　　　B. 唇在咀嚼中的作用　　　　C. 颊在咀嚼中的作用
D. 腭在咀嚼中的作用　　　　E. 咽在咀嚼中的作用

71. 与舌共同压挤食物外，能辨别食物粗糙的程度
72. 该部收缩，可将其推送至上下牙列间进行咀嚼
73. 传送食物，搅拌食物，选择食物和辨认异物，压挤食物和清洁作用是
74. 有丰富的感受器对温度和触压敏感，可防止不适宜的食物进入口腔，并保持食物在上下牙列间，以便对其切割

【答案】D、C、A、B